Hugo von Keyserlingk

Liebe Leben Alkohol

Angewandte Verhaltensmedizin in Forschung und Praxis

Herausgegeben vom
Präsidium des AHG Wissenschaftsrates
Winfried Carls, Petra Evertz, Peter Missel, Konrad Schultz

Schriftleitung: Manfred Zielke

Wissenschaftsrat
der AHG

Hugo von Keyserlingk

Liebe Leben Alkohol

Suchtkrankheiten im Spiegel deutscher Literatur

Mit den Lebenswegen der Dichter
Reuter, Grabbe, Fallada

Für Franziska

Pabst Science Publishers

Anschrift des Herausgebers:

Präsidium des Wissenschaftsrates der AHG AG
Helmholtzstr. 17
40215 Düsseldorf

Schriftleitung:

Prof. Dr. Manfred Zielke
Wissenschaftsrat der AHG AG
Lange Koppel 10
24248 Mönkeberg

Bibliografische Information Der Deutschen Bibliothek

Die Deutsche Bibliothek verzeichnet diese Publikation in der Deutschen Nationalbibliografie; detaillierte bibliografische Daten sind im Internet über <http://dnb.ddb.de> abrufbar.

Layout und Umschlaggestaltung: Diplomdesigner Herbert Rohsiepe
Druck und Bindung: Digital Druck AG, Birkach

Eichengrund 28
D-49525 Lengerich
Tel.: +49/(0)5484/308
Fax: +49/(0)5484/550
E-Mail: pabst.publishers@t-online.de
Internet: http://www.pabst-publishers.de

ISBN 3-89967-127-9

Danksagung

Ich bin vielen Menschen, die mich bei der Entstehung des Buches unterstützt haben, zu großem Dank verpflichtet.

Ich beginne bei meiner Frau Susanne, die mit ihrem Verständnis, ihrer Einfühlsamkeit und ihrer Intelligenz den Entstehungsprozess des Buches über viele Monate durch geduldiges Zuhören und kritische Anteilnahme begleitet hat. Ohne ihre liebevolle Unterstützung hätte ich das Buch nicht schreiben können.

Meine Bewunderung und mein Dank gilt meinem Vater, der mir 1968 den Vortragstext von Professor Joachim Müller »*Die Figur des Trinkers in der deutschen Literatur seit dem Naturalismus*« zugänglich machte und damit mir die Idee für die spätere Entstehung des Buches vermittelte. Außerdem konnte ich mit ihm bis zu seinem Tode im Jahre 1980 immer wieder sehr intensive und beglückende Diskussionen über die Zusammenhänge zwischen Sucht und deren Darstellung in der Kunst führen durfte. Er war dafür als Ordinarius für Psychiatrie und Neurologie an der Friedrich-Schiller-Universität Jena und als hervorragender Literaturkenner und Thomas Mann-Verehrer außerordentlich prädestiniert.

Ganz besonders möchte ich meiner Tochter Franziska danken, die als angehende Psychiaterin mich mit ihren fachkompetenten, akribischen und kreativen Korrekturen des gesamten Textes immer wieder in Erstaunen versetzte.

Auch Frau Dr. Eveline Gienke und Frau Angela Jürgens möchte ich für ihre Textkorrekturen und ihre Hilfe bei der Titelfindung Dank sagen.

Für die Anregung zu dem schon früher in gekürzter Form veröffentlichten Teil über Fritz Reuter, möchte ich dem leider schon verstorbenen Schriftsteller Jürgen Borchert danken. Dieser hatte den Kontakt zu Arno Hückstädt vermittelt, der mir durch seine große Kenntnis über Reuters Leben und Werk viele neue Erkenntnisse vermittelte.

Ebenfalls bedanken möchte ich mich bei Cornelia Nenz, der Direktorin des Fritz-Reuter-Literturmuseums in Stavenhagen, die mir wichtige Literatur zu Reuter zugänglich machte und ein Vorwort zum Teil Reuter verfasste, der als Einzelteil gleichzeitig in der Wissenschaftsreihe der Klinik Schweriner See erscheinen wird.

Anregend waren für mich auch die Diskussionen über das Thema Sucht und Literatur mit dem Journalisten Klaus Schäfer und seiner Ehefrau. Er machte mich auf den Aisthesis-Verlag mit seinen sehr guten Ausgaben zum Leben und Werk Christoph Dietrich Grabbes aufmerksam.

Für die Unterstützung bei der Entwicklung des Layout schulde ich dem Diplomdesigner Herbert Rohsiepe und der hervorragenden Diplomtypographin Angelika Kuhrt besonderen Dank. Dankbar bin Herrn Rohsiepe auch für die Entwürfe für das Titelblatt des Buches.

Dem Verwaltungsdirektor der Klinik Schweriner See, Herrn Jochen Heumos und meinen Leitungskollegen Frau Dr. Eveline Gienke, Frau Ulrike Prösch, Frau Dr. Wiebke Sander, Herrn Volker Premper, Herrn Bernd Sobottka und Herrn Dr. Thorsten Rottschäfer danke ich für die Geduld und das Verständnis bei der Abfassung des Buches, die mich so manche Stunde aus der Routinearbeit der Klinik entfernte.

Meiner Sekretärin Frau Marie Hansen, bin ich für die unverwüstliche und anstrengende Arbeit an dem Manuskript zu großen Dank verpflichtet.

Mein letzter Dank gilt dem Geschäftsführer des Wissenschaftsrates der AHG AG Herrn Professor Manfred Zielke und seinem Mitarbeiter Franz Herder, die mir die Herausgabe des Buches beim Papst-Verlag ermöglichten und die Enddurchsicht für den Druck des Manuskriptes durchführten.

Dr. Hugo von Keyserlingk im März 2004
Lübstorf in Mecklenburg-Vorpommern

Vorwort

Es ist für mich eine recht ungewöhnliche Erfahrung, inmitten des forscherischen Trubels des Messens, Quantifizierens und Objektivierens in der angewandten Psychologie und klinischen Psychiatrie von einem wahrlich belesenen Autor in die Gründe und Abgründe der Lebensläufe bekannter Literaten hineingeführt zu werden und diese bei ihren individuellen Entwicklungen und Verwicklungen im Kampf mit ihrer Sucht ein Stück ihres Weges zu begleiten.

Die fein gezogenen und mit einer unglaublichen Liebe zum Detail aufgefächerten Lebenslinien der Dichter Reuter, Grabbe und Fallada ermöglichen einen Einblick in die individuellen Aspekte der Lebenswege Einzelner und gewinnen trotzdem oder gerade deshalb an glaubwürdiger Allgemeingültigkeit.

Die Selbstzeugnisse der Literaten über ihre Leidenswege werden gestützt und gleichsam objektiviert durch die niedergeschriebenen Beobachtungen und Anmerkungen von nahestehenden Angehörigen, von Zeitzeugen und von Schülern der Betroffenen.
Man schrieb sich noch, hielt feinste Beobachtungen in Briefen fest und teilte sie anderen mit.
Die Wortwahl dieser Anmerkungen ist derart differenziert und präzise, dass man als Leser in die Zeitverläufe fast schon eintauchen kann und die handelnden und leidenden Patienten, die betroffenen und leidenden Angehörigen und die distanzierten Beobachter nahezu lebendig vor sich sieht.

Bei aller Geschichtsträchtigkeit der Berichte, Erzählungen und Beobachtungen führt Hugo von Keyserlingk immer wieder zurück in die aktuellen wissenschaftlichen und klinischen Erkenntnisse und Positionen der modernen Suchtforschung.

Dies ist kein Buch für den hastigen Leser sondern für ruhige Stunden, in denen man bereit ist, sich in die persönlichsten Verästelungen und Verstrickungen bekannter suchtkranker Literaten zu vertiefen und dabei gleichzeitig etwas über die modernen Perspektiven des Alkoholismus zu lernen:

Das Persönlichste ist das Allgemeinste!

Ich wünsche Hugo von Keyserlingk viele aufmerksame Leser, die zu schätzen wissen, welche Kostbarkeiten er in diesem Buch zusammengetragen hat.

Düsseldorf, in März 2004

Prof. Dr. Manfred Zielke
Geschäftsführer des AHG Wissenschaftsrates

Hugo von Keyserlingk

Liebe Leben Alkohol

Suchtkrankheiten im Spiegel deutscher Literatur

mit den Lebenswegen der Dichter
Reuter Grabbe Fallada

NATURALISMUS

Voraussetzungen

Die Zeit des *Naturalismus* in der deutschen Literatur umfasste die Jahre von 1880 bis 1900. Die erstmals 1882 erschienenen *»Kritischen Waffengänge«* der *Brüder Hart*[1], eine Folge von kritischen Einzelabhandlungen und Einzelkampfschriften, markierten in *Deutschland* den Beginn des Naturalismus. Sie und andere Literaturkritiker forderten eine konsequente und rückhaltlose Einbeziehung der philosophisch-naturwissenschaftlichen Erkenntnisse in die Literatur.[2] Ihrer Meinung nach sollten sich die Schriftsteller als objektive Darsteller der Wirklichkeit an die Spitze ihrer Zeit stellen. Ihre Tätigkeit sollte der Erziehung, der Aufklärung und der Gestaltung der Zukunft dienen. Auf dem Gebiet des Gefühls- und Seelenlebens sollte das Natürliche in den Vordergrund treten. Die Liebe beschrieb man als triebbestimmt und das Perverse ließ man nicht aus. Alkoholiker, psychisch Kranke und Prostituierte wurden zu beliebten Handlungsträgern. Die Forderung, die zu schildernde Wirklichkeit so genau wie möglich zu erfassen, machte eine wissenschaftsähnliche Beobachtung des Milieus notwendig.

Theorie des Naturalismus

Der Naturalismus in den Romanen, Dramen, in der Lyrik und in anderen Publikationen ist durch eine Fülle von Themenkreisen gekennzeichnet. Im wesentlichen waren es jedoch drei Hauptaspekte, die im Vordergrund standen: Die politisch-soziale Wirklichkeit des Industriezeitalters, die naturwissenschaftlich-technische Realität der Epoche und die ästhetisch-künstlerischen Konzeptionen einer neuen Dichtung[3]. Das Denken der Naturalisten wurde vor allem durch den großen Fortschritt im Bereich der Naturwissenschaften und das Aufkommen des Sozialismus in Westeuropa geprägt. Namen wie *Char-*

---

[1] Heinrich Hart (1855-1906) studierte Geschichte, Philosophie und neue Sprachen. Er war Schriftsteller und Theoretiker des Naturalismus. Julius Hart (1859-1930) studierte Jura und betätigte sich als Theaterkritiker und Dichter.

[2] Vgl. HERBERT · FRENZEL Daten deutscher Dichtung, Band 2, 457-483.

[3] Vgl. MEYER Theorie des Naturalismus, 3ff.

les Darwin[4] und *Karl Marx*[5] bestimmten und beeinflussten durch ihre Werke die Ereignisse. Das grundlegende Werk von *Darwin »On the Origin of Species by Means of Natural Selection«* wurde nach seinem Erscheinen 1859 innerhalb kurzer Zeit in andere Sprachen übersetzt. Eifrigster Vertreter der Ideen *Darwins* in *Deutschland* war *Ernst Haeckel*[6]. Sein Buch *»Die natürliche Schöpfungsgeschichte«*[7] war in *Deutschland*, schnell verbreitet.[8]

Die zunehmende Industrialisierung während der Gründerzeit führte zu einer Ausbreitung des Proletariats und damit verbunden zu einer weiteren Verbreitung sozialistischer Ideen. Besonders *Karl Marx* und *Friedrich Engels*[9] waren es, die sich für den »vierten Stand« einsetzten und im Jahre 1848 das *»Manifest der Kommunistischen Partei«*[10] herausgaben. Die jungen Künstler wurden jedoch weniger durch die Thesen des *»Kommunistischen Manifestes«* und des *»Kapitals«* angeregt, sondern beschäftigten sich vielmehr vereinfacht mit der sogenannten >sozialen Frage<.

Carl Bleibtreu[11] setzte sich zunächst mit der affirmativen Literatur der Gründerzeit auseinander.

»An die Stelle des phrasenhaften >Stimmungsgedusels< sollte ein >neudeutscher Realismus< treten, der der >landläufigen Zucker-Erotik< den Garaus machen und in erster Linie politische und soziale Konflikte der Gegenwartshistorie betonen sollte. >Es ist daher die erste und wichtigste Aufgabe der Poesie, sich der großen Zeitfragen zu bemächtigen.<«[12]

---

[4] Charles Darwin (1809-1882), Begründer der Selektionstheorie (Darwinismus).

[5] Karl (Heinrich) Marx (1818-1883), trat mit seiner Familie vom Judentum zum Protestantismus über, studierte Rechtswissenschaften, mit Engels Begründer des Marxismus.

Ernst Heinrich Haeckel (1834-1919), Zoologe, Naturphilosoph, Verfechter der Abstammungslehre Darwins.

[7] Vgl. HAECKEL Natürliche Schöpfungsgeschichte.

[8] Vgl. MAYR Das ist Evolution.

[9] Friedrich Engels (1820-1895), Kaufmann, arbeitete im väterlichen Zweiggeschäft in Manchester, seit 1844 Freundschaft mit Marx.

[10] Vgl. MARX · ENGELS Manifest der Kommunistischen Partei.

[11] Carl Bleibtreu (1859-1928), Sohn des Schlachtenmalers Georg Bleibtreu, Schriftsteller, veröffentlichte über hundert epische, dramatische, lyrische und wissenschaftliche Schriften, vgl. FABER Carl Bleibtreu als Literaturkritiker.

[12] Vgl. BLEIBTREU Revolution der Literatur, Die Poesie und der Zeitgeist, 13.

...
»Der Realismus ist diejenige Richtung der Kunst, welche allem >Wolkenkukuksheim< entsagt und den Boden der Realität bei Wiederspiegelung des Lebens möglichst innehält.«[13]
...
»Das Haupterfordernis des Realismus ist die Wahrhaftigkeit des Lokaltons, der Erdgeruch der Selbstbeobachtung, die dralle Gegenständlichkeit des Ausdrucks. Nur der ist zum Realisten tauglich, der die Gabe des technischen Sehens und die Kraft, mechanische Dinge plastisch zu modellieren, besitzt.«[14]

Bleibtreu interessierte sich besonders für die Darstellung historischer Persönlichkeiten, unter anderem auch für *Lord Byron*[15]. Das Drama *»Seine Tochter«* war für die Historie des naturalistischen Dramas von besonderer Bedeutung. Es galt als das erste Vererbungsdrama, in dem die Lehre *Darwins* und der modernen Gesellschaftskritik verarbeitet wurde.[16]

Die *Brüder Hart* betonten das Primat der Darstellungsweise vor dem Darstellungsinhalt.

»Was der Dichter darstellt, ist ganz gleichgültig, es kommt allein darauf an, dass er als Dichter darstellt[17]
»Wir rufen den Kritikern zu: Helft uns kämpfen gegen die Tyrannei der Modedichterlinge und Poesiefabrikanten, denn die spekulative Mache und das Unkraut des Dilletantismus duldet man nicht, wenn sie überhand nehmen, sondern man vernichtet sie. Wir rufen: Lasst uns einig sein, lasst uns jeden Keim, der zu einem Schössling echt moderner und tief nationaler Dichtung auszuwachen verspricht, hegen und pflegen, laßt uns nicht müde werden, das wahrhaft Große zu finden und anzupreisen.«[18]

---

[13] AaO., Revolution der Literatur, Der Realismus, 29.
[14] AaO., 31.
[15] Lord Byron (1788-1824), englischer Romantiker, »Childe Harolds pilgramage« machten ihn berühmt.
[16] Vgl. HARNACK Die Dramen Carl Bleibtreus.
[17] HEINRICH HART · JULIUS HART, Kritische Waffengänge , Wozu, Wogegen, Wofür?, 7.
[18] HEINRICH HART · JULIUS HART aaO., Für und gegen Zola, 47.

Nach der Ansicht *Meyers* war *Arno Holz*[19] der eigentliche Theoretiker des deutschen Naturalismus. Durch theoretische Reflexion und Experimentieren mit der Sprache versuchte er, Klarheit über die Möglichkeit des objektiven Kunstwerks zu gewinnen.

»Die Gelehrsamkeit, sagte ich mir, ist der Grützberg, und durch den musst du dich nun durchfressen. Dann kommst du in das gelobte Schlaraffenland, wo die Knödelbeete und die Leberwurstbäume auch für die Proleten wachsen, und die Weisheiten werden dir immer nur so gebraten in den Mund fliegen.« [20]
»Unsere Welt ist nicht mehr klassisch, unsere Welt ist nicht romantisch, unsere Welt ist nur modern«[21]
„Die Kunst hat die Tendenz wider die Natur zu sein. Sie wird sie nach Maßgabe ihrer jeweiligen Reproduktionsbedingungen und deren Handhabung.« [22]
»Kunst = Natur – x.«[23]

Alkoholmissbrauch und Degeneration

Mit der Abstammungslehre *Darwins* verband sich die Hoffnung, dass es durch eine steigende Durchsetzung der vorteilhaften Eigenschaften des Menschen zu einer Aufwärtsentwicklung des ganzen Menschengeschlechts kommen würde. Es herrschte ein optimistischer Fortschrittsglaube, der durch die Übertragung darwinistischer Prinzipien auf den Menschen und auf die Sozialverhältnisse zu der wichtigen Frage führte, ob diese Entwicklungsgrundsätze auch für die Kulturgesetze der Menschheit für die ethische, soziale und politische Praxis als Leitlinien gelten könnten[24].

Conrad-Martius[25] stellte dazu in ihren *»Utopien der Menschenzüchtung«* fest:

---

[19] Arno Holz, Pseudonym Bjarne P. Holmsen (1863-1929), Redakteur, Schriftsteller.
[20] HOLZ Die Kunst. Ihr Wesen und ihre Gesetze, 61.
[21] AaO., 60.
[22] AaO., 117.
[23] AaO., 112.
[24] Vgl. FINZEN Der Alkoholismus als Problem der Jahrhundertwende.
[25] Hedwig Conrad-Martius (1888-1966), Deutsche Phänomenologin, 1955 Honorarprofessur für Philosophie in München, Schülerin von Husserl, ihre Arbeit »Über die erkenntnistheoretischen Grundlagen des Positivismus« (1912) wurde von der Philosophischen Fakultät Göttingen preisgekrönt.

»... dass auf dem sozialen Felde der reine Kampf ums Dasein keinesfalls einen Ausgleich herbeiführen konnte, was er nach liberalistisch *darwinistischer* Schau eigentlich müsste, sondern die Missstände weiter verschlimmerte.« [26]

Neben anderen chemischen Substanzen sprach man zum Beispiel dem Alkohol die Fähigkeit zu, direkt schädigend auf die Erbsubstanz einwirken zu können.

»Noch verderblicher als die mangelnde Selektion wirkt bei vielen Kulturvölkern freilich eine direkte Verderbung der Keime, namentlich durch Alkohol. Eine starke Verbreitung des Alkoholismus ist nur auf hohen Kulturstufen möglich, wo große Volksmassen einem allzu harten Kampf ums Dasein entzogen sind, für eine alkoholische Luxuskonsumtion also etwas übrig haben. Der Alkoholismus ist eine Hauptquelle, sehr wahrscheinlich sogar die Hauptquelle der fortschreitenden Entartungserscheinungen unserer Tage, des Idiotismus und Schwachsinns, des Verbrechens, der körperlichen Verkrüppelung und Schwächung, und wenn das Übel heute noch nicht größer ist, so verdanken wir es der leider immer mehr schwindenden Nüchternheit des weiblichen Geschlechts.«[27] [28]

Einer der bedeutendsten Vertreter der Generationslehre in Frankreich war *Morel*[29], der in seinem 1857 erschienen Buch *»Traité des dégénerescenes physiques, intellectuelles et morales de L'espèce humaine«*[30] einen Degenerationsbegriff aus einer Mischung von offenbarungsreligiösen Vorstellungen und anthropologischen Ansich-

---

[26] Vgl. CONRAD-MARTIUS Utopien der Menschenzüchtung. Der Sozialdarwinismus und seine Folgen, 47.

[27] Ernst Rüdin (1874-1952), Führender Repräsentant der Nazipsychiatrie, Ordinarius für Psychiatrie ab 1933 in München, »Zur Vererbung und Neuentstehung der Dementia praecox« (1916) war die entscheidende >wissenschaftliche< Grundlage für die Zwangssterilisierung unzähliger psychisch Kranker.

[28] Vgl. RÜDIN Archiv für Rassen- Gesellschaftsbiologie, 1, 926.

[29] Bénédict-Augustin Morel (1809-1873), französischer Psychiater an der Salpêtrière in Paris, Schöpfer der Degenerationslehre.

[30] Vgl. MOREL Traité des dégénerescenes physiques, intellectuelles et morales de L'espèce humaine«

ten schuf. *Magnan*[31], ein weiterer wichtiger französischer Entartungstheoretiker nahm die Gedanken von *Morel* auf und wendete sie auf die Degeneration bei Alkoholikern an. In seinen psychiatrischen Vorlesungen *»Über Alkoholismus«*[32] schrieb er:

»Der Alkoholismus zehrt an der Lebenskraft des Volkes und ist zu einer sozialen Gefahr geworden. Er bemächtigt sich der Erwachsenen, schädigt sie an Leib und Seele und trifft zugleich die Nachkommenschaft, die der Entartung anheim fällt.«[33]

Die an dem *Darwinismus* adaptierte Degenerationslehre *Magnans*[34] beherrschte noch für Jahrzehnte die Psychiatrie in Frankreich und dehnte sich auch auf *Deutschland* aus. Hier war es *Krafft-Ebing*[35], der die Ansicht vertrat, dass ein normales Gehirn durch Alkohol und sexuelle Exzesse eine degenerative Konstitution erwerben konnte. Mit steigendem Alkoholkonsum, zunehmendem Alkoholismus in der Bevölkerung und Wachstum der Patientenzahl in den Nervenkliniken gewann die Bekämpfung des Alkoholkrankheit zunehmend an Bedeutung. Fast alle Autoren, die sich Ende des 19. Jahrhunderts mit dem Problem des Alkoholismus befassten, stimmten darin überein, dass sich das Pathologische dieser Erkrankung in potenzierender Weise vererbe und sie wandten sich zunehmend der Prophylaxe des

[31] Jacques Joseph-Valentin Magnan (1835-1916), französischer Psychiater an der Salpêtrière in Paris. Sah die Degeneration zugleich als Ursache und Folge alkoholbedingter Folgeerkrankungen an. bekannt durch sein Lehrbuch zur Alkoholabhängigkeit »Traité de l'Alcoolisme« (1874).

[32] Vgl. MAGNAN Über Manie. Über Alkoholismus. Über Simulation und Verkennung des Irrsinns. Psychiatrische Vorlesungen.

[33] Vgl. MOREL Traité des dégénérescences physiques, intellectuelles et morales de l'espèce humaine et des causes qui produisent ces variétés maladives, 4.

[34] Jacques Joseph-Valentin Magnan (1835-1916), Französischer Psychiater an der Salpêtrière in Paris. Sah die Degeneration zugleich als Ursache und Folge alkoholbedingter Folgeerkrankungen an, er wurde bekannt durch sein Lehrbuch zur Alkoholabhängigkeit »Traité de l'Alcoolisme« (1874).

[35] Richard Freiherr von Krafft-Ebing (1840-1903), ordentlicher Professor in Wien, forensischer Psychiater, Begriffe wie Zwangsvorstellung und Dämmerzustand stammen von ihm, wurde besonders bekannt durch sein Buch »Psychopathia sexualis« (1886).

Alkoholmissbrauches zu. So begrenzte *Ploetz*[36] die Degeneration nicht nur auf die Alkoholabhängigen. Er berichtete auf dem IX. Internationalen Kongress gegen den Alkoholismus 1903 in *Bremen*:

»Die durch elterlichen Alkoholgenuss erzeugten Entartungen des Nachwuchses werden im allgemeinen, sofern sie leichter Natur sind, von mittelmäßig Trinkenden, sofern sie schwerer Natur sind, von übermäßig Trinkenden erzeugt. Aber bereits der mittelmäßige Genuss kann zur Degeneration der Kinder führen, das muss scharf betont werden.«[37]

Die unkritische Haltung der Eltern gegenüber einem frühzeitigen Alkoholgenuss der Kinder führte nach *Weygandt* neben einer hohen Kindersterblichkeit zu gehäuftem Auftreten von Tuberkulose, Rachitis, Zwergwuchs und zu verbrecherischen Neigungen.

Von ihm wurde angeführt, dass zum Beispiel Säuglinge in Bayern gewohnheitsmäßig alkoholgefüllte Schnuller oder Bier in der Milchflasche bekämen, Kinder in der Pfalz die Schnaps aufs Brot erhielten und in Böhmen für die Säuglinge eine Suppe mit Schnaps beliebt sei.

1891 erschien zum Problem der Alkoholabhängigkeit von Eltern und der Degeneration der Kinder eine sehr aussagekräftige Studie. Über einen Zeitraum von zwölf Jahren wurden von dem Kinderarzt *Demme*[38] die Nachkommen zehn kinderreicher Familien aus einer Gruppe von Abhängigkeitskranken und mäßig Trinkenden beobachtet.

»Mit Rücksicht auf die wahrscheinliche spätere Brauchbarkeit und Diensttauglichkeit der Nachkommenschaft für den Staat stellt somit unsere Trinker-Reihe nur 17,5%, unsere Mäßigkeits-Reihe dagegen 81,9%.«[39]

---

[36] Alfred Ploetz (1860-1940) Mediziner, Jugendfreund Gerhart Hauptmanns, Student bei Auguste Forel, er war es der den aus England kommenden Begriff der Eugenik den der Rassenhygiene an die Seite stellte. Die dogmatische Befolgung eugenischer Prinzipien hatte Hauptmann in seinem Stück »Vor Sonnenaufgang« zur Konstruktion der tragischen Handlung genutzt.
Vgl. WINAU Die Rolle der Ärzteschaft und der Kassenärztlichen Vereinigung in der NS-Zeit Vortrag vom 26. Juni 2002 in Berlin.

[37] Vgl. PLOETZ, Der Alkohol im Lebensprozess der Rasse, Bericht über den IX. Internationalen Kongress gegen den Alkoholismus Bremen 1903, 82.

[38] Rudolf Demme (1836-1892), ordentlicher Professor für Kinderheilkunde in Bern.

[39] Vgl. DEMME Über den Einfluss des Alkohols auf den Organismus des Kindes, 46.

In der Literatur der Jahrhundertwende gewann die Zerrüttung der sittlichen Verhältnisse, die ethische Depravation und die sozialen Folgeschäden bei den Kindern alkoholkranker Eltern eine besondere Aufmerksamkeit. *Kurella* berichtete, dass Kinder alkoholabhängiger Eltern sehr häufig frühzeitig das elterliche Haus verließen und dann schnell der Verwahrlosung, dem Vagabundismus und der Prostitution anheimfielen würden.

Abstinentenbewegung

Insgesamt war das Interesse an den Problemen des Alkoholismus allgemein und von wissenschaftlicher Seite am Ende des 19. Jahrhunderts außerordentlich groß. Die Zahl der wissenschaftlichen Veröffentlichungen zur Problematik des Alkohols betrug nach einer Literatursammlung von *Abderhalden* und Mitarbeitern[40] bis zum Jahre 1904 zwischen 12.000 und 13.000 Artikel und Bücher. In dieser Zeit kam es zu einer starken Polarisation der Meinungen. einerseits wurde Alkohol kritiklos durch Ärzte im therapeutischen Bereich angewandt, anderseits entwickelte sich eine breite Abstinenzbewegung.

Vor dem 19. Jahrhundert gab es in *Deutschland* keine größere Nüchternheitsbewegung. Nur vereinzelt beeinflussten die Gedanken der amerikanischen Enthaltsamkeitsbewegung das Denken hierzulande. Erst allmählich breitete sich die Abstinenzbewegung von Amerika nach *England* und *Skandinavien* aus. In den 30er Jahren des 19. Jahrhunderts kam es demzufolge zu einem gewaltigen Anwachsen der Nüchternheitsbewegung auf dem europäischen Festland und einer schnellen Organisierung der Interessierten[41].

Im Mittelpunkt der Temperenzarbeit stand in *Deutschland* der *Pastor Böttcher* aus *Imsen bei Hannover.* 1840 gab es nach seiner Kenntnis 262 deutsche Antialkoholvereine mit 17.000 Mitgliedern.

---

[40] Emil Abderhalden (1877-1950), Medizinstudium, 1902 Zusammenarbeit mit dem Chemiker Emil Fischer in Berlin, 1908 Ordinarius für Physiologie an der Tierärztlichen Hochschule Hannover, XX. Präsident der Leopoldina zu Halle (1931-1950).

[41] Vgl. KRÜGER Zur Volksbewegung und Volksaufklärung gegen den Alkoholismus im Deutschen Reich 1883 bis 1933, 18.

Die Hauptzahl der Vereine konzentrierte sich auf die deutschen Großstädte.1837 entstand in *Berlin* ein Verein zur Abschaffung gebrannter Getränke und am 11. Februar 1838 der Verein zur Förderung der Enthaltsamkeit von gebrannten Getränken. Dieser Verein brachte eine eigene Monatsschrift unter dem Titel *»Enthaltsamkeitsnachrichten«* heraus. Im Jahre 1843 fand dann die erste Generalversammlung der deutschen Vereine gegen das Branntweintrinken in *Hamburg* statt.

Mit den revolutionären Ereignissen im Jahre 1848 erlahmte die Nüchternheitsbewegung und erst mit der Gründung des Deutschen Vereins gegen den Missbrauch geistiger Getränke am 29. März 1883 in *Kassel* gewann die Abstinenzbewegung neuen Aufschwung. In dem Gründungsaufruf hieß es:

»Nicht Fluten noch Seuchen richten in unserem Lande entfernt so allgemeine und tiefgehende Verheerungen an, wie eine andere gefährliche Landplage - der Missbrauch der geistigen Getränke, die sich mehr und mehr als eine Wurzel großen Übels geoffenbart hat, an welche die Axt zu legen ist, sollen nicht das Gemeinwesen und die Privathilfe sich in vergeblicher Arbeit gegen jene Schäden erschöpfen.«[42]

Neu war an diesem Verein, gegenüber vielen anderen Abstinenzverbänden, dass unterschiedliche Vorgehensweisen zur Bekämpfung des Alkoholmissbrauches und der Alkoholabhängigkeit akzeptierte wurden. Das Ziel war nicht ausschließlich die Abstinenz, sondern auch die Senkung des viel zu hohen Alkoholkonsum. Der Verein gab gemeinsam mit dem 1903 gegründeten »Verband von Trinkerheilstätten des Deutschen Sprachgebietes«[43] die Blätter für praktische Trinkerfürsorge heraus.

1879 eröffnete man auf Anregung des Psychiaters *Nasse*[44] das erste deutsche Trinkerasyl. 1895 existierten in *Deutschland* 19 Trinker-

[42] Vgl. DEUTSCHER VEREIN GEGEN DEN MISSBRAUCH GEISTIGER GETRÄNKE Zeitungskorrespondenz vom 3. Juli 1913.
Der Verein feierte 2003 als Bundesverband für stationäre Suchtkrankenhilfe e. V. (>buss<) sein 100jähriges Jubiläum. Vgl. ABFALG Von der Bekämpfung des Lasters zur Behandlung des Kranken und Festschrift zur 100-Jahr-Feier des >buss<.

[43] Werner Nasse (1822-1889), Professor für Psychiatrie,
1. Direktor der Provinzial-, Heil- und Pflegeanstalt Bonn.

heilanstalten. Der Verein schloss sich am 3. Juni 1921 mit dem Zentralverband der Abstinenzvereinigungen in *Deutschland* zu einer Deutschen Reichshauptstelle gegen den Alkoholismus zusammen. Daraus entstand die heutige Deutsche Hauptstelle für Suchtfragen (DHS).

Gemeinsam mit anderen Medizinern regte *August Forel*[45] die Gründung eines abstinenten Ärztevereins[46] an. Er erzählt in seinen Lebenserinnerungen wie er zur Abstinenz kam:

»Nun kam für mich ein entscheidendes Ereignis. Der treue Abstinent Herr *Jakob Boßhardt* hatte immerfort meine Trinker zu sich genommen und verschiedene derselben geheilt. Immer mehr schämte ich mich, in dieser Weise als Irrenarzt von einem einfachen Schuhmacher in der Trinkerheilung überflügelt zu werden. Es wurde mir immer klarer, dass etwas bei mir fehle, und dieses etwas war mir sozusagen zu vier Fünfteln bewusst. Eines Tages - es war der 1. Juli 1886 - kam *Herr Boßhardt* zu mir ... , >aber erklären Sie mir eins: Ich bin Psychiater, zur Heilung der Kranken als Direktor der Irrenanstalt angestellt, und Sie sind Schuhmacher, wie kommt es denn, dass ich niemals einen Trinker bleibend geheilt habe, während Sie dagegen solche Erfolge aufweisen?<
Daraufhin lächele Herr *Boßhardt* verständnisvoll und antwortete: >Es ist sehr einfach Herr Direktor, ich bin Abstinent und Sie sind es nicht!<
>Ja, wahrhaftig, ich fühle es schon lange und schäme mich im stillen, dass ich bis dahin immer noch nicht den Mut hatte, es anzufangen ... Aber jetzt hört die Sache auf. Hier haben Sie meine Hand, von heute an bin ich Abstinent.< Am gleichen Tag unterschrieben wir beide, meine Frau und ich, ein Abstinenzversprechen für zwei Jahre.«[47]

Auf dem Naturforscher- und Ärztetag in *Frankfurt am Main* wurde am 20. September 1896 der Verein abstinenter Ärzte des deutschen Sprachgebietes gegründet. *Forel* wählte man zum ersten Vorsitzenden. Später übernahmen

[45] August Forel (1848-1931), Schweizer Psychiater, Schüler Guddens in München, seit 1879 Direktor der psychiatrischen Klinik Burghölzli bei Zürich, berühmter Ameisenforscher, hervorragender Vertreter der Abstinenzbewegung.
[46] Vgl. SPODE Die Macht der Trunkenheit, Die Diskurse der Ärzte, 115-148.
[47] Vgl. FOREL Rückblick auf mein Leben, 126f.

Kraepelin[48], gefolgt von *Delbrück* und *Bleuler*[49]diese Amt. Zur Zielsetzung des Vereins war aus der Satzung zu entnehmen, dass man nicht nur ein Beispiel völliger Abstinenz geben wollte, sondern es sich zur Aufgabe machte, die psychologischen und physiologischen Eigenschaften des Alkohols zu erforschen und die daraus gewonnen Erkenntnisse zur Aufklärung zu verwenden. Außerdem trat man für die Schaffung von Trinkerasylen ein. Die Alkoholgegner unter den Ärzten stellten zur damaligen Zeit nur eine kleine isolierte Gruppe von Außenseitern dar. *August Forel* sagte man nach, dass er jetzt wohl zu den allerverrücktesten aller Geisteskranken der Irrenanstalt *Burghölzli* gehöre nachdem er seinen Entschluss zu lebenslanger Abstinenz gefasst hatte [50]. Den Patienten, die ausschließlich mit Alkoholabstinenz behandelt werden sollten, prophezeite man, dass sie wie die Fliegen sterben würden, wenn sie keinen Alkohol mehr zu trinken bekämen.

VORLÄUFER DES DEUTSCHEN NATURALISMUS

Frankreich

In *Frankreich* hatten sich die Ideen des Naturalismus wesentlich früher durchgesetzt als in *Deutschland* und *Österreich*. Es herrschte allgemein eine große Skepsis gegenüber dem Metaphysischen und den religiösen Fragen. *Friedrich Nietzsches »Also sprach Zarathustra«* begeisterte die jüngere Generation. Es wurde allgemeine Kritik an den Dogmen der Kirche und des Glaubens geäußert. *Auguste Comte*[51] ließ in seinem »*Cours de philosophie positive*« nur Erfahrbares als Grundlage menschlicher Erkenntnis gelten. Dies beein-

[48] Emil Kraepelin (1856-1926), deutscher Psychiater, Schüler Wundts, ordentlicher Professor in München, teilte die endogenen Psychosen in zwei Formenkreise, die in unheilbare Endzustände übergehende Dementia praecox (Schizophrenie) und das in Heilung ausgehende manisch-depressive Irresein.

[49] Eugen Bleuler (1857-1939), ordentlicher Professor für Psychiatrie in Zürich, prägte den Begriff ›Schizophrenie‹, der bis heute für die Bezeichnung ›*Dementia* praecox‹ von Kraepelin benutzt wird.

[50] Vgl. WETTLEY August Forel. Ein Arztleben im Zwiespalt seiner Zeit, 89.

[51] Auguste Comte (1798-1857), Begründer des Positivismus, Schüler von Saint-Simon, 1830-1842 schuf er sein Hauptwerk, ›Cours de philosophie positive‹.

flusste auch *Hippolyte Taine.*[52] Er stellte fest, dass >*milieu*<, >*race*< und >*temps*< die bestimmenden Kräfte in der Entwicklung des Menschen sind. Nur die Erde und das kurze Leben auf ihr seien dem Menschen gegeben. Die Sinne und die Triebe, höchstens noch der Intellekt, sollten die Menschen regieren.

Der Staat als Unterdrücker des Individuums geriet in zunehmende Kritik. Die Öffentlichkeit forderte Reformen, besonders nach dem großen Umbruch der französischen Revolution. Zwischen 1850 und 1870 kam es in *Frankreich* zu einer starken Expansion der Wirtschaft. Damit einher ging eine Landflucht und Konzentration der Bevölkerung in den Städten. Der Arbeitstag war überlang und es gab keinerlei gesetzliche Regelungen für dessen zeitliche Begrenzung. Es herrschte ein Mangel an sozialen Sicherheiten. Die Löhne waren niedrig und die Wohnungen in den *Pariser* Vorstädten klein und menschenunwürdig. Damit Verbunden war ein erhöhter Alkoholkonsum, so sollen beispielsweise in *Lille* 25% der Männer und 12% der Frauen alkoholabhängig gewesen sein[53].

Als bestimmendes Element der Gesellschaft galt nicht mehr der einzelne, sondern die Gruppe, die Klasse. Dazu hatte die von *Marx* und *Engels* entwickelte Gesellschafts- und Geschichtslehre maßgeblich beigetragen. Die >Soziale Frage< wurde öffentlich debattiert. Das Proletariat wurde nicht mehr ignoriert. Sujets, die im Milieu der Arbeiter, Bauern und verarmten Kleinbürger spielten, wurden bevorzugt. Anders als in *Deutschland*, mit seiner Kleinstaaterei und Obrigkeitshörigkeit, erwiesen sich die Regierungen in *Frankreich* handlungsfreudiger und fortschrittlicher. Seit 1813 war in *Frankreich* die Kinderarbeit verboten - zwanzig Jahre früher als in *Deutschland.* Bereits vier Jahre vor Einführung in *Deutschland* wurde in *Frankreich* die Bildung von Gewerkschaften gestattet.

[52] Hippolyte Adolphe Taine (1828-1893), französischer Historiker und Geschichtsphilosoph, Mitglied der Académie française, er sah Werk und Eigenart der großen Schriftsteller und Künstler durch die Faktoren Rasse (Abstammung, Erbanlagen), Milieu (gesellschaftliche und klimatische Umwelt) und Zeitpunkt (historischer Standort) bestimmt.

[53] Vgl. LEROY Histoire des idées sociales en France.

Jules und Edmond de Goncourt »Germinie Lacerteux«
Die *Brüder de Goncourt* waren die sehr vermögenden Söhne eines ehemaligen napoleonischen Offiziers. Sie lebten in enger Freundschaft und Schaffensgemeinschaft. Sie erwiesen sich als bedeutende Kunstsammler, Kunst- und Kulturhistoriker und Romanciers, die mit ihrer exakt wissenschaftlichen Methode beim Schreiben zum Naturalismus überleiteten[54]. Unter anderem machten sie ihre Zeitgenossen mit der japanischen Kunst bekannt. *Edmond* begründete nach dem frühen Tod seines Bruders testamentarisch die Académie Goncourt und stiftete den Prix Goncourt.

Edmond de Goncourt war 42 und sein Bruder *Jules* 34 Jahre alt, als ihr »*Roman eines Dienstmädchens - Germinie Lacerteux*« im Oktober 1864 in *Paris* erschien. Er wurde als der erste naturalistische Roman *Frankreichs* bezeichnet. Sie waren sich unsicher über die Wirkung ihres Buches und baten in einer Vorrede zu ihrem Roman das Publikum um Verzeihung, dass sie dieses Buch veröffentlichten.

»Das Publikum liebt Romane, die Unwahres berichten: dieser Roman beruht auf Wahrheit. Es liebt die Bücher, die so tun, als führten sie in die gute Gesellschaft: dieses Buch kommt von der Straße.
... Man erwarte nicht die nackte Wiedergabe der Sinnenlust: die folgende Studie ist eine klinische Untersuchung der Liebe.
...
Warum haben wir ihn geschrieben? Nur um das Publikum vor den Kopf zu stoßen und seinem Geschmack ein Ärgernis zu geben? Nein.«[55]

Das Buch fand lebhaften, begeisterten Anklang, aber auch leidenschaftliche Hasser. Die Brüder selbst hatten das Gefühl, etwas vollkommen Neues geschaffen zu haben.

»Im neunzehnten Jahrhundert lebend, in einer Zeit des allgemeinen Wahlrechts, der Demokratie, des Liberalismus, haben wir uns gefragt, ob die, die man die >unteren Klassen< nennt, nicht ein Anrecht auf die Darstellung im Roman haben, ob die unter der >Gesellschaft< stehende Schicht, das Volk, noch weiter dem Druck des literarischen Interdikts und der Missachtung

[54] Vgl. WILPERT Lexikon der Weltliteratur, Autoren A-K, 554.
[55] Vgl. EDMOND DE GONCOURT · JULES DE GONCOURT Germinie Lacerteux, 5f.

durch die Schriftsteller unterworfen sein sollen, die bisher Seele und Herz dieser Menschen mit Schweigen übergangen haben. «[56]

Die Hauptheldin in dem Roman *Germinie Lacerteux* war identisch mit *Rose Malingre*, der langjährigen Dienerin und Vertrauten der *Goncourt*, die ein interessantes Doppelleben geführt hatte, wie die Brüder nach ihrem Tod erfuhren.[57]

Germinie Lacerteux stammte vom Lande. Ihre Mutter starb als sie fünf Jahre alt war. Der Vater, ein Weber,

»... war ganz anders: er arbeitete eine Weile, eine Stunde oder so ... dann ging er auf die Felder hinaus ... und wenn er dann nach Hause kam, schlug er uns, und wie! Wie ein Verrückter ... man sagte, es käme daher, dass er die Schwindsucht hätte. Es war ein Glück, dass mein Bruder da war.«[58]

Nachdem der Vater und der Bruder verstorben waren, ging sie im Alter von 14 Jahren nach *Paris*. Ihre Schwestern vermittelten sie in eine Boulevardgastwirtschaft, »wo sie der Besitzerin als Zofe dient und im Geschäft den Kellnern bei der groben Arbeit hilft.« Ihren Schwestern wagte sie nicht zu sagen,

»... wie sehr sie unter den unverschämten, großsprecherischen und zynischen Kellnern litt, ... Den ganzen Tag musste sie die zweideutigen Witze, die grausamen Foppereien und die Bosheiten dieser Männer ertragen.«[59]

Schließlich wurde sie nach einer Vergewaltigung durch einen älteren Kellner schwanger und kam nach vier Monaten mit einem toten Kind nieder. Sie fand danach eine Anstellung bei Mademoiselle de Varandeuil.

»Eine seltsame alte Jungfer! Die schweren Prüfungen ihres Lebens, das erlittene Leid, die ewigen körperlichen Beschwerden, eine so lange physische und psychische Marter hatten sie gleichsam vom Leben lösgelöst und über das Leben hinausgehoben. Ihre Erziehung und was sie hatte mit anse-

[56] AaO., 5.
[57] Vgl. KLEMPERER Die Brüder Goncourt, Nachwort zu Germinie Lacerteux, 250.
[58] AaO., 9.
[59] AaO., 33.

hen müssen, das Schauspiel der Maßlosigkeit aller Dinge, die Revolution, hatten sie zur Geringschätzung der menschlichen Nöte geführt. Die alte Frau, die auf dem letzten Loche pfiff ...« [60]

Diese alte Dame wurde von Germinie aufopferungsvoll umsorgt. Eines Tages eröffnete ein neues Milchgeschäft in der Nachbarschaft, das durch Madame Jupillon geführt wurde.

»Nach einigen Monaten gehörte Germinies Leben, ihr gesamtes Leben, der Milchhändlerin.[61] ... Sie verrichtete die gesamte Arbeit, sie versah den Laden, sie bediente die Kunden: Madame Jupillon verließ sich ganz auf sie, und während sich das gute Mädchen im Schweiße ihres Angesichts abarbeitete, gönnte sich die dicke Frau vor der Tür würdevoll die Muße einer Rentnerin.[62]«

Germinie verliebte sich in den Sohn von Madame Jupillon und wurde wiederum schwanger. Das Kind verstarb nach einigen Monaten bei einer Amme und Germinie...

»verfiel in völlige Stumpfheit. Monatelang blieb sie für alles unempfindlich; monatelang war sie von dem Gedanken an das kleine Wesen, das nicht mehr war, beherrscht und erfüllt, ... Indem sie ihre Tochter beweinte, beweinte sie sich selbst.«[63]

Mit dem Vater ihrer verstorbenen Tochter, mit dem sie in einer lockeren Gemeinschaft zusammenlebte, herrschten ständig Auseinandersetzungen.

»Infolge dieser Szenen, die sich wiederholten und beinahe täglich ereigneten, vollzog sich in Germinies haltlosem, zu Überspitzung neigendem, unausgeglichenen Charakter, in ihrer durch Leidenschaften durchwühlten Seele eine Revolution. Ihre Liebe schon lange vergiftet, zerbrach und schlug in Hass um.«[64]

---

[60] AaO., 29.
[61] AaO., 60.
[62] AaO., 61.
[63] AaO., 94.
[64] AaO., 96.

Das war die Situation, in der sich die fast dreißigjährige Germinie Lacerteux befand: Mutterlos war sie als Letztgeborene mit drei Geschwistern unter bitterarmen Verhältnissen bei einem aggressiven, schwindsüchtigen und gewalttätigen Vater aufgewachsen. Von allen Menschen ungeliebt, musste sie sich als 14Jährige allein den Lebensunterhalt in einer fremden und menschenfeindlichen Welt einer Großstadt den Unterhalt verdienen. Sie wurde vergewaltigt und erlitt eine Totgeburt. Ihre zweite Tochter starb nach wenigen Monaten.
Ihre Persönlichkeit wies deutlich dependente, das heißt abhängige Merkmale auf. Sie war leicht beeinflussbar, nachgiebig, hilfesuchend und compliant[65]. Es bestand bei ihr eine Abhängigkeitsangst und die Furcht vor negativer Bewertung. Sie konnte keine dauerhaften supportiven Beziehungen entwickeln, war erheblich stressanfällig und trug ein erhöhtes Depressionsrisiko. In dieser Situation war es naheliegend, sich durch den Genuss von Alkohol oder die Einnahme sedierender Medikamente in einen erträglicheren Zustand zu versetzen. Nachdem man Germinie einmal Alkohol anbot, sie lehnte ab.

»Als Germinie eines Tages die Dienstbotentreppe herunterging, vernahm sie die Stimme Adèles, die ihr über das Geländer zurief, ... „Willst du etwas davon?“ Sie hielt Germinie das Absinthglas hin. „Nein?“ „Ach richtig, du trinkst ja keinen ... Komisch, nichts zu trinken ... Du bist dumm“ «[66]

Später reagierte sie anders, was im Zusammenhang mit der psychischen Veränderung zu werten ist.

»Eines Morgens, nach einer Nacht, in der sie alle ihre von Trostlosigkeit und Hass erfüllten Gedanken hin und her gewälzt hatte, betrat Germinie den Milchladen, um für ein paar Sous Milch zu holen, und traf in der Hinterstube ein paar Dienstmädchen aus der Straße beim Morgenschnaps. Sie saßen um einen Tisch und sogen mit den Likören Klatsch in sich ein.
>Holla!< sagte Adèle und klopfte mit ihrem Glas auf den Tisch. >Bist du auch schon da, Mademoiselle de Varandeuil?<

---

[65] Compliance bedeutet relativ konfliktloses Sichfügen in Verhaltensvorschriften, die der eigenen Tendenz widersprechen.

[66] AaO., 98.

›Was ist das denn?‹ fragte Germinie und nahm Adèles Glas. ›Ich will auch einen ...‹
›Du hast heute morgen auf so etwas Appetit? Klarer mit Absinth[67], weiter nichts! Die Mischung meines kleinen Infanteristen, du weißt doch ... der Soldat ... der trank bloß die ... Ein harter, wie?‹
›O ja‹ sagte Germinie mit dem Lippenzucken und dem Augenblinzeln eines Kindes, dem man beim Dinner ein Glas Likör gibt.
›Aber gut!‹ Ihr Herz klopfte. ›Madame Jupillon ... die Flasche her ... ich zahle.‹
Und sie warf Geld auf den Tisch. Nach drei Gläsern rief sie: ›Ich bin blau!‹ und brach in lautes Gelächter aus.
Mademoiselle Varandeuil war an diesem Morgen aus gewesen, um ihre kleine Halbjahresrente zu holen. Als sie um elf nach Hause kam, klingelte sie einmal, zweimal: nichts rührte sich ... Sie öffnete mit ihrem Schlüssel ... Germinie, quer über den Strohsack hingestreckt, schlief wie tot, eine schlaffe, leblose Masse.
Auf das Geräusch hin, welches das Fräulein machte, sprang Germinie auf und strich sich mit der Hand über die Augen. ›Was denn?‹ sagte sie, als ob sie gerufen worden wäre; ihr Blick war traumverloren.«[68]

In Folge dieses ersten schweren Rausches entwickelte sich bei Germinie allmählich ein Alkoholmissbrauch mit all seinen Konsequenzen im körperlichen, psychischen und sozialem Bereich. Darunter litt ihre physische und seelische Konstitution und es drohte der soziale und gesellschaftliche Abstieg Sie klagte über körperliche Beschwerden und war nervös, launenhaft und verbittert. Schließlich ließ sie sich durch den Sohn von Madame Jupillon beeinflussen, zweitausenddreihundert Francs zu borgen, damit dieser sich vom Militär freikaufen konnte.

»Endlich hatte sie das Geld zusammengehabt; aber es war nun ihr Herr geworden und beherrschte sie für immer ... Sie war gebunden durch ihre Schulden, an denen sie jahrelang würde abzuzahlen haben ... Über die Jupillon gab sie sich ebenso wenig wie über ihre Zukunft irgendwelchen Selbsttäuschungen hin. Das Geld, das sie ihnen gegeben hatte, war verloren,

[67] Vgl. Fußnote Seite 34.
[68] AaO., 68.

das ahnte sie ... Hätte man ihr gesagt, sie müsse sterben, so wäre sie für ihn gestorben.« [69]

Die *Brüder Goncourt* beschrieben psychopathologisch nachvollziehbar und fachkompetent die Entwicklung des alkoholischen Krankheitsprozesses bis hin zum Vollbild der Alkoholabhängigkeit bei Germinie.

»Unter den Qualen eines solchen Lebens, in dem sie durch Tod und Liebe Leid erfuhr, hatte Germinie, die ihre entsetzlichen Gedanken zu betäuben suchte, sich des Glases erinnert, das sie eines Morgens aus Adèles Hand genommen und das ihr einen ganzen Tag Vergessen geschenkt hatte. Von diesem Tag an hatte sie sich dem Trunk ergeben. Sie hatte sich am ›Morgenschnaps‹ der Dienstmädchen, die bei Kokotten dienten, beteiligt. Sie hatte mit der und jener getrunken. Sie hatte mit Männern getrunken, die im Milchgeschäft frühstückten, sie hatte mit Adèle getrunken, die wie ein Mann trank und ein hässliches Vergnügen darin fand, das Dienstmädchen einer ehrbaren Dame so tief wie sie selbst sinken zu sehen.
Zuerst hatte sie zum Trinken einen Anreiz gebraucht, Gesellschaft, Anstoßen, Aufforderung durch Worte, durch Zutrinken; dann aber war sie bald dahin gekommen, allein zu trinken. Das war damals, als sie das halbvolle Glas ausgetrunken hatte, das sie unter der Schürze verborgen mit hinausgenommen und in einer Ecke der Küche versteckt hatte; als sie einsam und verzweifelt die Mischung von Weißwein und Schnaps getrunken hatte, die sie Zug um Zug hinuntergoss, bis sie fand was sie suchte: Schlaf. Denn was sie wollte, war nicht die fieberhafte Erregung, die selige Berauschtheit, die laute Ausgelassenheit, der Wachtraum der Trunkenheit; was sie brauchte, was sie wollte, war das dunkle Glück des Schlafes, eines Schlafes ohne Erinnerung und Traum, eines bleiernen Schlafes, der sie überfiel, gleich dem Schlag des Metzgers auf den Kopf des Schlachttieres: sie fand ihn in den Likörmischungen, die sie niederwarfen und ihr Gesicht auf das Wachstuch des Küchentisches sinken ließen.«[70]
»In dem Glas, das sie sich zu trinken zwang und in einer Art Raserei leerte, ertranken ihr Leid, ihr Schmerz, die ganze schreckliche Gegenwart und schwanden dahin. In einer halben Stunde würde ihr Denken aufgehört haben, ihr Leben ausgelöscht sein; nichts mehr davon würde für sie vorhanden sein, und selbst die Zeit würde es für sie nicht mehr geben. ›Ich vertrinke

[69] AaO., 112.
[70] AaO., 116f.

meinen Ärger<, hatte sie einer Frau geantwortet, die ihr gesagt hatte, sie werde durch ihr Trinken ihre Gesundheit untergraben. Und da als Rückwirkung auf ihre Räusche ein schmerzliches Gefühl ihrer selbst, größere Trostlosigkeit über ihr Unglück und größere Abscheu vor ihren Verfehlungen sich einstellten, nahm sie Zuflucht zu immer stärkeren alkoholischen Getränken, zu schärferem Schnaps bis zum reinen Absinth, um in noch dumpfere Teilnahmslosigkeit zu verfallen und ihre Abstumpfung gegen alles noch vollständiger zu machen.« [71]

Mit dem weiteren Fortschreiten der Abhängigkeitserkrankung protokollierten die *Brüder Goncourt* bei Germinie die Symptome eines amnestischen Syndroms, wie sie in den diagnostischen Leitlinien der Internationalen Klassifikation psychischer Störungen ICD-10 (F10.6) gefordert werden. Bei dem amnestischen Syndrom handelt es sich um eine psychische Erkrankung, die sich nach erhöhtem Alkoholkonsum, aber auch nach anderen Krankheiten entwickeln kann. Es ist durch Desorientiertheit in Raum und Zeit, schwere Merkfähigkeitsstörungen, besonders im Bereich des Kurzzeitgedächtnisses, und Persönlichkeitsveränderungen, die mit Apathie und Initiativeverlust sowie einer Tendenz zur Selbstvernachlässigung einhergehen, gekennzeichnet.

»Damals begann der Abstieg und Verfall Germinies in ihrem ganzen Wesen sichtbar zu werden, sie stumpfte ab und wurde schmutzig. Ihr Denkvermögen schlief sozusagen ein. Sie konnte nicht mehr scharf und rasch denken. Was sie gelesen und gelernt hatte schien sich zu verflüchtigen. Ihr Gedächtnis, das sonst alles gut behalten hatte, wurde wirr und ließ nach. Der Witz des *Pariser* Dienstmädchens verschwand allmählich ganz aus ihrer Unterhaltung, aus ihren Antworten, aus ihren Scherzen ... Sie schien nichts mehr zu begreifen. Wenn ihr das Fräulein etwas sagte, zog sie ein blödes Gesicht. Man musste ihr alles zwei-, dreimal erklären und wiederholen, was sie früher ohne viele Worte verstanden hatte... Jetzt erinnerte sich Germinie an nichts mehr. Wenn sie abends mit dem Fräulein abrechnete, konnte sie nicht mehr darauf kommen, was sie am Morgen eingekauft hatte;
Während so ihr Verstand nachließ, vernachlässigte sie auch ihren Körper und ließ sich völlig gehen. Sie verzichtete auf sorgfältige Kleidung, sogar

[71] AaO., 118.

auf die Sauberkeit ... Es machte ihr nichts aus, wenn in der Küche der Rauch, der Kohlenstaub und die Schuhwichse sie beschmutzten und an ihr hefteten wie an einem Scheuerlappen ... Von Tag zu Tag wurde sie immer mehr das verächtliche, zerlumpte Geschöpf, dessen Kleid im Rinnstein schleppt - eine Schlampe.«[72]

Noch einmal lernte Germinie auf einem Ausflug, zu dem sie von einem anderen Dienstmädchen mitgenommen wurde, einen Mann kennen. Er war auch alkoholabhängig.

»Médéric Gautruche war der Typus eines Zechbruders, Bummlers und Spaßmachers, der aus seinem Leben einen blauen Montag macht. Stets in Weinlaune, die Lippen ständig feucht vom >letzten< Tropfen, die Eingeweide ausgepicht wie ein altes Fass, gehörte er zu denen, die man in Burgund einen >Weinschlauch< nennt. Stets angeheitert, noch vom Abend vorher, wenn nicht vom selben Tage, erschien ihm das Leben sonnig. Er lächelte über sein Schicksal und fügte sich darein mit der Gleichgültigkeit des Trinkers; auf der Schwelle des Weinausschanks lächelte er verloren über alles, das Leben und den Weg, der in die Nacht führt. Verdruss, Sorgen und Geldverlegenheit hatten auf ihn keinen Einfluss, und wenn ihm zufällig einmal ein trüber oder ernster Gedanke kam, drehte er den Kopf zur Seite, sagte, >Hui<, was bei ihm >Fort damit!< heißen sollte ...«[73]

Das Zusammensein der beiden war jedoch nur von kurzer Dauer gewesen.

»Nach dem Bruch mit Gautruche sank Germinie, wohin sie sinken musste; sie verlor jedes Schamgefühl. Von Stufe zu Stufe gleitend, landete das unglückliche leidenschaftliche Geschöpf auf der Straße ...
Zur Nachtzeit lief sie durch die Straßen, mit dem argwöhnischen, scheuen Schritt der Tiere, die, vom Hunger getrieben, im Dunkel herumstreunen. Gleichsam außerhalb ihres Geschlechts stehend, ging sie selbst zum Angriff vor, sie reizte die Brutalität, nutzte die Trunkenheit aus, und sie war es, der man zu Willen war. Sie witterte das Unreine, das in verrufenen Gegenden lauert, Gelegenheiten des Abends und der Einsamkeit, Hände die darauf warteten, nach einer Frau zu greifen. Die mitternächtlichen Fußgänger sahen sie im Licht der Straßenlaternen zitternd und unheimlich dahinschlei-

[72] AaO., 130f.
[73] AaO., 152f.

chen, beinahe kriechen, gebückt, mit eingezogenen Schultern, schattenhaft durch die Dunkelheit streifen, mit dem Aussehen einer Irren und Kranken, in einer der so häufigern Geistesverwirrungen, die das Herz des Denkers und das Denken des Arztes mit abgründiger Trauer erfüllen.« [74]

Noch im gleichen Jahr hatte sich der Gesundheitszustand der einundvierzigjährigen Germinie verschlechtert.

»Als nach der Rückkehr vom Lande der Arzt Germinie untersucht hatte, sagte er zum Fräulein: 'Es ist schnell gegangen, sehr schnell ... Die linke Lunge ist vollständig ergriffen ... Die rechte ist oben angegangen ... und ich fürchte sehr, dass sie im vollen Umfange verseucht ist ... Sie ist verloren ... Sie hat noch sechs Wochen zu leben ... höchstens zwei Monate ...«[75]

Germinie starb kurze Zeit später im Krankenhaus an einer weit fortgeschrittenen Lungentuberkulose.

Die Entstehung, den Verlauf und die Folgekrankheiten der Alkoholabhängigkeit recherchierten die *Brüder Goncourt* nachvollziehbar. Auch bei der Beschreibung der Todesursache informierten sie sich naturwissenschaftlich exakt, denn bis heute besteht zwischen Lungentuberkulose und Alkoholabhängigkeit eine hohe Koinzidenz. Der Anteil der Alkoholabhängigen unter den Tuberkulose-Erkrankten beträgt in etwa 20-25 Prozent, unter den stationär behandelten sogar bis zu 40 Prozent.

Das Durchschnittsalter für tuberkulöse Ersterkrankungen liegt im Allgemeinen bei 25 Jahren bei Alkoholkranken jedoch erst bei 45 Jahren. Dies lässt auf eine längere Periode der alkoholinduzierten Schädigung des Immunsystems als tuberkuloseförderndes Moment schließen.

Als *Émile Zola* den *Brüdern Goncourt* seine Freundschaft anbot und eine sehr gute Kritik über ihren Roman schrieb, antworteten diese dankbar.

---

[74] AaO., 170f

[75] AaO., 182.

»Wie wohl es doch tut. Beifall und Ermutigung zu finden, wie Sie sie uns zuteil werden lassen. Ihre Anerkennung vermag einen über die Literatur herrschende Heuchelei zu trösten. In ihren Worten sehen wir jene Ansprüche auf zeitgemäße Wahrheit und freimütige Schilderung von Vorgängen, die sich rings um uns abspielen ... Sie sind bisher der einzige, der unsere Absichten verstanden hat.«[76]

Am 14. Dezember 1868 war *Zola* bei den *Brüdern Goncourt* zu Gast.

»Heute hatten wir unseren Bewunderer *Zola* zum Frühstück bei uns. Es war das erstemal, dass wir zusammenkamen. Unser erster Eindruck: ein Normalien mit Sarceys Gedrungenheit, der zur Zeit etwas hinfällig ist. Doch bei näherer Betrachtung entdecken wir in dem vierschrötigen, jungen Menschen Feinheiten, in den wie aus dünnen Porzellan geformten Gesichtszügen, dem Schnitt der Augenlider, den eigentümlich abgeplatteten Flächen der Nase ... Was bei ihm auffällt ist das Kränkliche, Schwächliche, Übernervöse, wodurch bisweilen der unabwendbare Eindruck entsteht, man habe das vergrämte, sich wehrende Opfer einer Herzkrankheit vor sich.
Alles in allem ein unruhiger, ängstlicher, tiefer, schwieriger Geist, ausweichend, schwer zu entziffern. Er spricht mit uns von der Bedrängnis seines Lebens, von dem Wunsch und dem Zwang, einen Verleger zu finden, der für 30 000 Francs ein sechsjähriges Vorrecht auf seine Arbeiten von ihm erwerben würde, ihm auf diese Weise 6000 Francs im Jahre sicherte, den Lebensunterhalt für sich und seine Mutter, und ihm dadurch die Möglichkeit, die ›Geschichte einer Familie‹ zu schreiben, einen achtbändigen Roman« [77]

Tatsächlich hatte *Zola* schon einen Plan, die Natur- und Sozialgeschichte einer Familie unter dem Zweiten Kaiserreich zu schreiben. Er war begeistert von *Honoré de Balzacs* Romanserie »*Comédie humaine*« und wurde durch *Flaubert* und die *Brüder Goncourt* angeregt. Er entwickelte den Plan einer Familiengeschichte »*Die Rougon-Macquart*«, ein auf zwanzig Bände angelegtes Werk, das sich über mehrere Generationen erstrecken und bei den Familienmitgliedern

[76] Vgl. BECI Émile Zola, 143.
[77] Vgl. BRÜDER GONCOURT Germinie Lacerteux, 81f.

Alkoholabhängigkeit, Intelligenzmängel und Persönlichkeitsstörungen darstellen sollte.

»Die Familie der Rougon-Macquart stellt drei Schichten der Gesellschaft dar, Groß-, Kleinbürgertum und vierter Stand. Die Aristokratie (für *Zola* offenbar kein zentrales Thema mehr!) rückt *Zola* mit Hilfe der zahlreichen Nebenfiguren ins Bild. Einfache Arbeiter, Facharbeiter, Handwerker, Dienstleister, Kaufmann, Beamter, Finanzier, Pfarrer, Arzt, Künstler, keinen Vertreter der drei Klassen hat *Zola* ausgespart, um eine umfassende Spiegelung seiner Zeit leisten zu können. Eines haben alle seine Figuren gemeinsam: Sie sind Opfer ihres Milieus und ihrer Erbmasse. Émile Zola schafft mit der Geschichte der »Rougon-Macquart« die erste Familiensaga mit sozialkritischem und kulturgeschichtlichen Ansatz. Ganz deutlich befassen sich die ersten Bände der »Rougon-Macquart« noch verstärkt mit Vererbungstheorie; fünf Jahre vor dem Erscheinen des Eröffnungsbandes »La Fortune des Rougon«, »Das Glück der Rougon«, erarbeitet *Mendel*[78] gerade seine Experimente zu den Vererbungsregeln. In den weiteren Werken rückt dann die Milieutheorie *Taines* stärker in den Vordergrund, dass nämlich die Erbmasse die Grundlage für das Wesen eines Menschen biete, letztlich aber entscheidend für seine Charakterbildung aber das soziale Umfeld sei.« [79]

»Der Totschläger« Émile Zola

Besonders drastisch wurden die Vererbungsprobleme und des Alkoholmissbrauchs bei Coupeau und der Gervaise Macquart im *»Totschläger«* (*»L'Assommoir«*) geschildert. Nicht nur bei diesen beiden Hauptfiguren beschrieb *Zola* die Auswirkungen und Folgen eines zu hohen Alkoholkonsums, sondern in fast allen Kapiteln traten Nebenfiguren auf, die an den gleichen Problem litten.

Der Roman erschien 1877 und machte *Zola* zu einem berühmten Dichter und reichen Mann. Bei dem Vorabdruck in der Zeitung *»Le Bien public«* entstand zunächst ein Sturm der Entrüstung. Die Leser waren schockiert, denn soviel Unmoral, Elend, Trunksucht und Ge-

---

[78] Gregor Johann Mendel (1822-1884), trat 1843 in das Brünner Augustinerstift ein und wurde 1854 Lehrer für Naturgeschichte und Physik. Seit 1856 beschäftigte er sich mit botanischen Arbeiten; aus seinen Kreuzungsversuchen an Erbsen und Bohnen leitete er die Mendelschen Gesetze für die Vererbung einfacher Merkmale ab.

[79] BECI Émile Zola, 96.

walt hatten sie bisher noch in keinem Roman zuvor zu lesen bekommen. Der Vorabdruck in der Zeitung wurde wegen angeblicher Pornographie gestoppt. *Mendès*, der Herausgeber der »*La République des Lettres*«, war mutiger und veröffentlichte die weiteren Folgen des »*Totschlägers*«. Zwischen 1877 und 1881 erschienen bei einer Auflagenstärke von je 1000 Exemplaren über neunzig Auflagen. Der Roman fand in ganz Europa ein gewaltiges Echo. 1880 erschien der »*L'Assommoir*« in *Deutschland* unter dem Titel »*Der Totschläger*«. *Zola* war neben den *Brüdern Goncourt* derjenige Autor der als erster eine derartig hervorragende sozialkritische Darstellung der Alkoholabhängigkeit in der Belletristik gab. Jedoch im Gegensatz zu den *Brüdern Goncourt* entsprang bei *Zola* die Beschreibung des Arbeiters seinem sozialen Engagement. Er erkannte die Notwendigkeit deren Lage zu verbessern und wollte zu Veränderungen anregen.
Bis zum heutigen Tag besteht für die *Zola*-Kritik eine wichtige Aufgabe darin, die verschiedenen wissenschaftlichen und theoretischen Grundlagen aufzuspüren, die *Zola* beim Schreiben seiner Romane beeinflussten.[80]

Müller war der Auffassung, dass *Zola* vor allem durch die Konzeptionen dreier zeitgenössischer Wissenschaftler bestimmt wurde: Es handelte sich um die »*Introduction à l'etude de la médecine experimentale*« von *Claude Bernard*, um die Milieutheorie von *Taine* und um die Vererbungslehre von *Prosper Lucas*.[81]

Wie bei all seinen Romanen bereitete sich *Zola* akribisch vor. Er studierte die Fachliteratur[82], sammelte Zeitungsartikel, benutzte Lexika und suchte die Stätten auf, an denen seine Werke spielen sollten.

Speziell bei den Vorarbeiten zum »*Totschläger*« benutzte er das Werk »*L'Ouvriere*« von *Jules Simon*[83], das 1861 in *Paris* erschienen

---

[80] Vgl. MÜLLER Émile Zola - der Autor im Spannungsfeld seiner Epoche, 99.

[81] Prosper Lucas (1805-1885), studierte in Paris Medizin und spezialisierte sich zu Vererbungsproblemen.

[82] Vgl. ZOLA Le Roman expérimental, diese Theorie, dass der Dichter ein wissenschaftlicher Experimentator sein solle, hatte großen Einfluss auf den europäischen Naturalismus.

[83] Jules Simon (1814-1896), französischer Philosoph und Politiker, Professor an der Sorbonne, während des Kaiserreichs in Opposition, beschäftigte sich

war. *Simon* schilderte in seiner Untersuchung die katastrophale Verelendung der Arbeiter in den Großstädten, den Zerfall der Familien und die rasante Zunahme des Alkoholismus.[84]

Willi Hirdt zitierte in seinem Buch *»Alkohol im französischen Naturalismus«*[85] einen Bericht vom 3. Oktober 1871, der von *Dr. Bergeron* vor der Académie de médicine vorgetragen und einstimmig angenommen wurde. Dieser Bericht war das Ergebnis einer Untersuchungskommission, die sich mit einer Analyse des Alkoholismus aus medizinischer Sicht beschäftigt hatte. Es wurden die Kurz- und Langzeitfolgen des Alkoholmissbrauches, die Alkoholfolgekrankheiten, die sozialen Schäden und die erhöhte Suizidneigung beschrieben.

Als Folge dieses Berichtes wurde am 2. März 1872 in *Paris* die *»L'Association contre l'abusus des boissons alcooliques«* gegründet. 1880 wandelte sich diese Gesellschaft in die »Société Française de Tempérance« um und erhielt den Status der Gemeinnützigkeit. Ihre Ziele waren: *»Informer la poulation des dangers de l'alcool sur l'organisme, venir en aide aux victimes de l'alcool, contribuer à la réduction de la production des alcool industriels.«*[86] Sie organisierte 1903 den ersten nationalen Kongress gegen den Alkoholismus in *Paris*. 1915 gelang es der Vereinigung in einer riesigen *»Campagne d'interdiction de l'absinthe«*, während der 500 000 Unterschriften gesammelt wurden, ein Verbot des Absinths.[87][88]

gesetzgeberisch mit dem Ausschankgesetz von 1873.

[84] Vgl. Müller Emile Zola der Autor im Spannungsfeld seiner Epoche. 47-56.

[85] Vgl. HIRDT Alkohol im französischen Naturalismus, 92.

[86] Aufklärung der Bevölkerung über die Gefahren des Alkohols, die Unterstützung der durch Alkohol Geschädigten und eine Reduzierung der Alkoholproduktion.

[87] Absinth bekam wegen seiner grünen Farbe den Spitznamen >La Fée Verte< (die grüne Fee), erfunden wurde der Absinth durch Dr. Piere Ordinaire im Jahre 1792, der damalige Absinth enthielt unkontrollierbare Mengen an Thujon, einen Inhaltsstoff des Wermutextraktes, dem eine ähnlich bewusstseinserweiternde Wirkung wie dem Cannabis, bereits 1840 wurde Absinth offiziell den französischen Soldaten im Algerienkrieg gegen Durchfall und Fieber zugeteilt, in den Jahren zwischen 1880 - 1914 erreichte der Absinthverbrauch in Frankreich seinen absoluten Höhepunkt, 1874 konsumierten die Franzosen 700 000 Liter Absinth, 1910 stieg der Verbrauch auf 36 Millionen Liter pro Jahr, 1923 wurde Absinth auch in Deutschland verboten, in Dänemark wurde Absinth weiter hergestellt, seit 1998 ist es in der EU wieder erlaubt thujonhaltige Bestandteile zu verwenden.

in Frankreich zu erreichen.

Nach der Materialsammlung ging *Zola* auch weiterhin sehr systematisch vor. Er konzipierte zunächst den ganzen Roman und entwarf dann die einzelnen Kapitel. *»Der Totschläger«* bildete innerhalb des Romanzyklus *»Die Rougon-Macquart«* den siebenten von zwanzig Bänden. Erstmalig verwendete *Zola* das *»Argot«*, den *Pariser* Straßenslang. Er benutzte dazu ein *»Wörterbuch der Mundarten«*.[89][90]

Ähnlich wie in *Balzacs* Menschlicher Komödie erfährt man bei *Zola* sehr viele sachliche und ökonomische Details über das Leben in *Paris*.

»... wir erfahren genau, welche Eisen eine Wäscherin zum Bügeln einer Haube und welche zum Plätten eines Unterrocks verwendet, wie die Waschkojen in einem öffentlichen Waschhaus angelegt sind, was die Büglerinnen bei Fauconnier verdienen oder die Nagelschmiede in Goujets Werkstatt, was ein Hausbesuch des Arztes kostet, was man für die Hebamme, die Waschfrau, für die Trauung, das Hochzeitsgedeck, das Begräbnis, die Möbel, die Tapeten, die Standuhr, die Kohlen, einen Schoppen Wein, ein Glas Schnaps zahlt und was man Trinkgeld in einer Kneipe gibt - «[91]

Es war das Jahr 1850 als der Roman beginnt und die 22jährige Wäscherin Gervaise (1828-1869) morgens um 5 Uhr in *Paris* auf den Hutmacher Lantier wartete. Beide stammten aus der Provinz und hatten zwei Kinder, den achtjährigen Claude und den vierjährigen Etienne. Verheiratet waren sie nicht. Lantier verließ sie und sie blieb mit ihren beiden Kindern zurück. Schließlich lernte sie den Bauklempner Coupeau kennen. Das II. Kapitel beschreibt einen Besuch von Coupeau und Gervaise im Lokal *»Der Totschläger«*.

---

[88] Vgl. zu den Wirkungen des Absinths (Absinthismus) bei AMORY, ABNSELMIER, CADÈAC et MEUNIER, COLETTI, GUARDIA, KATSARAS, MAGNAN, SCHMAUS.

[89] Albert Wolff schrieb dazu am 5. Februar 1877 im Figaro, »Einige haben behauptet, man müsste sich die Nase zustopfen vor dem Dreck, den der Autor aufwühlt; sie hätten aber besser daran getan, die Ohren aufzusperren, um sich Rechenschaft zu geben über die Ausdruckskraft, die die Verwendung der Arbeitersprache der Erzählung von Herrn Zola verleiht.«

[90] Vgl. DELVEAU (1825-1867) Dictionnaire de la Langue Verte 1868.

[91] Vgl. SCHOBER Anhang zum Totschläger von Zola, 584.

»Drei Wochen später aßen Gervaise und Coupeau, der Bauklempner, an einem schönen sonnigen Tag gegen halb zwölf zusammen in Vater Colombes »Assommoir«, im »Totschläger«, Brandweinpflaumen[92] ...»Der Totschläger« hatte sich gefüllt. Es wurde sehr laut und mit schallenden Stimmen gesprochen.«[93]

...

»Der Pfeifenrauch, der starke Geruch all dieser Männer stiegen in die alkoholgeschwängerte Luft; und sie erstickte fast, weil ein leichter Husten sie befiel.

>Oh, das Trinken ist doch hässlich!< sagte sie halblaut. Und sie erzählte, sie habe früher in Plassans mit ihrer Mutter Anisette[94] getrunken. Aber eines Tages sei sie beinahe daran gestorben, und das habe ihr so was verekelt, sie könne keinen Likör mehr sehen. >Da sehen Sie mal<, fügte sie hinzu und zeigte auf ihr Glas, >ich habe meine Pflaume gegessen, den Saft aber lasse ich stehen, weil mir davon übel werden würde.<

Auch Coupeau begriff nicht, dass man ganze Gläser voll Schnaps hintergießen konnte. Hier und da mal eine Pflaume, das sei nicht schlecht. Was den Sprit angehe, den Absinth und die anderen Schweinereien, na danke schön! Das brauche er nicht.«[95]

Negative Erfahrungen mit dem Alkohol hatten ihre Kindheit bestimmt.

»Wenn sie ein wenig hinke, so habe sie das sogar von der armen Frau, die Vater Macquart krumm und lahm schlug. Hundertmal hatte diese ihr von den Nächten erzählt, in denen der Vater besoffen heimgekehrt war und dann ein so brutales Schäkern an den Tag legte, dass er ihr die Glieder zerbrach. Und sicherlich sei sie mit ihrem verkümmerten Bein in einer jener Nächte zustande gekommen ... Schläge kenne sie nur, weil sie in ihrem Leben schon gehörig welche abbekommen habe. Als dann kam sie auf ihre Jugend zu sprechen. Sie sei durchaus keine Herumtreiberin, die Männer fielen ihr auf die Nerven. Als Lantier sie mit vierzehn Jahren genommen hatte, habe sie das nett gefunden, weil er sich als ihr Mann bezeichnete und weil sie Mann und Frau zu spielen meinte. Ihr einziger Fehler sei, versicherte sie,

---

92 Vgl. ZOLA Der Totschläger, 44.

93 AaO., 52.

94 Anisette, wasserheller Gewürzlikör aus Anis, Anisöl und verschiedenen Gewürzen. Der bekannteste ist der aus dem Hause der Erfinderin Marie Brizard in Bordeaux. Anisette trinkt man zum oder im Kaffee und als Digestif.

95 AaO., 53.

sehr gefühlvoll zu sein, alle Welt zu lieben und sich für Leute zu begeistern, die ihr dann tausend Schwierigkeiten bereiteten. «[96]

Zola beschrieb ein typisches Verhalten in der Familie seiner Heldin, denn es herrschte wegen des Alkoholmissbrauchs des Vaters in ihr eine feindselige Stimmung. Es gab häufig Streit, Auseinandersetzungen, Gewalt und sexuelle Nötigung. Der Familienzusammenhang war unsicher, die Atmosphäre ängstlich gespannt und das Kind erlebte nur wenig Nestwärme. Es war häufig sich selbst überlassen und empfand sich als überflüssig und nutzlos. Aus diesem Grunde war nicht verwunderlich, dass sie sich so frühzeitig, als Kind, an einen jungen Mann band. Sie war um ihre Kindheit betrogen und zum Erwachsensein verdammt[97]. Mit der Erziehung und der Versorgung ihrer eigenen Kindern war sie überlastet, ständig plagten sie Geldsorgen und die Angst vor der Trennung.[98]

Ganz im Sinne der maschinellen Industrialisierung im 19. Jahrhundert beschrieb *Zola* symbolisch überhöht die ungeheure Destilliermaschine, die sich im *»Totschläger«* befand.

»Er lachte wie eine schlecht geschmierte Winde und schüttelte den Kopf, wobei er mit gerührten Augen die Besaufmaschine anstarrte. Himmeldonnerwetter! Die war in Ordnung! In diesem kupfernen Schmerbauch war genug, um sich acht Tage lang die Kehle frisch zu halten. Er hätte gewollt, dass man ihm das Ende des Kühlrohres zwischen die Zähne lötete, damit er spüre, wie der noch warme Sprit ihn voll füllte und ihm immerzu, immerzu wie ein Bächlein bis zu den Fersen hinabrinne ... Dumpf ohne jede Flamme, ohne jede Heiterkeit im matten Widerschein seiner Kupferteile arbeitete der Destillierapparat weiter und ließ seinen Alkoholschweiß rinnen, gleich einer langsamen und beharrlichen Quelle, die mit der Zeit in die Gaststube einfallen, sich über die äußeren Boulevards ergießen und das riesige Loch *Paris* überfluten musste.«[99]

Gervaise kommentierte die Maschine:

---

[96] AaO., 50f.
[97] Vgl. SCHWOON Die Kinder von Abhängigen.
[98] Vgl. DEUTSCHE HAUPTSTELLE FÜR SUCHTFRAGEN Sucht und Familie.
[99] AaO., 54f.

»Es ist dumm, mir wird kalt bei dieser Maschine ... Bei alkoholischen Getränken wird mir kalt ...«[100]

Müller fasst die Eigenschaften der Schnapsdestille zusammen:

»Sie produziert vom Menschen unabhängig und nicht beeinflussbar ein zerstörerisches Gift, erweckt im Menschen Begierde und Angst zugleich. Darüber hinaus erweist sie sich schließlich als ein dem Menschen überlegenes und ihn bedrohendes Wesen, dessen Verfügungsgewalt er sich letztlich nicht entziehen kann und dem er zum Opfer fällt.«[101]

Coupeau versicherte ihr, dass er nicht trinken werde und sie freute sich darüber. Keinen Alkohol zu trinken, war zur damaligen Zeit im Arbeiteralltag durchaus nicht selbstverständlich, und Coupeau hob sich dadurch von seinen Arbeitskameraden ab was ihm den Spitznamen »*Cadet-Cassis*«[102] einbrachte. Coupeau motivierte seine Zurückhaltung gegenüber dem Genuss von Alkohol damit, dass sein Vater, der ebenfalls ein Bauklempner gewesen war, unter Einfluss von Alkohol vom Dach gestürzt war.

Die Feiern nahmen in *Zolas* »*Totschläger*« einen breiten Raum ein. So wurde im Kapitel III die Hochzeit von Gervaise und Coupeau geschildert, die ganz im Zeichen des Essens und des ausschweifenden Alkoholkonsums stand.

»Vom Standesamt zur Kirche war es ein ganzes Ende. Unterwegs tranken die Männer Bier, Mama Coupeau und Gervaise Cassis mit Wasser ... Darauf ging man geradewegs zur >Moulin-d'Argent< ... Als sie bei der Weinschenke ankamen, bestellte Coupeau sofort zwei Liter, Brot und Schinkenscheiben ... Als er dann sah wie Boche und Bibi-la-Grillade wirklichen Appetit an den Tag legten, ließ er einen dritten Liter und ein Stück Briekäse kommen.«[103]

Als das Fest um Mitternacht endete waren...

---

[100] AaO., 55.

[101] Vgl. MÜLLER Emile Zola – der Autor im Spannungsfeld seiner Epoche, 99.

[102] Cadet-Cassis in der Übersetzung von Gerhard Krüger, Schwarzbeersaftjunge.

[103] Vgl. ZOLA Der Totschläger, 87ff.

»25 Literflaschen leergemacht jeder trank seine anderthalb Liter, wobei die Kinder wie Erwachsene mitgerechnet seien.«[104]

Das Fest wurde dann auf Drängen von Gervaise beendet, so dass ein weiter ausartendes wüstes Gelage nicht zustande kam. Das hielt die beiden schon erheblich angetrunkenen Alkolabhängigen Mes-Bottes und Bibi-la-Grillade nicht davon ab, noch zwei Liter Brandwein zu bestellen. Gervaise und Coupeau verließen das Fest und gingen nach Hause. Unterwegs

»... gingen sie vom Bürgersteig herunter, um einem Betrunkenen auszuweichen, der dort hingefallen war und alle viere von sich streckte.«[105]

Nach der Hochzeit folgten Jahre des Aufstiegs und des Glücks. Gervaise wurde noch einmal schwanger und brachte ein Mädchen zur Welt. Die Familie mietete eine neue bessere Wohnung, Gervaise eröffnete einen eigenen Laden und sie fanden sympathische Freunde. Fast schien es so, als hätte sich das bescheidende Lebensideal von Gervaise erfüllt, denn nachdem sie Coupeau kennengelernt hatte sagte, sie zu ihm:

»Mein Gott, ich bin nicht ehrgeizig, ich verlange ja nicht viel ... Mein Ideal, das wäre, in Ruhe arbeiten, immer Brot zu essen zu haben und eine etwas saubere Bude zum Schlafen, wissen Sie ein Bett, einen Tisch und zwei Stühle, nicht mehr ... Ach, ich möchte auch meine Kinder großziehen und gute Menschen aus ihnen machen, wenn das möglich wäre ... Ich habe noch ein Ideal, und das wäre nicht geschlagen zu werden, wenn ich mich je wieder mit jemandem zusammentue.« [106]

Die glückliche Situation der Familie änderte sich schlagartig als eines Tages der nüchterne Coupeau bei der Arbeit vom Dach stürzte und sich schwer verletzte. Die folgende Krankheit, der Arzt, die Medikamente und die verlorene Arbeitszeit verbrauchten alle Ersparnis-

[104] AaO., 115.
[105] AaO., 120.
[106] AaO., 53.

se der Familie. Eine Versicherung gab es zur damaligen Zeit noch nicht. Coupeau haderte mit seinem Schicksal.

»Und immer wieder erging er sich in heftigen Anklagen gegen das Schicksal. Der war nicht gerecht, sein Unfall; das hätte ihm nicht passieren dürfen, ihm, einen guten Arbeiter, der kein Faulpelz, kein Säufer war. Bei anderen hätte er es vielleicht verstanden.
›Papa Coupeau‹, sagte er, ›hat sich an einem Sauftag den Hals gebrochen. Ich kann nicht sagen, dass er das verdient hatte, aber erklärlich war die Sache schließlich ... Ich dagegen war nüchtern, völlig sorglos, ohne einen Tropfen Alkohol im Leibe, und da purzele ich doch runter, als ich mich umdrehen will, um Nana einmal zuzulächeln‹... Und als er seine Beine wieder gebrauchen konnte, hegte er einen dumpfen Groll gegen die Arbeit.«[107]

Zola gelang es am Beispiel von Coupeau in hervorragender Weise die Entstehung und Aufrechterhaltung süchtigen Verhaltens darzustellen. Zudem war eine genetische Disposition annehmbar, denn sein Vater hatte wahrscheinlich ebenfalls ein erhebliches Alkoholproblem. Die Folgen des Unfalls zwangen ihn zunächst zur Untätigkeit, er war frustriert und er begann, vermehrt Alkohol zu trinken. Sehr langsam und stufenweise zog sich die Entwicklung zum Alkoholmissbrauch hin.

»Aber er schlug sich an die Brust und rechnete es sich zur Ehre an, nur Wein zu trinken, immer nur Wein, niemals Schnaps; Wein verlängere das Leben, rufe keine Übelkeit hervor, mache nicht besoffen. Dennoch war er nach Tagen des Müßiggangs, an denen er von Bausstelle zu Baustelle, von Kneipe zu Kneipe gezogen war, wiederholt benebelt nach Hause gekommen ... hatte er es plötzlich Etienne entgelten lassen und ihm ein paar tüchtige Ohrfeigen heruntergehauen ... Drei Tage später versetzte er dem Kleinen morgens und abends Fußtritte in den Hintern, so dass das Kind, wenn es ihn heraufkommen hörte, zu den Goujets flüchtete«[108]

Durch den zunehmenden Alkoholkonsum stieg bei Coupeau die Aggressionsbereitschaft den Kindern gegenüber, was zur Folge hatte,

[107] AaO., 155.
[108] AaO., 158.

dass sie versuchten, das Zusammentreffen mit dem betrunkenen Vater zu meiden. Er ging zum täglichem Schnapskonsum über, den er zunächst immer abgelehnt hatte und bummelte auf seiner neuen Arbeitsstelle. Schließlich kam er nicht nur angeheitert, sondern schwer betrunken nach Hause.

In diesem Zustand wurde er Gervaise gegenüber sexuell enthemmter und gewalttätig und stellte den bei ihr angestellten Mädchen nach. Die Entwicklung des weiteren Krankheitsprozesses bei Coupeau ging dann sehr schnell. Alle wussten , nur Gervaise wollte es sich noch nicht eingestehen, dass ihr Mann alkoholabhängig war. Eines Tages wurde ihr blitzartig klar, wie es um ihren Mann stand.

»... als sie Coupeau in Vater Colombes »Totschläger«, zu erkennen glaubte, wie er sich gerade mit Mes-Bottes und Bibi-la-Grillade Runden Sprit leistete ... Sie aber drehte sich um: es war wirklich Coupeau, der sich mit einer bereits vertrauten Handbewegung sein Gläschen Fusel hinter die Binde kippte. Er log also, er war also jetzt beim Schnaps angelangt! Verzweifelt ging sie heim; ihr ganzes Entsetzen vor dem Schnaps erfaßte sie wieder. Den Wein, den verzieh sie, weil Wein den Arbeiter ernährt; Schnaps dagegen war Dreck, Gift, das den Arbeiter abmurkste. Oh, die Regierung sollte doch die Herstellung dieser Schweinereien verbieten.«[109]

Als schließlich Coupeau auch gegen Gervaise gewalttätig wurde, wusste sie, dass es nur noch weiter bergab gehen konnte.

»Coupeau war sternhagelbesoffen, hatte die Zähne zusammengebissen, die Nase verkniffen. Und sofort erkannte Gervaise den Sprit aus dem »Totschläger« in dem vergifteten Blut wieder, das seine Haut bleich machte. Sie wollte lachen, ihn zu Bett bringen, wie sie es an den Tagen zu machen pflegte, da er einen gutmütigen Weinrausch hatte. Aber er rempelte sie an, ohne die Lippen auseinander zubringen, und als er vorbeiging und allein zu seinem Bett gelangte, hob er die Faust gegen sie. Er glich dem anderen, dem Säufer, der dort oben, vom Schlagen müde, schnarchte. Da wurde ihr ganz kalt, sie dachte gebrochenen Herzens an die Männer, an ihren Mann, Goujet, an Lantier, und gab die Hoffnung auf, jemals glücklich zu sein.«[110]

[109] AaO., 244.
[110] AaO., 246.

Der früher sehr eifersüchtige Coupeau brachte den ehemaligen Mann von Gervaise, Lantier, mit nach Hause und es begann eine >ménage à trois<. Lantier wohnte mit in der Wohnung der Coupeaus und Gervaise schlief mit beiden Männern. Tagelange Räusche und das Fernbleiben von zu Hause kennzeichneten den Verlauf der Alkoholabhängigkeit Coupeaus. Während der Abwesenheit vergnügten sich Lantier und Gervaise.

Eines abends als sie aus einem Tingeltangel nach Hause kamen, war Coupeau von einem Polizisten betrunken nach Hause gebracht worden.

»>Verflixt!< murmelte Lantier, als sie eingetreten waren. >Was hat er denn hier gemacht? Das ist ja die wahre Pest.< Es stank tatsächlich fürchterlich. Gervaise, die Streichhölzer suchte, trat in etwas Feuchtes. Als es ihr gelungen war, eine Kerze anzuzünden, bot sich ihnen ein schöner Anblick. Coupeau hatte Lunge und Leber gekotzt; das ganze Zimmer war voll davon; das Bett war damit verkleistert, der Teppich ebenfalls, und sogar die Kommode war bespritzt. Dazu schnarchte Coupeau, der aus dem Bett gefallen war, ... mitten in seinem Unrat. Er machte sich darin breit, hingesielt wie ein Schwein ...«[111]

Auch die alkoholbedingten Folgekrankheiten und die Entzugssymptome beschrieb *Zola* bei Coupeau, der sich jetzt in der chronischen Phase der Alkoholkrankheit befand.

»Ja, mit Coupeau sah es schlimm aus. Die Zeit war vorbei, da ihm der Schnaps eine gesunde Gesichtsfarbe verlieh. Er konnte sich nicht mehr auf den Wanst klopfen und prahlend sagen, der verdammte Fusel machte ihn dick und fett; denn sein hässliches gelbes Fett der ein bleifarbenes Aussehen mit grünen Tönungen wie eine Wasserleiche, die in einem Tümpel verfault. Der Appetit war auch futsch. Nach und nach hätte ihm kein Brot mehr geschmeckt, er war sogar dahin gelangt, dass ihm Braten gestohlen bleiben konnte. Man hätte ihm den am besten zubereiteten Fraß vorsetzen können, sein Magen sperrte sich, seine kraftlosen Zähne weigerten sich zu kauen. Um sich aufrechtzuerhalten, brauchte er eine halbe Flasche Branntwein täglich; das war seine Ration, sein Essen und sein Trinken, die einzige Nah-

[111] AaO., 341f.

rung, der er verdaute. Sobald er morgens aus dem Bett sprang, verweilte er eine gute Viertelstunde ganz zusammengekrümmt, hustete und klapperte mit den Knochen, hielt sich den Kopf und gab Schleim von sich, etwas Gallebitteres, das ihm die Kehle ausfegte.«[112]

Die Schäden an den peripheren Nerven, wie sie bei einer alkoholbedingten Polyneuropathie auftreten, wurden von *Zola* geschildert.[113]

»Zuerst hatte er ein Kitzeln, ein Prickeln auf der Haut, an den Füßen und an den Händen verspürt; er ulkte und erzählte, man mache mit der Zunge kilekille bei ihm, seine Alte müsse Haare zwischen die Laken stecken, damit er sich jucke. Dann waren ihm die Beine schwer geworden, und das Gekitzel hatte sich schließlich in grässliche Krämpfe verwandelt, die ihn wie in einem Schraubstock ins Fleisch zwickten ... Was ihn am meisten auf die Palme brachte, war ein leises Zittern seiner beiden Hände; vor allem die rechte Hand musste etwas schlimmes begangen haben, solches Alpdrücken hatte sie.«[114]

Seine Ehefrau empfahl ihm, nicht mehr trinken , dann würde auch das Zittern aufhören. Aber Coupeau schlug diese Warnungen in den Wind und dann passierte es: Er hatte sich erkältet. Der hinzugezogene Arzt diagnostizierte eine Lungenentzündung und wies ihn in das Hospital Lariboisière ein. Hier entwickelte Coupeau ein Entzugsdelir.[115]

»Eine Schwester erklärte Gervaise, man habe ihren Mann ins Asyl Sainte-Anne schaffen müssen, weil er am Vortage auf einmal phantasiert habe. Oh, eine völlige geistige Umnachtung, die fixe Idee, sich den Kopf an der Wand einzurennen, ein Gebrüll, das die anderen Kranken am Schlafen hinderte. Das kam vom Suff, wie es schien. Der Suff, der in seinem Körper schwelte, hatte sich den Augenblick, da er mit Lungenentzündung kraftlos daniederlag, zunutze gemacht, um seine Nerven anzufallen und zu verdrehen ... Als

---

[112] AaO., 424.

[113] HIRDT zitierte in seinem Buch »Alkohol im französischen Naturalismus«, 52, eine Fallbeschreibung des Arztes Junod aus dem Jahre 1863 und stellte fest, dass dies ein weiterer Beleg dafür sei, wie streng Zola >nach der Natur< zeichnete.

[114] AaO., 424f.

[115] Vgl. MAGNAN De l'alcoolisme, des diverses formes du délire alcoolique et de leur traitement.

> die Nacht hereinbrach, wurde Coupeau allerdings nach und nach von Unruhe befallen. Er setzte sich zweimal im Bett auf und sah auf die Erde in die dunklen Ecken des Zimmers. Plötzlich streckte er den Arm aus und schien ein Tier an der Wand zu zerquetschen ... >Die Ratten, die Ratten<, murmelte er. Nach einem Schweigen in den Schlaf hinübergleitend, zappelte er dann und ließ abgerissene Worte fallen: >Himmelsakrament! Sie durchlöchern mir die Kluft! - Oh, diese schrecklichen Tiere! - Halte stand! Nimm deine Röcke zusammen! Nimm dich vor dem Dreckskerl hinter dir in acht! - Himmeldonnerwetter! Nun hat man sie umgelegt, und diese Flegel machen noch Witze! - Ihr Flegel! Ihr Strolche! Ihr Schufte!< Er teilte Schläge ins Leere aus, zog seine Bettdecke hoch und rollte sie zusammengeknüllt gegen seine Brust, um sie gleichsam gegen die Gewalttätigkeiten der bärtigen Männer, die er sah, zu schützen.«[116]

Außer der Sicherung der Abstinenz erfolgten im Hospital keine weiteren Behandlungsmaßnahmen. Nach einer Woche klangen die Entzugserscheinungen ab. Coupeau hatte keine Sinnestäuschungen mehr und sein Schlaf war »wie der Schlaf eines Kindes«, so dass ihn seine Frau wieder mit nach Hause nehmen konnte. Vorher hatte der Assistenzarzt noch eindringlich darauf hin gewiesen, dass nur bei bleibender Abstinenz eine weitere Besserung seines Gesundheitszustandes zu erwarten sei.

Es war so, wie wir es heute unter modernen Behandlungsbedingungen ebenso häufig erleben. Der Patient ist der Auffassung, trotz der schweren Erkrankung, die er gerade überstanden hat, kontrolliert weiter trinken zu können. So verhielt es sich auch bei Coupeau.

> »Dann meinte er, nachdem er eine Minute nachgedacht hatte: >Ach, weißt du, hie und da ein Gläschen, das kann doch einen Menschen nicht umbringen, das fördert die Verdauung!<. Und noch am Abend trank er ein Gläschen
> Schnaps zur Verdauung. Acht Tage zeigte er sich jedoch ziemlich vernünftig. Er hatte im Grunde einen Heidenbammel, ihm lag wenig daran, in Bicêdre zu enden. Aber seine Leidenschaft riss ihn hin, das erste Gläschen führte ihn unwillkürlich zu einem zweiten, zu einem dritten, zu einem vier-

[116] AaO., 427f.

ten; und schon nach vierzehn Tagen hatte er wieder seine gewöhnliche Ration erreicht, eine halbe Flasche Darmreißer täglich.«[117]

Zola beschrieb hier einen typischen Rückfall. Der Kontrollverlust bedingte die Rückkehr zu den alten Trinkgewohnheiten.

In den folgenden drei Jahren wurde Coupeau siebenmal zu einer Entgiftungsbehandlung in eine *Pariser* Trinkerheilanstalt aufgenommen, so dass er immer gebrechlicher wurde.

»... ein sehenswertes Gespenst! Das Gift setzte ihm derb zu. Sein alkoholgetränkter Körper schrumpfte zusammen wie ein Fötus, der beim Apotheker im Glase steht ... so mager war er ... seine schöne, rote, blühende Gurke, die mitten in seinem verwüsteten Vollmondgesicht einer Nelke glich. Diejenigen, die sein Alter kannten, nämlich volle vierzig Jahre, überlief ein leichter Schauder, wenn er gebeugt, schwankend vorüberging und alt aussah wie die Straßen. Und das Zittern seiner Hände nahm zu ... Seine Stimme verwandelte sich völlig ... Auf einem Ohr wurde er taub. Er hatte grässliche Kopfschmerzen und Schwindelanfälle ... stechende Schmerzen in Armen und Beinen ... Misstrauisch, unruhig, von hitzigem Fieber gequält, wälzte er sich in Tobsuchtsanfällen umher, zerriss seine Kittel, biss mit seinen krampfhaft zuckenden Kiefer in die Möbel; oder er verfiel in tiefe Gerührtheit, gab Klagen von sich wie ein Mädchen ... Sein Gedächtnis war seit langem geschwunden, sein Schädel war leer.«[118]

In dem Prozess des allmählichen Niedergangs ihres Mannes begann auch Gervaise mehr Alkohol zu konsumieren. Ihr Geschäft verfiel. Sie verpfändete alles und wurde schließlich ebenso ein Opfer der stets von ihr so gefürchteten Destilliermaschine im »Totschläger«. Sie arbeitete als Putzfrau bei ihrer ehemaligen Rivalin und schließlich folgte der letzte Schritt, sie prostituierte sich. Das Ende der beiden wurde von *Zola* wie in einer medizinischen Krankenakte protokolliert. Coupeau starb im Delir und Gervaise vegetierte in einer Nische unter der Treppe, die ihr der Hauswirt aus Barmherzigkeit überlassen hatte.

[117] AaO., 430.
[118] AaO., 490.

»Mit leerem Bauch und zu Eis erstarrten Knochen klapperte sie nun darin auf altem Stroh mit den Zähnen. Die Erde wollte sie anscheinend nicht haben. Sie verblödete ... Man erfuhr sogar niemals genau, woran sie gestorben war. Man sprach von einer fieberhaften Erkältung. Aber die Wahrheit war, dass sie am Elend, am Unrat und an den Strapazen ihres verpfuschten Lebens verschied.«[119]

Der Totengräber Bazouge trug sie zu Grabe. Ein Alkoholabhängiger begrub eine Alkoholabhängige. Damit endet der Roman.

»Vor dem Hintergrund der modernen Industrialisierung geht es *Zola* um die Darstellung der fatalen Verkettung von ivrogenerie, fainéantise und décadence, mit allen Zwischenstufen und Begleiterscheinungen, die er als arbeiterspezifische Typika am Beispiel des Ehepaars Coupeau beschreibt. Dies geschieht mit einer so unerbittlichen Präzision der Beobachtung und erschütternden Wucht der Darstellung, wie wir sie erst in *Hans Falladas* Roman *»Der Trinker«* wiederfinden werden.«[120]

Skandinavien

»Gespenster« Henrik Ibsen

Die skandinavische Literatur des 19. Jahrhunderts, besonders die Werke von *Ibsen,* übten einen großen Einfluss auf die deutsche Literatur aus. Das war vor allem der Tätigkeit des dänischen Literaturhistorikers *Brandes*[121] zu verdanken, der die skandinavische sozialkritische Literatur in *Deutschland* bekannt gemacht hatte.

Henrik Ibsen ging in seinen Dramen (*»Nora«* 1879, *»Gespenster«* 1881, *»Wildente«* 1884) den aktuellen Fragen der Frauenemanzipation, der Vererbung des Alkoholismus und der bürgerlichen Lebenslüge nach. Antworten auf diese Fragen gab er, wie viele der Naturalisten, in seinen Dramen nicht, er setzte lediglich ein Fragezeichen.

---

[119] AaO., 490f.

[120] Vgl. HIRDT Alkohol im französischen Naturalismus, 9.

[121] Georg (Morris Cohen) Brandes, 1842-1927), in Kopenhagen als Sohn jüdischer Eltern geboren, Kritiker und Gelehrter, mit seinen Kopenhagener Vorträgen (begonnen am 3. November 1871) machte er Lie, Kielland, Garborg, Björnson, Ibsen und Strindberg bekannt. Danach erschienen seit den 80er Jahren deutsche Übersetzungen dieser Autoren.

Ibsen war der eigentliche Begründer des naturalistischen Dramas. Die Wirkung seiner Arbeiten beruhte auf dem Wahrheitsstreben, der kompromisslosen und nachdrücklichen Stellungnahme für die freie Entwicklung des Menschen, seiner Gesellschaftskritik und der Entwicklung einer fortschrittlichen Dramentechnik.

Besonders deutlich wurde das in dem Drama »*Gespenster*«, in dem in drei Akten, die im gleichen Zimmer spielen, fünf Personen mit Geschehnissen aus der Vergangenheit mittels analytischer Technik konfrontiert werden.[122]

Müller[123] schrieb zur Problematik Alkohol im Drama »*Gespenster*«:

»Einen weiteren nachhaltigen Impuls auf *Hauptmann* übten *Ibsens* »Gespenster« aus: Hier gesteht der Tischler Engstrand, der sich einst bereden ließ, das vom Kammerherrn Alving verführte Dienstmädchen zu heiraten und dessen Kind als sein eignes aufzuziehen, zeitweise den Versuchungen des Alkoholismus zu erliegen, ohne dass wir ihn in einem solchen Zustand auf der Bühne sehen, man hat den Eindruck, dass seine schlau berechnende Art, die sich hinter seiner Biedermannsmiene verbirgt, immer unter leichter alkoholischer Beeinflussung steht.«[124]

Das Alkoholproblem wird nie offen in dem Drama angesprochen, nur immer angedeutet wie zum Beispiel in einem Gespräch zwischen Engstrand und seiner Tochter Regine.

ENGSTRAND Gestern Abend war ich auf'nem Bummel -
REGINE Das glaub ich gern.
ENGSTRAND Ja, mein Kind, wir Menschen sind nun mal schwach -
REGINE Allerdings!
ENGSTRAND - und es gibt so viele Versuchungen auf dieser Welt, siehst du -; aber, weiß Gott, ich stand doch heut früh um halb sechs an der Arbeit.
ENGSTRAND morgen soll doch das Asyl eingeweiht werden, und da

122 Vgl. HOEFERT Das Drama des Naturalismus.

123 Joachim Müller, Professor für neuere und neueste deutsche Literatur, Direktor des Germanistischen Instituts in Jena, Vgl. BODEN Lesen aus Leidenschaft: Joachim Müller.

124 Vgl. MÜLLER Gesammelte Studien in 3 Bänden, Epik, Dramatik, Lyrik, Gerhart Hauptmann - Grundzüge seines Dramas, 362.

wird's hier wohl wieder hoch hergehen mit Getränken, siehst du. Na, und da soll keiner dem Jakob Engstrand nachsagen, dass er nicht fest bleiben kann, wenn die Versuchung kommt ...

ENGSTRAND Pastor Manders wird doch auch aus der Stadt erwartet.

REGINE Er kommt schon heut.

ENGSTRAND Siehst du wohl. Teufel auch - da will ich ihm doch nicht Grund zu Vorwürfen geben, weißt du.[125]

Aus dem Gespräch ging hervor, dass sowohl der Vater als auch die Tochter um das Alkoholproblem wussten. Engstrand bagatellisierte seine Alkoholabhängigkeit und er rechtfertigte sich, dass er trotz seines abendlichen >Bummels< in der Lage war, rechtzeitig aufzustehen.

Wie häufig wird über den Alkoholmissbrauch und seine Folgen in Abwesenheit des Betroffenen gesprochen. Der Pastor Manders und Frau Helene Alving, die Witwe des Hauptmanns Alving, diskutierten wegen der Gefährdung durch den alkoholabhängigen Engstrand über eine mögliche Versicherung des Asyls.

FRAU ALVING - denn gestern hätten wir unten beinahe eine Feuersbrunst gehabt.

MANDERS Was sie sagen!

FRAU ALVING Nun, es hatte nichts weiter auf sich. In der Tischlerwerkstatt hatten Hobelspäne Feuer gefangen.

MANDERS Wo Engstrand arbeitet?

FRAU ALVING Ja. Er soll, wie man sagt, oft sehr unvorsichtig mit den Zündhölzern umgehen.

MANDERS Er hat so viele Dinge im Kopf, der Mann, so mancherlei Anfechtungen. Gott sei Dank, er befleißigt sich ja jetzt eines tadellosen Lebenswandels, wie ich höre.

FRAU ALVING So? Wer sagt das?

MANDERS Das hat er mir selbst versichert. Und ein tüchtiger Arbeiter ist er doch auch.

FRAU ALVING O ja, solange er nüchtern ist.

MANDERS Ja, diese traurige Schwäche! Aber er ist manchmal seines kranken Beines wegen dazu gezwungen, sagt er. Als er das letzte Mal in der Stadt war, da hat er mich wirklich ganz weich gemacht. Er kam zu mir und

125 IBSEN Gespenster, 95f.

wusste nicht genug zu danken dafür, dass ich ihm die Arbeit hier verschafft hatte ...

MANDERS Er fühlt sehr wohl, dass er jemanden braucht, der ihn zurückhalten kann, wenn die Versuchung kommt. Das ist das Liebenswürdige an Jakob Engstrand, dass er so ganz hilflos zu einem kommt und sich selbst anklagt und seine Schwäche bekennt ...[126]

Die Alkoholabhängigkeit des Tischlers Engstrand scheint für die Gesamtdramatik des Stückes nur eine nebensächliche Rolle zu spielen, trotzdem gelang es *Ibsen* in den *»Gespenstern«* sehr gut mit wenigen Sätzen die diffizile charakteristische Symptomatik eines Alkoholabhängigen in der bürgerlichen Gesellschaft zu schildern. Möglicherweise war gerade die Alkoholabhängigkeit von Engstrand die Voraussetzung, dass er einwilligte, das vom Kammerherrn Alving geschwängerten Dienstmädchens zu heiraten. Vielleicht waren es die Schuldgefühle gegenüber dem Alving und sein kleines Selbstbewusstsein, die ihn veranlassten die >Schande< auf sich zu nehmen.

CHRISTIAN DIETRICH GRABBE
»Ein betrunkener Shakespeare«
Das kurze unglückliche Leben des Juristen und Stückeschreibers Christian Dietrich Grabbe aus Detmold

»*Grabbe* ist tot. Auf dem unansehnlichen *Detmold*er Friedhof hat also diese rastlos bewegte Natur endlich Ruhe gefunden, jene Natur, die so oft als ihr eigener Widerspruch, ja als ihre eigene scharfe Verneinung erschien, eine ursprünglich edle, aber nicht selten von den Dünsten krankhafter Gelüste verdunkelte Natur, deren Erscheinung zuweilen einen wahrhaft unheimlichen Eindruck hervorbrachte, deren Wesen kindlich rührend war. *Grabbe* war eine *Shakespearesche* Figur, etwas von Hamlet; er erinnerte aber dabei an *Ludwig Devrients*[127] Lorenz Kindlein. Aus dieser Devrient-Kindleinschen Demut und Krankhaftigkeit schimmerte stets das angeborene Königliche durch, nicht bloß als Hoheit, sondern oft auch als Übermut und meistens als Ironie. Ich sehe dich *Grabbe*, wie du jetzt auf deinem frischen

[126] AaO., 110f.

[127] Ludwig Devrient (1784-1832), Schauspieler, kam auf Ifflands Veranlassung 1815 nach Berlin.

Hügel sitzest, und den Leib darunter und die Lebendigen darüber belächelst. Du scheidest von denen, die an dein Grab kommen, die Freunde aus dem Geschmeiß aus, das dich wie Brummfliegen geniert, das heute mit erheuchelter Pietät deinem Namen den Hof macht, während es noch gestern dich mit Kot bewarf, weil du stets zwei Tuchbeinkleider übereinander trugst und dich um zwei Uhr mittags in Stiefeln und Oberrock ins Federbette legtest, neben welchem das volle Rumglas stand.

...

Gegen seine Lebenskraft stürmte er, wie gegen einen Todfeind; er machte sich nichts aus dem Leben; es war ihm wie Luft; er zündete wie im geschlossenen Raum Feuer auf Feuer, die Stoffe zu entbinden, freute sich dabei nur am Anblick der Glut. Den Todeskeim trug er lang in sich herum, bis auf der heimatlichen Erde, wo dieser Wurzeln fassend, die Hülse endlich zersprengte.«[128]

So der Nekrolog des Journalisten *Eduard Duller* am 30. September 1836 in seiner Zeitschrift *»Phönix«* auf den mit 35 Jahren verstorbenen Dramatiker *Christian Dietrich Grabbe.*

149 Jahre später verzeichnete ich in meinem Tagebuch unter dem 6. Juni 1985 eine morgendliche Autofahrt zu einer Forschungssitzung nach *Berlin*. An diesem Tage sei das Wetter schön gewesen, die Luft kühl und feucht, Nebelschwaden seien über die Wiesen gezogen. In *Berlin* am Nachmittag sah ich mir eine Ausstellung präraphaelitischer Malerei an und abends ging ich um 19 Uhr in das Deutsche Theater, um dort eine Aufführung der Tragödie *»Herzog Theodor von Gothland«* von *Christian Dietrich Grabbe* anzusehen. Ein Stück, das ich bis dahin nur vom Namen kannte.[129]

Die Titelgestaltung des Programmheftes von *Volker Pfüller*, ein in der *DDR* bekannter Grafiker, ließ Grausames und Gewalttätigkeit erwarten. Der Herzog von Gothland in einem weiten grünen Gewande stand auf einem Leichenberg und schwang ein bluttriefendes Schwert. Wilde Entschlossenheit zeigte sein verbissenes Minenspiel. Die wallenden roten Haare korrespondierten mit den roten Blutströmen, die an den schwarzen Felsen einer einsamen Meeresbucht herabliefen.

---

[128] Eduard Duller (1809-1853), Schriftsteller, Nekrolog in der Zeitschrift Phönix, 925f.

[129] Vgl. PORRMANN Grabbe – Dichter für das Vaterland.

Die in meinem Tagebuch aufgelisteten Attribute zur Aufführung, wie >faszinierend, unglaublich, sensationell< entsprachen der Gestaltung von *Pfüller*, hatten aber scheinbar zunächst nur unvollkommen meinen Eindruck wiedergeben, denn es folgten weitere Ausdrücke wie >extrem, blutrünstig, radikal, kompromisslos und abgrundtief böse<.

Nach der Aufführung war mir kaum vorstellbar gewesen, wie ein 21Jähriger, ohne selbst Schaden zu erleiden, so ein Stück hatte schreiben können. Ich erlebte *Grabbes* Tragödie als bestürzend und existentiell bedrohlich, denn in dem *Gothland* gab es keine Läuterung, keine >Buße< und keine >Reue<. Mich schauderte, nachdem *Grabbe* mir durch seine Tragödie einen Einblick in das grausame Tun von Menschen an Menschen ermöglichte. Ich fühlte mich einsam und deprimiert, aber auch fasziniert und angezogen.[130]

Von den Schauspielern überzeugte mich besonders *Christian Grashof*, der einen hervorragenden *Herzog Gothland* gab. Weitere Mitspieler waren *Roman Kaminski*, *Michael Gwisdek*, *Ulrich Mühe*, *Peter Borgelt* und *Dieter Montag*, der den Neger Berdao, den Gegenspieler des *Herzog von Gothland*, spielte.

Die Inszenierung von *Alexander Lang*, das Bühnenbild und die Kostüme von *Volker Pfüller* hatten mir sehr gefallen, auch die im Deutschen Theater neu installierte moderne Bühnentechnik mit Einsatz des Laserlichts passte zu diesem Stück.

Ganz klein, am unteren Rand meines Tagebuches, stand der Anfang eines Zitates aus dem Stück.

GOTHLAND - Zwar habe ich gemordet, doch - (*er fährt auf und sieht die Sonne.*) Wie mich die Sonne angrinst! - Was will sie? Meint sie ich wär ein Brudermörder? Oder lacht sie mich aus? Sie lacht und lacht, bei Freud und Leid, Sie kennet keinen Schmerz! - Ha, Sonne! Könnt ich dich einmal bei deinem Strahlenhaare packen -
Am Felsen wollte ich dein Gehirn zerschmettern, und dich, was Schmerz heißt, fühlen lassen!«[131]

---

[130] Vgl. POPIG >Dieses Theater ist eine Zumutung!< Rezensionen und Zuschriften zum Stuttgarter Herzog Theodor von Gothland.

[131] Vgl. GRABBE, Herzog Theodor von Gothland, www. gutenberg. Spiegel .de/grabbe/1.

Das waren lediglich sieben Zeilen eines unendlich langen, immer so fortgehenden, eigentlich nicht aufführbaren, Stückes.

Christian Diedrich Grabbes »Herzog Theodor von Gothland« und *Johann Wolfgang Goethes »Iphigenie auf Tauris«* waren als ein Doppelprojekt von *Alexander Lang* im Deutschen Theater im Jahre 1984 konzipiert worden.

»Der Ausgangspunkt für dieses Projekt war *Goethes* Iphigenie. *Goethe* beschreibt die Geschichte einer Nachkriegsgeneration. Iphigenie, Orest und Pylades sind Folgeopfer des Trojanischen Krieges. Um diese Hintergrunderfahrungen der Iphigeniefiguren zu verdeutlichen, erschien es sinnvoll, diese - und damit den Zuschauer - dem Erlebnis eines solchen >Trojanischen Krieges< direkt auszusetzen. Gothland ist zugleich der Gegenpol zur Iphigenie.«[132]

Der letzte Absatz der einführenden Bemerkungen von *Alexander Lang* und die Tragödie selbst wirken heute nach den Menschengräueln im *Kosovo* und angesichts des grausamen Krieges des religiös fanatisierten *George W. Bush*, eines Weißen, gegen den dunkelhäutigen, >teuflischen< *Saddam Hussein*, bedrückend aktuell.

»*Grabbes Gothland* und *Goethes Iphigenie* sind Stücke von Bedrohungs- und Bewährungssituationen aus dem gleichen historischen Prozess, der >blutigen Vorgeschichte der Menschheit<, der bis heute nicht abgeschlossen ist, und der mit seinen Zuspitzungen und Widersprüchen heutige Problematik zutiefst berührt. Denn zwischen dem aberwitzigen Glauben an >Sicherheit durch militärische Überlegenheit< und dem Versuch, mit einer >Koalition der Vernunft< den Umschlag von angehäuftem Kriegspotential in ein Endinferno zu verhindern, liegt gegenwärtig die alles entscheidende Frage nach der grundsätzlichen Existenz der Menschheit. Die Aufführung der beiden Stücke ist der Versuch, dieses Spannungsfeld anhand klassischer Texte sichtbar zu machen.«[133]

---

[132] Alexander Lang im Beiblatt zum Programmheft, Christian Dietrich Grabbe »Herzog Theodor von Gothland«, Deutsches Theater Berlin, Staatstheater der DDR, Spielzeit 1984/1985, Gestaltung Heinz Rohloff, Titelgestaltung Volker Pfüller, 4.

[133] AaO., 4.

Man muss wissen, dass *Grabbe* dieses Stück mit 21 Jahren 1822 in *Berlin* in der Großen Friedrichstraße 83 beim Riemermeister *Kramer* wohnend unter Hunger zu Ende schrieb. *Goethe* vollendete seine letzte Fassung der Iphigenie 37-jährig im Jahre 1787 unter der Sonne *Italiens* als finanziell unabhängiger Kunstreisender.

Der Theaterbesuch in *Berlin* war nicht meine erste Begegnung mit *Christian Diedrich Grabbe*. Ich hatte vorher im Ersten Deutschen Fernsehen ein zweiteiliges Fernsehspiel über ihn gesehen. *Thilo Prückner* spielte den Grabbe und 1981 las ich einen Roman von *Thomas Valentin* mit dem Titel *»Grabbes letzter Sommer«*.[134]

Jetzt nach vielen Jahren interessierte ich mich für *Dietrich Christian Grabbe* unter suchtmedizinischen Gesichtspunkten. Ich wollte wissen ob er tatsächlich ein Alkoholproblem gehabt hatte und wie es möglicherweise sein Leben und Werk beeinflusst haben könnte. Für das Verständnis des Werdeganges dieses unglücklichen und wohl auch umstrittensten deutschen Schriftstellers waren für mich unter anderem neben seinen Briefen, die Ausführungen des Grabbekenners *Cowen* von besonderer Bedeutung. Er machte mir *Grabbes* Vorbildwirkung für den Naturalismus bewusst, aber auch seinen Versuch darüber hinaus die Widersprüche seiner Zeit, der Kunst und der menschlichen Existenz überhaupt zur Darstellung zu bringen. Sehr schmerzvoll musste ich immer wieder zur Kenntnis nehmen, dass *Grabbe* einen die Spannung lösenden Versöhnungsgedanken in seinem Werk nicht vorgesehen hatte.

»Nach der ausgesprochenen Anerkennung durch die zeitgenössischen Linkshegelianer und den nicht zugestandenen, aber aus ihren Werken zu schließenden Einfluss *Grabbes* auf *Büchner*, *Griepenkerl* und *Hebbel* gerieten *Grabbes* Werke fast in Vergessenheit oder fielen einer rein negativen Kritik anheim. Darauf folgte die enthusiastische Hochwertung durch den Naturalismus, darauf die Aneignung durch den Expressionismus und schließlich die Beteuerung einer Geistesverwandtschaft durch Exponenten des absurden Theaters. Dazwischen gab es auch solche Dramatiker wie *Wedekind* und *Brecht*, die Interesse an *Grabbes* Werken bekundeten.«[135]

---

[134] Vgl. VALENTIN Grabbes letzter Sommer.

[135] Vgl. COWEN Christian Dietrich Grabbe - Dramatiker ungelöster Widersprüche, 13.

Von den Naturalisten war es besonders der Dramatiker und Kritiker *Carl Bleibtreu*, dessen eigene Werke auf deutschen Bühnen kaum Erfolg hatten, der *Grabbe* besonders verehrte und feierte.

»Aber die vulgäre Kunstanschauung haftet stets zu sehr am sogenannten >Künstlerischen< dem äußeren Gewande der Form - was es denn begreiflich macht, wie der titanische *Grabbe* stets vernachlässigt und der an eigentlicher Größe *Grabbe* keineswegs erreichende *Kleist* so übermäßig vergöttert wird.«[136]

Im Kapitel »*Noch einmal das Jüngste Deutschland*« wurde *Grabbe* von ihm wieder erwähnt.

»Das brave Mittelgut ohne eine Spur von Genialität muss doch endlich ein Ende nehmen. Zu einem Dichter gehören in erster Linie Phantasie und Leidenschaft. Die alten Herren kamen immer mit der >Form<. Da möchte man nun gern eilig dagegensetzen: Die Form ist nichts, der Inhalt alles! Und im tieferen Sinne muss dieser Satz auch gelten: - *Reinhold Lenz* ist doch sicher größer als *Uz* und *Ramler*, *Grabbe* größer als die geschmeidigsten Jambentheatraliker.«[137]

Hermann Conradi[138]*i*, ein Zeitgenosse *Bleibtreus*, der in *Berlin* mit den *Brüdern Hart*, *Johannes Schlaf* und *Arno Holz* Kontakt hatte, interessierte sich besonders für psychopathologische Auffälligkeiten bei Schriftstellern, so auch für *Grabbe*, den er für einen genialen Dichter hielt.

Lothar Ehrlich[139] bestätigte in seinem Lebensbild *Grabbes*[140], dass dieser Einfluss auf die Entstehung der »*Weber*« von *Gerhart Hauptmann* und auf *Bertolt Brecht* ausgeübt hatte.

[136] Vgl. BLEIBTREU Revolution der Kunst, 3.
[137] AaO., 60.
[138] Hermann Conradi (1862-1890), Abitur, Buchhändlerlehre abgebrochen, Schriftsteller, »Lieder eines Sünders«, »Adam Mensch«.
[139] Lothar Ehrlich Germanist, Professor, Amtierender Direktor des Goethe-Nationalmuseums Weimar, Herausgeber der Briefe Grabbes.
[140] Vgl. EHRLICH Christian Dietrich Grabbe: Leben - Werk - Wirkung.

»*Brecht* stellt bei *Grabbe* fest, dass der dramatische Konflikt nicht mehr in der Auseinandersetzung zwischen heroisierten Individuen geführt wurde, sondern gleichsam entpersonalisiert zwischen politisch handelnden gesellschaftlichen Kollektiven. Diese von *Brecht* frühzeitig erkannten Tendenzen in »*Napoleon oder die hundert Tage*«, »*Hannibal*« und in der »*Hermannschlacht*« wurden in seinem Werk auf unterschiedliche Weise aufgegriffen und verarbeitet.«[141]

Hans-Werner Nieschmidt ging in seiner Schrift »*Brecht und Grabbe. Rezeption eines literarischen Erbes*«[142] näher auf die Beziehung *Brechts* zu *Grabbe* ein. Erste Kenntnis hatte *Brecht* von *Grabbe* durch das Grabbe-Drama von *Hanns Johst*[143] »*Der Einsame*«. Das Stück sollte nach *Nieschmidt* den Widerspruchsgeist *Brechts* mit dem Ergebnis herausgefordert haben, dass er den »*Baal*« schuf, wobei aber im Gegensatz zum Titelhelden bei *Brecht*, *Johst* einen Lyriker zur Hauptperson gemacht hatte.

Pathographie

Carl Anton Piper

Im Jahre 1898 erschienen in den »*Forschungen zur neueren Literaturgeschichte*« »*Beiträge zum Studium Grabbes*«[144] von *Dr. Carl Anton Piper*.

Auf fünfzig Seiten äußerte sich der Autor zum Thema: »*Grabbe, eine psychopathische Erscheinung*«.

»Und als nun gar dem Entschlafenen sein Freund und Landsmann *Ferdinand Freiligrath* jenes schöne Lied »*Auf Grabbes Tod*« in der Grube nachsang, da war es allen eine ausgemachte Tatsache, dass *Grabbe* an dem >Kainsfluche der Dichtung< zu Grunde gegangen sei. Er wurde das Prototyp aller unglücklichen Künstlernaturen, die, weil sie eine andere, schönere Welt in sich tragen, kein Recht darauf zu haben scheinen, in dieser Welt glücklich zu werden. Seit jener Zeit hat man sich daran gewöhnt, mit dem

[141] EHRLICH zitiert bei Cowen, Christian Dietrich Grabbe - Dramatiker ungelöster Widersprüche, 13.

[142] Vgl. NIESCHMIDT Brecht und Grabbe. Rezeption eines dramatischen Erbes,

[143] Hanns Johst (1890-1978), Schriftsteller, »Der Einsame; 9 Bilder um Christian Dietrich Grabbe«, 1917, Aufführung 2. November 1917 in *Düsseldorf*.

[144] Vgl. PIPER Beiträge zum Studium Grabbes.

Namen *Grabbes* etwas Unerklärliches, etwas Grausig-Dämonisches zu verbinden, und über sein Leben wie über seinen Charakter blieb ein dunkler, nebelhafter Schleier gebreitet.«[145]

In seiner am Anfang gegebenen Literaturübersicht zitierte *Piper, Karl Goedeke*, der erstmalig den Begriff ›stiller Wahnsinn‹ benutzt haben soll. Etwas länger setzte sich *Piper* mit *Gottschall* auseinander und zitierte ihn.

»Man sollte in den Biographien der Dichter der Mit- und Nachwelt reinen Wein einschenken, die Dinge bei ihrem rechten Namen nennen und nicht dem Kainsfluche der Dichtung zuschreiben, was in einer sehr prosaischen Weise vom Übermaß geistiger Getränke herrührte. Das Wilde und Übertriebene sowie das Dumpfe und Stumpfe, das sich bei *Grabbe* zeigt, war doch mehr pathologischer Natur; die Ungleichheit und Überspanntheit seines Wesens, die wieder auf sein Schicksal bestimmend einwirkte, lässt sich in letzter Instanz auf die Unmäßigkeit und Trunksucht zurückführen, denen er zeitlebens ergeben war.«[146]

Piper konnte dem nicht »ganz beistimmen«.

»Denn wenn auch sicher feststeht und allgemein bekannt ist, dass *Grabbes* äußere Stellung und Beruf unter diesem Laster zu leiden hatte, dass seine Gesundheit untergraben wurde, so bliebe denn doch immer noch die Frage offen: Warum wurde denn *Grabbe* zum Trinker? Wie kam es, dass eine Persönlichkeit mit so scharfem Verstande, mit so großen Gaben, diesen Verlockungen nicht widerstehen konnte?«[147]

Piper beantwortete die Frage selbst.

»Von Hause aus geistig anomal, kann er dem Alkohol nicht widerstehen. Daraus entwickelt sich eine zweite Krankheit und lange Zeit kann man die beiderseitigen Symptome nebeneinander verfolgen, bis schließlich die Gewalt des Giftes Geist und Körper zerstört.«[148]

---

145 AaO., 1f.

146 Vgl. GOTTSCHALL Einleitung zu Christian Dietrich Grabbes sämtliche Werke, VI.

147 AaO., 7.

148 AaO., 7.

Piper sagte diesen, an Alkoholabhängigkeit leidenden Menschen einen starken Egoismus nach. Sie versuchten ständig, die Aufmerksamkeit auf sich zu lenken und seien nicht in der Lage, Mehrachtung anderer Menschen zu ertragen. Er ging dann auf die Folgeschäden durch den Alkoholmissbrauch ein und meinte, dass es zu einer Schädigung des Nervensystems aber auch der psychischen Leistungsfähigkeit gekommen wäre. Er erkannte eine leichte Ermüdbarkeit und Gedächtnisstörungen. *Piper* führte Halluzinationen und den Eifersuchtswahnsinn der Trinker an, die er auch bei *Grabbe* zu beobachten glaubte

Letztendlich äußerte er sich über die genetischen Disposition

»Wohl aber wird klar, dass er die krankhaften Züge seiner Natur von der Mutter übernommen hat ... *Grabbes* ganzes Benehmen muss wenigsten in einzelnen Zügen denen der Mutter geähnelt haben; wir werden infolge dessen nicht fehl gehen, wenn wir bereits bei der Mutter eine psychopathische Minderwertigkeit annehmen, welche in erhöhtem Maße bei den Sohne wiederkehrt, während die gesündere Natur des Vaters bei der Vererbung zurücktritt.«[149]

Der Entwicklung *Grabbes* unter den Bedingungen eines Zuchthauses in der kleinen Stadt *Detmold* maß *Piper* keine besondere Bedeutung bei. Für die Schulzeit glaubte er feststellen zu können:

»Immer mehr bemächtigt sich der ganzen Persönlichkeit eine allgemeine Nervosität. Der ist ein ungemein häufiger, und die widersprechendsten Affekte jagen einander, ohne dass selbst der liebevolle und aufmerksame Beobachter einen zu reichen Grund dafür in der Außenwelt zu finden vermag. Bald ist er niedergeschlagen, bald überglücklich; bald selbständig und verschlossen, bald hilflos und leichtgläubig; heute versöhnlich und anschließend morgen hochfahrend und anmaßend, sein ganzes Leben wird von einer stetig zunehmenden Unruhe beherrscht.«[150]

Piper sah *Grabbe* am Anfang des Studiums zunächst als einen fleißigen Studenten an, der sich juristisches Wissen erwarb, dem es aber

[149] AaO., 13.
[150] AaO., 14.

an Ausdauer mangelte und der nach relativ kurzer Zeit sein Studium angeblich vollständig ignorierte, um seine Zeit in den Wirtshäusern zu verbringen.

»Die erste Zeit seines Studiums ist überhaupt die Wende in seinem Leben. Von jetzt an verfällt er immer mehr dem Alkoholteufel, sein ganzes Leben und Treiben ist von nun an mit unter diesem Gesichtspunkte zu betrachten.«[151]

...

»Ein jeder Trinker, der sich in dem Stadium des Niederganges befindet, sucht seine traurige Lage, die ihm selber deutlich offenbar ist, mit allen möglichen Mitteln zu entschuldigen«[152]

...

»Der Alkohol war die mittelbare Ursache seines Todes. Er erzeugte einen frühzeitigen Marasmus, ein langsames Verhungern, da der geschwächte Magen nicht mehr imstande war, Nahrungsstoffe aufzunehmen und zu verarbeiten.«[153]

Piper diagnostizierte bei *Grabbe* eine psychopathische Minderwertigkeit entsprechend *J. L. A. Koch*[154] und die Entwicklung einer Trunksucht.

Karl Birnbaum

Der Psychiater *Karl Birnbaum* ging in seinem 1920 erschienenen Buch *»Selbstbekenntnisse und Fremdzeugnisse aus dem seelischen Grenzlande«* ausführlich auf die Psychopathologie bei *Christian Dietrich Grabbe* ein. Das Kapitel *»Psychopathische Haltlosigkeit«* enthielt die Pathographie *Grabbes*. Im wesentlichen benutzte *Birnbaum*, wie fast alle Biographen *Grabbes*, *Ziegler* als Quelle.

---

[151] AaO., 25.

[152] AaO., 40.

[153] AaO., 42.

[154] Vgl. KOCH Die psychopathischen Minderwertigkeiten, Koch war Direktor der Königlich Württembergischen Staatsirrenanstalt Zwiefalten, 1812 gegründet, mit seiner Monographie hatte Koch als erster im deutschen Sprachraum eine Systematisierung der Persönlichkeitsstörungen versucht.

»*Dietrich Christian Grabbe* (1801-1836) tritt aus dieser Reihe als ein vom Schicksal vorweg Gezeichneter heraus. Die ihm eigene unglückliche Mischung dichterischer Fähigkeiten mit mangelnder seelischer Hemmungs- und Steuerungskraft, seine nach abwärts hinneigende Haltlosigkeit des Charakters lässt sich aus jener Schilderung seines Freundes *Karl Ziegler* herauserkennen, die sich auf seine beste Lebenszeit - als er um 1829 in *Detmold* als Lippischer Auditeur fungierte - bezieht. «[155]

Birnbaum belegte seine Behauptung mit einem Zitat von *Ziegler*:

»In Gesellschaft konnte er mitunter, wenn er nicht besonders aufgelegt war, sehr einsilbig in einer Ecke sitzen, einer trüben Stimmung hingegeben, von welcher er selber zu sagen pflegte: ›is sauer‹. Er glich dabei einem Gewitter, dass in seinem Schoße nur Blitz und Donnerschlag hegt und sich in Regen nicht entladen kann. Mir sind nur wenige Beispiele bekannt, dass sich sein Inneres in gefühlvollen Äußerungen erschlossen oder in weiche Klagen aufgelöst hätte. Kam es zur Unterhaltung, so hatte er doch an ruhigen Zwiegesprächen niemals Vergnügen, dazu war er viel zu hastig und konnte zu wenig bei einem Gegenstande ausdauern, wogegen er freilich, wenn er einmal im Zuge war, wie mit Sieben-Meilen-Stiefeln vom Hundersten ins Tausendste übersprang und die neusten Parallelen, die verwegensten Gegensätze und sonderbarsten Schlüsse zum Besten gab, die ihm augenblicklich aus dem Kopf sprangen und dabei doch die feinste Kombinationsgabe verrieten. Oft, wenn es verwickelte Fragen zu lösen galt, blitzte er mit ein paar Worten hervor, welche jene so klar entschieden, dass man unwillkürlich von der Macht des höheren Genius überrascht wurde.«[156]

Für die ›Haltlosigkeit‹ *Grabbes* und die Vernachlässigung seiner beruflichen Pflichten gab *Birnbaum* Angaben von *Ziegler* wieder.

»So führte er nur selten geordnete Akten oder legte er auch nur selten das Zueinandergehörige im Repositorium zusammen, vielmehr lagen die Papiere locker und lose auf Tischen und Stühlen durcheinander, so dass oftmals Stücke davon verloren gingen, z. B. zu Fidibus oder zum Feueranmachen verbraucht wurden. Bisweilen, wenn er ein Protokoll aufnehmen sollte und für den Augenblick keine Geduld hatte, riss er ein weißes Blatt von irgend-

---

[155] Vgl. BIRNBAUM Selbstbekenntnisse und Fremdzeugnisse aus dem seelischen Grenzlande, 179.

[156] Karl Ziegler (1806-1867), Jurist, vgl. Grabbes Leben und Charakter, 69ff.

einem beschriebenen Papier und warf ein paar Worte darauf, um die weitere Ausführung zu gelegener Zeit nachzuholen, die er aber dann nicht selten vergaß. Über das Geld, vornehmlich das Stellvertretergeld, was bei ihm deponiert wurde, führte er schwerlich ein Register, vielmehr musste es sich aus den verschiedenen Akten ergeben; auch schüttete er es lose in eine Schieblade seiner Kommode unter sein eigenes Geld und es war ihm sehr gleichgültig, woher er dasjenige nahm, was er zu seinen Ausgaben nötig hatte.

...

Oft hatte er sein Vergnügen daran, dem Unteroffizier, der ihm Rapport brachte oder sonst bei ihm zu tun hatte, ein großes Glas Rum einzuschenken und zu sehen, wie er dasselbe herunterschüttete.« [157]

Birnbaum erkannte bei *Grabbe* eine

»Alkoholistische Versumpfung - im wesentlichen wohl auch Ausfluss und Folge seiner seelischen Haltlosigkeit und Charakterschwäche - und für die aus ihr herauswachsenden Eifersuchtsideen von wahnhafter Färbung spricht die weitere *Zieglersche* Darstellung:«[158]

»Oftmals, wenn er des abends aus dem Wirtshause wieder heimkehrte, leuchtete er im Haus umher und stieß mit dem Degen in alle Ecken, hinter die Schränke und selbst unter die Betten: Wo sitzt er, habt ihr den ... im Hause, den - ? Sie fingen an zu schreien und er rief wieder: Ich will ihn schon fassen, ich steche ihn tot, den ... !«[159]

Er stellte bei *Grabbe* eine Psychopathie und eine Alkoholsucht mit psychischen Folgekrankheiten (alkoholische Eifersucht, Polyneuropathie) fest.

Erich Ebstein

1906 veröffentlichte *Dr. Erich Ebstein* eine medizinisch-literarische Studie mit dem Titel *»Christian Dietrich Grabbes Krankheit«*. *Ebstein* war als Psychiater im *»Krankenhaus links der Isar«* in *München* tätig. In seinem Vorwort schrieb er:

[157] AaO., 111.

[158] Vgl. BIRNBAUM Selbstbekenntnisse und Fremdzeugnisse aus dem seelischen Grenzlande, 181.

[159] Vgl. ZIEGLER Grabbes Leben und Charakter, 102.

»Der zweite Teil versucht, auf Grund weiterer erneuter Ermittlungen und Studien, die Frage nach *Grabbes* Krankheit definitiv zu beantworten, soweit das nach den uns vorliegenden laienhaften Berichten angängig ist; dieser besonders für Mediziner bestimmte Abschnitt enthält zugleich einen Beitrag zur Geschichte der Tabes dorsalis.«[160]

»Nach diesen einleitenden Bemerkungen möchte ich im Folgenden einen kleinen Beitrag zu der Krankengeschichte *Christian Dietrich Grabbes* liefern, die die Literaturhistoriker bisher offenbar sehr wenig, die Mediziner merkwürdigerweise aber fast gar nicht interessiert hat.«[161]

Entzugserscheinungen.

»Der Gedanke beschäftigte ihn lebhaft, er überließ sich demselben ganz und gar, mir aber seinen Körper, den ich mühsam und in Schweiß gebadet, vor das Ratinger Tor brachte, wo ich ihn auf einen Stuhl, der vor einer Honigkuchenbude stand, sich ganz erschöpft niedersetzen ließ... *Grabbe* wurde auf das Sofa gelegt, wo er in einen halb totenähnlichen Zustand verfiel. Mehrere seiner Bekannten, unter denen ich als wohl den vorzüglichsten den ehrenwerten Doktor *Runkel*, später Redakteur der *Elberfelder* Zeitung, nenne, fanden sich ein. «[162]

Besserung bei Abstinenz.

»Am anderen Morgen war *Grabbe* ernstlich erkrankt. Seinem Wunsche gemäß brachte ich die wenigen Tage meines Aufenthaltes in *Düsseldorf* größtenteils vor seinem Bette zu, wohin *Immermann*, der anderweitig sehr beschäftigt war, und den ich nur selten sah, mich einige Male begleitete. *Grabbe*, der während dieser Zeit nichts als Wasser genoss, schien mir um vieles besinnlicher als am ersten Tage. Zuweilen drang die Liebe in sein Herz, - er ward dann weich und nannte seine Bestimmung eine verfehlte. «[163]

[160] Vgl. EBSTEIN Chr. D. Grabbes Krankheit, Vorwort.
[161] AaO., 2f.
[162] AaO., 12f.
[163] AaO., 14.

Neurologischen Folgekrankheiten.

»Aus dem eben Mitgeteilten geht hervor, dass durch die Annahme einer Polyneuritis alcoholica die Symptome, welche *Grabbe* darbot - soweit dies überhaupt nach der immerhin recht unvollständigen und von einem Laien gegebenen Krankengeschichte möglich ist - nicht nur in befriedigender Weise erklärt werden könnten als durch Annahme einer Tabes dorsalis, sondern dass auch die eine Polyneuritis veranlassende Ursache in ausgiebigster Weise vorhanden war. Denn *Grabbe* trank jede Art von Alkohol, die ihm zu Gebote stand, und auch konzentrierte fuselreiche Spirituosen, die erfahrungsgemäß der Entwicklung von Neuritiden Vorschub leisten. «[164]

»Dass *Grabbe* von Hause aus geistig degeneriert war, darf nach den uns vorliegenden Berichten in den über ihn verfassten Biographien nicht wohl zweifelhaft erscheinen...
Dass diese geistige Degeneration bei *Grabbe* zum größten Teil auf Alkoholmissbrauch zurückzuführen ist, dürfte nicht weniger deutlich aus den uns zahlreich vorliegenden Notizen erwiesen sein; niemand wird bezweifeln, dass *Grabbe*, der jede Art von Alkohol trank, als ein chronischer Alkoholist zu bezeichnen ist. Wie wir später sehen werden, sind dem Dichter von den ihn behandelnden Ärzten des öfteren Vorhaltungen gemacht worden; zeitweise scheint er daraufhin abstinent gewesen zu sein, aber es war schon zu spät: Er konnte von dem ihm so lieb gewordenen Gift nicht lassen.«[165]

Wilhelm Lange-Eichbaum

Wilhelm Lange-Eichbaum sammelte in seinem Buch *»Genie - Irrsinn und Ruhm«* über *Grabbe* einige kurze Bemerkungen anderer Autoren.

[164] AaO., 20.
[165] AaO., 26f.

»Psychopathische Minderheit (*Piper*) Luetische Infektion als Student in *Leipzig* zwischen Ostern 1820 und Ostern 1822 (authentisch); vielleicht in *Berlin* eine ärztliche Kur. Gastrische Magenkrisen, lanzinierende Schmerzen, ataktischer Gang, wahrscheinlich Impotenz. Keine Polyneuritis. Angeboren psychopathisch, haltlos; in Folge dessen chronischer Alkoholismus. Fast sicher Tabes (*Ebstein*) Eher Polyneuritis als Tabes (*Birnbaum*)«[166]

Alkoholischen Krankheitsprozess

Quellen

Für die Beschreibung des Krankheitsprozesses bei *Grabbe* benutzte ich die erste Biographie des Zeitgenossen *Eduard Duller*, *»Grabbes Leben und Charakter«* von *Karl Ziegler* aus dem Jahre 1855[167], *Roy C. Cowens*[168] *»Christian Dietrich Grabbe - Dramatiker ungelöster Widersprüche«* aus dem Aisthesis Verlag (1998), die Biographie von *Jörg Aufenanger »Das Lachen der Verzweiflung - Grabbe. Ein Leben«*, erschienen bei *Fischer* 2001, Die Briefe *Christian Dietrich Grabbes* herausgegeben von *Lothar Ehrlich* unter Mitarbeit von *Viktor Liebrenz*, Aisthesis Verlag (1995), sowie *»Grabbe in Berichten seiner Zeitgenossen«* herausgegeben von *Alfred Bergmann* in der Metzlerschen Verlagsbuchhandlung aus dem Jahre 1968.

In einer ›kritischen Würdigung‹ eines Faksimiledruckes der Erstausgabe *»Die Hermannsschlacht - Drama von Grabbe und Grabbes Leben von Eduard Duller«* aus dem Jahre 1838 schrieb *Werner Nieschmidt*:

»Trotz der berechtigten Zweifel, die in der Forschungsliteratur gegen Grabbes Leben von *Eduard Duller* angemeldet worden sind, kommt der Schrift

[166] Vgl. LANGE-EICHBAUM Genie – Irrsinn und Ruhm, 368

[167] Detlev Kopp und Michael Vogt, »In Zieglers Biographie ist nichts geglättet und beschönigt. Vielmehr unternimmt er den Versuch, posthum Verständnis für einen Unglücklichen zu wecken, der in seiner Lebensbewältigung alles andere als souverän war: ein schüchterner, im Grunde hilfloser, Zuwendung suchender Mensch, der sich seine schützende Sozialfassade in Form von Kraftgebärden und Imponiergesten aufrichtet, der, in angstvoller Hoffnung und Widerspruch, um seinen Abschied als Militärrichter (Auditeur) bittet - und ihn erhält« , Nachwort zu Karl Ziegler »Grabbes Leben und Werk«, S. 216f.

[168] Roy C. Cowen (geboren 1930), lehrt als Professor für Deutsche Geschichte an der University of Michigan in Ann Arbor.

auch heute noch besondere Bedeutung zu, weil sie den ersten Versuch einer umfassenden Würdigung von Persönlichkeit und Werk *Christian Dietrich Grabbes* aus der Feder eines Zeitgenossen darstellt. Unbestritten ist der Wert, der den Berichten des Biographen über die *Frankfurter* und *Düsseldorfer* Zeit beizumessen ist, vor allem der Schilderung *Grabbes* Einsamkeit und Existenznot in einer fremden sozialen Umwelt.

...

Als Quelle für das Verhältnis des *Detmolder* Dramatikers zu seiner sozialen Umwelt, aber auch als frühes Dokument der Wirkungsgeschichte verdient *Dullers* Grabbe-Biographie heute erneut Beachtung.«[169]

Insgesamt überwog gegenüber der Biographie *Dullers* die kritische Haltung. Einer ihrer heftigsten Gegner war *Ziegler*.

Kindheit und Schulzeit

Es hieß, dass *Grabbe* schon sehr früh in seinem Leben das Image eines exzentrischen literarischen Außenseiters gepflegt habe und zusammen mit vielen Anekdoten bildeten sich Legenden. So zum Beispiel war *Grabbe* für *Theodor Fischer*

»ein Schnapslump«, der einiges Dichtertalent dadurch verderbte, dass er sich durchaus zu einem Kraft- und Saftgenie aufblähen wollte.«[170]

Der Geburtsort ›einzigartig in der Literatur‹, denn *Grabbe* wurde am 11. Dezember 1801 im *Detmolder* Zuchthaus geboren. Zum Zeitpunkt der Geburt war der Vater seit wenigen Monaten der Zuchtmeister des Zuchthauses in *Detmold*. Die Dienstwohnung lag innerhalb des Zuchthauses und *Grabbe* hatte täglich Kontakt zu den Gefangenen. Es ist zu vermuten, dass er die Nähe zu diesen Menschen als normal empfand. Wir wissen nur von einer Ausnahme durch ein Schreiben des Vaters an die Zuchthauskommission aus dem Jahre 1908.

---

[169] Vgl. NIESCHMIDT Grabbes letztes Geschichtsdrama und die erste Gesamtdarstellung seines Lebens, 39f.

[170] Vgl. EHRLICH im Nachwort zu Christian Dietrich Grabbe, Briefe, 467.

»... ich muss ganz gehorsamst bitten, dass es der Rüterhenken (einer Insassin des Strafwerkhauses) nicht gestattet werde, so frei auf dem Hof herumzugehen, weil mein Sohn nicht vor ihr sicher ist, und ähnliche Misshandlungen auf sein furchtsames Gemüt und seine schwächliche Gesundheit bösen Eindruck machen könne.«[171]

Zur Ätiologie der Sucht *Grabbes* gibt es von *Josef Hermann Landau*[172], einem Zeitgenossen *Grabbes*, eine originelle, aber doch in seiner Konsequenz falsche Hypothese

»*Grabbe* sagt in *Düsseldorf* seinem Leidensgefährten, dem genialen Musiker Burgmüller: ›Die Weiber waren von meiner Geburt an mein Unglück! Meine Mutter hatte mehr zu tun, als mich in den Schlaf zu wiegen und zu singen, damit ich aber hübsch ruhig schlafen möge, steckte sie mir einen süßen, mit Rum getränkten ... ins Maul, das half! Ich schlief wie ein Murmeltier, und sie konnte ruhig ihrer Arbeit nachgehen, die Folge davon war aber: dass ich, wie ich heranwuchs, ohne Rum und Zucker nicht leben konnte. - Wie ich mit meinem Weibe lebe, weißt Du. Es gibt keine skandalösere Ehe!‹«[173]

Der große Widerspruch, der sich gegen das Verhalten der Mutter, hinsichtlich der Verabreichung von Alkohol als beruhigende Medizin richtete, war so nicht nachzuvollziehen, denn im 19. Jahrhundert war es durchaus üblich, Alkohol in den verschiedensten Indikationen einzusetzen. In dieser Zeit war die Anwendungspalette besonders groß.

Anders glaubte es *Heinrich Heine* zu wissen. Er versuchte in seinen Memoiren, die Mutter *Grabbes* zu rehabilitieren.

»Eine Geschichte, die ein Seitenstück zu der obigen bildet, will ich hier einweben, da sie die verunglimpfte Mutter eines meiner Kollegen in der öffentlichen Meinung rehabilitieren dürfte. Ich las nämlich einmal in der Biographie des armen *Dietrich Grabbe*, dass das Laster des Trunks, woran

[171] zitiert bei BERGMANN Grabbe in Berichten seiner Zeitgenossen, 3.

[172] Hermann Josef Landau (1815-1889), stammte aus einer gelehrten Rabbinerfamilie in Prag, Schriftsteller, im Dienste des Herzogs von Coburg.

[173] Vgl. LANDAU Neuer deutscher Hausschatz für Freunde der Künste und Wissenschaften, Prag, 691f.

derselbe zugrunde gegangen, ihm durch seine eigene Mutter frühe eingepflanzt worden sei, indem sie dem Knaben, ja dem Kinde Brandwein zu trinken gegeben habe. Diese Anklage, die der Herausgeber der Biographie[174] aus dem Munde feindseliger Verwandter erfahren, scheint grundfalsch, wenn ich mich der Worte erinnere, womit der selige *Grabbe* mehrmals von seiner Mutter sprach, die ihn oft gegen >dat Suppen< mit den nachdrücklichsten Worten verwarnte.
Sie war eine rohe Dame, die Frau eines Gefängniswärters, und wenn sie ihren jungen Wolf-Dietrich karessierte, mag sie wohl manchmal mit den Tatzen einer Wölfin auch ein bisschen gekratzt haben. Aber sie hatte doch ein echtes Mutterherz und bewährte solches, als ihr Sohn nach *Berlin* reiste, um dort zu studieren ...
Obige Ehrenrettung einer Mutter ist gewiss nie am unrechten Platz, ich versäumte sie bis jetzt, sie zur Sprache zu bringen, da ich sie in einer Charakteristik *Grabbes* aufzeichnen wollte, diese kam nie zustande, und auch in meinem »*De l'Allemagne*« konnte ich *Grabbes* nur flüchtig erwähnen«[175]

Zur Entstehung der Alkoholabhängigkeit bei *Grabbe* zitierte *Cowen Bergmann.*

»Verengt man den Blick auf die unmittelbaren Vorfahren, so ist die Frage nach etwaigen ererbten Eigenschaften nicht leicht zu beantworten. Hält man die Eltern für maßgebend, so wird man sagen dürfen, dass Grabbe vom Vater die Intelligenz, von der Mutter aber die wesentliche Züge des Charakters, mit einer Anlage zum Bizarren, geerbt habe. Ist aber die medizinische Ansicht richtig, dass bei der Vererbung eine Generation übersprungen werde, so beraubt uns dies die Möglichkeit eines Urteils. Denn über die vier Großeltern, ihren Charakter, ihre Neigungen und etwaigen besonderen Fähigkeiten, wissen wir nichts. Eines aber wird sicher sein: dass *Grabbe* den erblich Belasteten zuzurechnen ist; dass eine chronische Schwermut ihm von Geburt an eigentümlich war. Melancholie blieb die Grundstimmung seiner Seele bis zum letzten Tage, mochte er um inneres Glück kämpfen mit aller Kraft, mochten äußere Umstände ihm zur Hilfe kommen. Das Leid zu vergessen, zu dem er geboren war, suchte er wieder und wieder den Rausch. So wurde *Grabbe* zum Alkoholiker.«[176]

---

[174] Vgl. DULLER Grabbes Leben.
[175] Vgl. HEINE Memoiren, in www.gutenberg2000.de/heine/memheine/Druckversion_memhein2.htm.
[176] Bergmann zitiert bei COWEN Christian Dietrich Grabbe – Dramatiker ungelöster Widersprüche, 26.

Zum Charakter von *Grabbe* bei *Löb.*

»Insgesamt bietet er das Bild eines hochbegabten, aber körperlich und seelisch labilen, manisch-depressiven Menschen, der in der Enge des Biedermeiers seine niedrige Geburt mit künstlerischem Ruhm zu kompensieren sucht und im Zwiespalt zwischen Emotion und Intellekt, Exstatik und Zynismus, Minderwertigkeitskomplex und Größenwahn, Aggressivität und Selbstsabotage, mangelndem Anpassungsvermögen und vorsätzlicher Auflehnung untergeht.«[177]

Ziegler, einer der ersten Biographen *Grabbes*, zu den Trinkgewohnheiten während der Schulzeit.

»Es war dazumal auf der *Detmolder* Schule freilich unter einem großen Teil der Schüler ein ziemlich ungebundenes Leben eingerissen, in welchem Kartenspiel, Rauchen und Trinken zur Tagesordnung gehörte. Hier soll sich *Grabbe* aber, was den Genuss geistiger Getränke betrifft, oftmals sehr hervorgetan haben, wenn er sonst auch ein viel zu schüchternes ideales Wesen an sich hatte, um in einem Kreise lärmender Brüder recht einheimisch zu werden. Oft konnte er da mit einigen Genossen aufs Land gehen und in irgend einem Kruge sich soviel von dem stärksten Grog zurecht brauen lassen, dass kaum der Rückweg in gerader Richtung wiedergefunden wurde. Eines Tages ist er in einem Konditorladen, dessen Besuch den Schülern verboten war, mit einigen seiner Altersgenossen anwesend, als einer der Lehrer hereintritt, vielleicht , um eine Erfrischung zu nehmen. Da wandelt ihn eine solche Verlegenheit und Keckheit an, dass er augenblicklich sechs Liköre fordert und alle sechs in Gegenwart des Lehrers herunterstürzt. Ist es nicht, als ob man mit einer der seltsamen *Hoffmannschen* Figuren zu tun habe?
Denn es schien bisweilen, als ob er sich manchen Abschweifungen aus der gewöhnlichen Bahn, namentlich dem Genusse geistiger Getränke, mit Bewusstsein hingäbe, als ob er sich etwas darauf zu Gute tue, sei es weil er sie für ein Zeichen genialer Kraft hielt, sei es weil er mit ihnen die tragische Größe eines gefallenen Sterns verband.«[178]
»Der Besuch des Gymnasiums in *Detmold* war keinesfalls selbstverständlich gewesen für Kinder niederer Herkunft, war zumal für Eltern immer mit

[177] Vgl. LÖB Christian Dietrich Grabbe, 3.
[178] Vgl. ZIEGLER Grabbes Leben und Charakter, 20ff.

Opfern verbunden, die die Grabbeeltern aber für ihr einzigstes Kind gern auf sich nahmen. Der Vater möchte seinen Sohn später im gehobenen Staatsdienst sehen, die Mutter träumt davon, ihn von der Kanzel predigen zu hören.«,[179]

stellte *Jörg Aufenanger* in seiner *Grabbe*-Biographie fest. In der Schule war er ein sehr guter Schüler, besonders in den Fächern Geographie und Geschichte. Er las außerordentlich viel, oft bis in die späte Nacht. Trotz seines Fleißes, seiner Kenntnisse und seines wissenschaftlichen Eifers verweigerte man ihm aus >Unreife< Ostern 1819 das Abgangszeugnis, so dass er noch ein Jahr in *Detmold* bleiben musste. Das fiel ihm genauso schwer wie seine spätere Rückkehr in die Heimatstadt.

Studium

Endlich am 5. Mai 1820 hatte er es geschafft. Er ließ sich in der juristischen Fakultät[180] der *Leipziger* Universität einschreiben. *Grabbe* war froh, in der Großstadt *Leipzig* zu leben, verhielt sich jedoch anders als seine Kommilitonen.

»Er lebte nämlich sehr isoliert. Dem Studententreiben stand er nun einmal ganz entfernt. Da war keine Gedanke daran, dass er etwa den Fechtboden oder die >Kneipe< besuchte und sich einer Verbindung mit ihren bunten Farben an Mütze und Pfeife anschlösse. Dergleichen betrachtete er als eitle Possen, selbst für die Burschenschaft war er nicht zu gewinnen, wenn er ihre Ideen auch immerhin schon wegen der geschichtlichen Vüen[181] teilen mochte. Mit Personen, die außer dem Kreise der Studenten standen, hatte er ebenso wenig Verkehr Anderseits gab er sich häufig einem wilden zügellosen Leben hin, es war als ob er sich in den Armen der Sinnlichkeit, in dem Genuss der heißesten Getränke betäuben wollte; er stürmte förmlich auf seine Gesundheit los in einer Weise, die auch die stärkste Natur schien ruinieren zu müssen, was wir unter anderem dadurch erfahren haben, dass

[179] Vgl. AUFENANGER Das Lachen der Verzweiflung, Grabbe. Ein Leben, 21.

[180] Das Studium wurde durch die Ersparnisse der Eltern und ein Stipendium der Fürstin Pauline (1769-1820) des Hauses Lippe finanziert. Fürstin Pauline hatte in Detmold den ersten deutschen Kindergarten gegründet. Grabbe belegte in Leipzig historische, philosophische und juristische Vorlesungen.

[181] Vüe Ansicht

ein- oder das andermal wohl ein Bekannter aus seiner Heimat zu ihm kam, dem er einen Blick in seine Orgien tun ließ, nicht ohne ein gewisses Behagen, wenn die unschuldige Seele verwundert zu ihm aufsah.«[182]

Aufenanger griff in seiner Biographie die Hinweise für eine venerische[183] Infektion auf.

»Zudem entsteht das Gerücht, dem er selbst Nahrung gibt, er habe sich bei einem Bordellbesuch heißt es einmal, bei einer Schauspielerin vom Theater das andere Mal, die Syphilis geholt, was zu einer schließlich tödlichen Krankheit, einer Rückenmarksschwindsucht[184], geführt haben soll.«[185]

Angeblich hatte er sich in *Berlin* mit einer sogenannten *Quecksilberschmirkur*[186] behandeln lassen.

1921, nach dem Wechsel von *Leipzig* nach *Berlin,* hatte *Grabbe* die Arbeiten an seiner ersten Tragödie dem *»Herzog Theodor von Gothland«* abgeschlossen. In seinen Memoiren ging *Heine* auf die Tragödie und den Alkoholmissbrauch *Grabbes* ein.

»Leider hatte er recht und je weniger er zu essen hatte, desto mehr legte er sich aufs Trinken und ward ein Trunkenbold. Anfangs elend und später häuslicher Gram trieben den Unglücklichen, im Rausche die Erheiterung oder Vergessenheit zu suchen, und zuletzt mochte er wohl zur Flasche gegriffen haben, wie andere zur Pistole, um dem Jammertum ein Ende zu machen. >Glauben Sie mir<, sagte mir einst ein naiver westfälischer Landsmann *Grabbes*, >der konnte viel vertragen und wäre nicht gestorben weil er trank, sondern er trank weil er sterben wollte; er starb durch Selbsttrunke.<

---

[182] AaO., 26f.

[183] venerisch, Geschlechtskrankheiten betreffend.

[184] Rückenmarksschwindsucht ist eine alte Bezeichnung für Tabes dorsalis, eine durch Luesinfektion erst 8 bis 20 Jahre nach dem Primäraffekt auftretende Neurolues mit dem Schwund der Hinterstränge des Rückenmarks. Die Symptomatik ist gekennzeichnet durch Sehstörungen bis hin zur Erblindung, Hypotonie der Muskulatur, Areflexie der Beine, Ataxie mit dem typischen unsicheren Gang, spontane Schmerzen und trophischen Störungen.

[185] Jörg Aufenanger (geboren 1945), Das Lachen der Verzweiflung, Grabbe. Ein Leben, 42.

[186] Quecksilberschmirkur, weißes Quecksilberpräzipitat in Salben, die früher bei syphilitischen Geschwüren angewandt wurden.

...
Er mag weniger Saiten auf seiner Leier haben als andre, die dadurch ihn vielleicht überragen, aber die Saiten, die er besitzt, haben einen Klang, der nur bei dem großen Briten gefunden wird. Er hat dieselben Plötzlichkeiten, dieselben Naturlaute, womit uns *Shakespeare* erschreckt, erschüttert, entzückt.
Aber all seine Vorzüge sind verdunkelt durch seine Geschmacklosigkeit, einen Zynismus und eine Ausgelassenheit, die das Tollste und Abscheulichste überbieten, das je ein Hirn zutage gefördert. Es ist aber nicht Krankheit, etwa Fieber oder Blödsinn, was dergleichen hervorbrachte, sondern eine geistige Intoxikation des Genies. Wie *Plato* den *Diogenes* sehr treffend einen wahnsinnigen *Sokrates* nannte, so könnte man unsern *Grabbe* leider mit doppeltem Rechte einen betrunkenen *Shakespeare* nennen.
In seinen gedruckten Dramen sind jene Monstrositäten sehr gemildert, sie befanden sich aber grauenhaft grell in dem Manuskript seines »*Gothland*«, einer Tragödie, die er einst, als er mir ganz unbekannt war, überreichte oder vielmehr vor die Füße schmiss mit den Worten: ›Ich wollte wissen, was an mir sei, und da habe ich dieses Manuskript dem Professor *Gubitz* gebracht, der darüber den Kopf geschüttelt und um meiner loszuwerden, mich an sie verwies, der ebenso tolle Grillen im Kopfe trüge wie ich und mich daher weit besser verstünde - hier ist nun der Bulk[187].‹« [188]

Dieser, von *Heinrich Heine* genannte, *Gubitz* hatte sich in seinen Erinnerungen ebenfalls sehr klar und drastisch zu *Grabbes* Trinkgewohnheiten geäußert.

»Denn während jener Zeit vom Jahre 1822, von dort an, als *Grabbe* sich mir durch Vermittlung von *Heinrich Heine* und *Karl Köchy* nahte, wurde sein überströmend glutdichterischer Geist leider fortdauernd vertrauter mit der Trunksucht. Dies Unheil und dessen Einwirken berührt er selbst wie unbewusst in brieflichen Andeutungen, zum Beispiel:
›Ich bin Auditeur, Advokat, Dichter, habe in allen drei Sachen viel zu tun, lebe aber doch gern wüst und träge; dabei die unruhige Natur, die mich keine zwei Stunden schlafen lässt. Ich habe gestern den Wagen zerschmettert, die Pferde fast zermalmt, und liege heut krank!‹ -

[187] Missgeburt, eigentlich Zwerg.
[188] Vgl. HEINE Memoiren, in www.gutenberg2000.de/heine/memheine/Druckversion_memhein2.htm, S. 4f.

Solches Geständnis, und doch kein Herausretten, keine Erhebung aus grauenhaften Abgrund! -
Fast unglaublich scheint es, dass ein Mensch, so voll von bedeutsamer Fähigkeiten, so leer sein konnte an Macht, sich zu beherrschen, um nun Knecht zu werden einer so schimpflich niedrigen Leidenschaft! - Ich mag dies Jammerbild in seinen Ausschweifungen nicht bis zur Vollständigkeit leibhaft schildern, bemerke nur noch, dass ein paar Mal von dem Schrekkensanblick und den Folgen dieser, den Manneswert selbstmörderisch entwürdigender Trunksucht erschüttert worden bin.«[189]

Gubitz konnte sich in das Wesen und in den Charakter einer Suchterkrankung nicht einfühlen. Was wir heute als Abhängigkeitserkrankung bezeichnen, nannte man am Anfang des 19. Jahrhundert ›eine schimpfliche niedrige Leidenschaft‹, und man konnte sich nur schwer vorstellen, dass ein solcher Mensch, wie zum Beispiel *Grabbe,* mit hoher Intelligenz und bedeutsamen Fähigkeiten, angeblich nicht dagegen angehen konnte

Welche alkoholischen Getränke bevorzugte *Grabbe*?
Köpke:

»Als *Tieck* einst zufällig an einer gewöhnlichen Schenkwirtschaft vorüberging, sah er *Grabbe* in der Mitte mehrerer Spießbürger beim Biere sitzen, denen er erhitzt und großsprecherisch von sich und seinen Dramen erzählte.«[190]

Ziegler:

»Wie er nun ein paar Zeilen vorgetragen hatte, brach er erst ab, indem er sich eine ziemliche Portion Rum zu seinem Kaffee goss und diesen anfing auszuschlürfen.
›*Grabbe*, *Grabbe* Sie machen's zu stark!‹ rief ihm einer seiner älteren Bekannten zu.

[189] Vgl GUBITZ Nach Erinnerungen und Aufzeichnungen Band 2., 256f.
[190] Vgl. KÖPKE Ludwig Tieck. Erinnerungen aus dem Leben des Dichters nach dessen mündlichen und schriftlichen Mitteilungen, 26.

>Nein, wahrhaftig nicht; dies muss ich noch trinken, ich weiß am besten, was ich vertragen kann. <«[191]

Immermann:

»Ich traf ihn im Hemde auf einer kalten Stube im Römischen Kaiser, und werde nie unsere erste barocke Entrevue vergessen. er kam mir gerade vor, wie ein Mensch, welcher vom Monde auf die Erde gefallen. Eine außerordentlich große, prächtige Stirne, herrliche blaue Augen, eine kleine, wohlgeformte Nase, dann aber der untere Teil des Gesichts auf die sonderbarste Weise zurückweichend, kein Hals, sondern Kinn und Brustknochen durch eine schräge Fleisch-Fettlage verbunden. Sehr kleine Hände, der Körper aber in Haltung und Bewegung so ungefügig, dass er mir wie der gemischte König im Märchen *Goethes* vorkam.
Nachdem ich ihn in seinem Quartier installiert hatte, verhinderten mich meine Geschäfte während einiger Tage, ihn zu sehn. Als ich mich wieder nach ihm umtat, hörte ich von der Wirtin gewaltige Klagen über seine Völlerei und sah in seinem Zimmer leider das Corpus delicti, nämlich das große Rumglas, welches er, wie mir berichtet wurde, täglich unglaublich oft leerte. Ich las ihm nun gehörig den Text, und erklärte, dass , wenn er das viehische Saufen nicht lasse, ich mich ganz von ihm abziehen würde.
Er hörte die Strafpredigt wie ein Kind an, und versprach Gehorsam.
Wirklich hat er den Rum gelassen und genießt seit der Zeit nichts als Bier. Freilich auch in gewaltiger Quantität, indes ist dies doch immer unschädlicher als der Branntwein.«[192]

Zusammenfassend konnte man feststellen, dass *Grabbe* hauptsächlich Rum trank, morgens beginnend über den Tag verteilt, aber auch Bier, Wein und Champagner nicht verschmähte. Letztendlich trank er alle Arten alkoholischen Getränke.

Nach der Einteilung von *Jellinek*[193] hätte man ihn als einen typischen Delta-Trinker klassifiziert. *Grabbe* entwickelte zunächst eine

[191] AaO., 82.
[192] zitiert bei BERGMANN in Grabbe in Berichten seiner Zeitgenossen, 136.
[193] Vgl. JELLINEK, The Disease Concept of Alcoholism, 1972.
»Alpha alcoholism represents a purely psychological continual dependence or reliance upon the effect of alcohol to relieve bodily or emotinal pain. The drinking is >undisciplined< in the sense that it contravenes such rules as society

hohe Alkoholtoleranz, die aber gegen Ende seines Lebens abnahm. Eine typische Entwicklung innerhalb des alkoholischen Krankheitsprozesses und diagnostisches Kriterium für eine Alkoholabhängigkeit.

Rückkehr nach Detmold

Der weitere Lebensweg von *Grabbe* ist schnell erzählt; Nach zwei Ausflügen in die Welt, im März-Juni 1823 auf Einladung *Tiecks* nach *Dresden*, schließlich nach *Braunschweig*, *Hannover* und *Bremen*, kehrte er nach *Detmold* zurück. Hier schloss er sein Jurastudium ab. Eine erstaunliche Leistung, nach dem bisherigen Lebensweg zu urteilen, aber für ihn von erheblicher existentieller Bedeutung. Denn dadurch konnte er 1826 Auditor-Stellvertreter und ab 1827 Militär-Auditor in *Detmold* werden, womit er die finanzielle Grundlage für ein bürgerliches Leben schuf, so dass er die wesentlich ältere Tochter seines Gönners *Clostermeier* heiraten konnte. Allerdings war die Ehe schnell zerrüttet.

»In der Tat wird *Louise Clostermeier*, jetzt *Lucie Grabbe*, übereinstimmend als selbst- und herrschsüchtig, dünkelhaft harsch und herablassend beschrieben. *Grabbe* gibt zudem in seinem Wesen und mit seinen Eigenheiten gleichviel Anlass zu Widerspruch und Auseinandersetzung. So dauert die Eheidylle auch nur wenige Tage, und schnell kommt es zu heftigem Streit zwischen den Eheleuten, den die Bewohner der Kleinstadt gierig verfolgen, zumal ja beide stadtbekannt sind.«[194]

---

tacitely agrees upon-such as time, occasion, locale, amount and effect of drinking - but does not lead to >loss of control< or >inability to abstain<.«, 36.
»Beta alcoholism is that species of alcoholism in which such alcoholic complications as polyneuropathy, gastritis and cirrhosis of the liver may occur without either physical or psychological dependence.«, 37.
»Gamma alcoholism means that species of alcoholism in which (1) acquired increased tissue tolerance to alcohol, (2) adaptive cell metabolism , (3) withdrawal symptoms and >craving< i. e. , physical dependence, and (4) loss of control are involved.«, 37.
»Delta alcoholism shows the first three characteristics of gamma alcoholism as well as a less marked form of the fourth characteristic – that is, instead of loss of control there is inability to abstain.«, 38.

194 Vgl. AUFENANGER Das Lachen der Verzweiflung Grabbe. Ein Leben, 217.

1834 schied er halb freiwillig halb gezwungen aus seinem Amt aus und floh zunächst nach *Frankfurt,* später nach *Düsseldorf.*
Die Situation nach der Rückkehr in seine Geburtsstadt beschrieb *Grabbe* in einem Brief an *Tieck*:

»Nun sitz ich hier in einer engen Kammer, ziehe die Gardinen vor, damit mich die Nachbarn nicht sehen, und weiß keine Menschen in den gesamten lippischen Landen, denen ich mich deutlich machen könnte, selbst dem Herrn *Pastor Pustkuchen* nicht. Mein Malheur besteht einzig darin, dass ich in keiner größeren Stadt, sondern in einer Gegend geboren bin, wo man einen gebildeten Menschen für einen verschlechterten Mastochsen hält.«[195]

»Er hält es nicht aus in *Detmold*, flüchtet in den Alkohol, der ihn nicht mehr berauscht wie in seinen Bohemetagen, ihn nicht mehr anstachelt, animiert. Es ist nun eine andere Möglichkeit. Er betäubt ihn.«[196]

Piper schrieb zum Fortschreiten des alkoholischen Krankheitsprozesses:

»Weder seine lebhafte Produktion, noch seine Amtstätigkeit hinderten übrigens *Grabbe* daran, sein früheres lüderliches Leben fortzusetzen. Der Alkohol ist ihm bereits das unentbehrlichste Lebensbedürfnis geworden. Sein erstes Getränk des Morgens ist Rum. Die Flasche ist beständig in seiner Nähe. Dagegen vermeidet er die Wirtshäuser. Er versammelt lieber eine Gesellschaft junger Leute in seiner Wohnung um sich, wo es bei den bekannten >Rum- oder Gloriatees< hoch her geht.«[197]

Auch ging er auf die sozialen Folgeschäden ein:

»Alle diese einzelnen Symptome werden jedoch mehr und mehr in den Hintergrund gedrängt durch die Anzeichen, welche uns darauf hinweisen, dass *Grabbe* in dieser Zeit vollständig zum Trinker wird. Jetzt treten die Züge hervor, welche das Bild des Dichters in den Augen der Mit- und Nachwelt für immer trüben sollten. Dieser Prozess zeigt sich namentlich in dem Schwinden des Gefühls der Verantwortlichkeit. Es tritt eine sittliche

[195] Brief Grabbes an Tieck vom 29. August 1823 in Briefe herausgegeben von Lothar Ehrlich, 54.
[196] AaO., 118.
[197] Vgl. PIPER Beiträge zum Studium Grabbes, 32.

Verwahrlosung ein. Er vernachlässigt in sträflicher Weise sein Amt, so dass bald ein großer Rückstand unerledigter Arbeiten entsteht.«[198]

Zum Kontaktverhalten zur Ehefrau wusste *Piper* zu schreiben:

»Die Art und Weise, wie *Grabbe* bei solchen Anlässen gegen seine Frau vorgeht, zeigt uns deutlich den Alkoholiker. Es kommt zu förmlichen Wutausbrüchen mit tätlichen Exzessen seinerseits. Er zerbricht Töpfe und Teller, verstellt die Türen des Hauses mit Holzstücken, ja in den schlimmsten Fällen geht er auf seine Frau mit Degen und Pistole los ... Die meisten derartigen Szenen finden ebenfalls ihre Erklärung in dem Alkoholmissbrauch des Dichters. Sie sind ein direkter Ausfluss des Eifersuchtswahnes, den man so häufig bei Trinkern findet.«[199]

Als weiteren Beweis dafür zitierte er *Ziegler*:

»Damit steht aber *Grabbes* Betragen entschieden im Widerspruch. Oftmals, wenn er des Abends aus dem Wirtshaus wieder heimkehrte, leuchtete er im Hause umher und stieß mit dem Degen in alle Ecken, hinter die Schränke und selbst unter die Betten: Wo sitzt er, habt ihr den ... im Hause, den ...? Sie fing an zu schreien, und er rief wieder: Ich will ihn schon fassen, ich steche ihn tot, den ...!«[200]

Von *Piper* wurde neben der ›sittlichen Verwahrlosung‹ nun auch ein Verfall der geistigen und körperlichen Kräfte festgestellt. Es sei zu den ersten Zeichen organischer Alkoholerkrankungen gekommen.

Er zitierte das Podagra[201] und eine Magenkrankheit. Neben den sozialen und psychischen Folgekrankheiten sei es nach Auffassung *Pipers* auch zu erheblichen Merkstörungen und Orientierungsschwierigkeiten gekommen.

---

[198] AaO., 35.
[199] AaO., 37.
[200] AaO., 37.
[201] Podagra, Gichtanfall im Großzehengrundgelenk bei Arthitis urica. Durch Alkoholgenuss oder durch eine Alkoholabhängigkeit kann es bei einer bestehende Gicht durch Erhöhung des Harnsäurespiegels zu einem Gichtanfall kommen. Vgl. SUTER Alkohol und Stoffwechsel, 289ff.

»Wie sehr das Gedächtnis *Grabbes* bereits gelitten, geht aus seiner eigenen Äußerung hervor, er habe sich niemals in *Düsseldorf* zurechtfinden können, und erst sein Wirt habe ihm durch einen aufgezeichneten Plan das Alleingehen ermöglicht.«

Aus den Untersuchungen für die Aufnahme bei der »*Lebensversicherungsbank für Deutschland in Gotha*« aus dem Jahre 1833 ergaben sich durch seinen Hausarzt *Dr. Piderit* weitere Hinweise auf seine Alkoholabhängigkeit, seine Konstitution und andere Krankheiten.

»Die Muskelkraft und das Kräftemaß überhaupt ist nicht sehr groß; größer die Erregbarkeit, leichte und schnelle Reaktion gegen Reize – physische und psychische. Die Respiration normal; die Verdauung häufig leidend; der Appetit, der Regel nach, gering; die Zunge oft belegt; häufig Neigung zum Erbrechen; häufig gestörter Schlaf.«[202]

Die Frage im Gesundheitszeugnis: Wann und bei welchen Krankheiten Piderit *Grabbe* behandelt hatte, beantwortete er wie folgt:

»In dieser Zeit ist derselbe 4 bis 5mal wegen heftigsten Erbrechens aus nervöser Reizung des Magens von mir behandelt. Große geistige Anstrengung, oder Gemütsbewegung, verbunden mit undiätetischen Genusse spirituöser Getränke gab Veranlassung dazu. Vor 3 Jahren war ein solcher Anfall mit pulsatio abdominalis verbunden, die sich später verloren hat. In einigen Tagen wurde das Übel stets beseitigt, das sich zuletzt vor 6 Wochen einstellte.«[203]

Grabbes letzte Tage

Es ist erwiesen, dass im Vergleich zur Gesamtbevölkerung Alkoholabhängige eine deutliche Übersterblichkeit haben. Diese betrifft vorwiegend die jüngeren Altersdekaden. Die Mortalitätsrate der Alkoholiker ist aus verschiedenen Gründen nicht genau feststellbar. 1993 waren in *Deutschland* mindestens 33 000 Todesfällen alkoho-

[202] Vgl. PIDERIT Gesundheitszeugnis für den Auditeur Dietrich Christian Grabbe, in Grabbe in Berichten seiner Zeitgenossen, herausgegeben von Bergmann, 97.
[203] AaO., 97.

lassoziiert eingetreten.[204] Die Haupttodesursachen bei Alkoholabhängigen sind die alkoholische Leberzirrhose, ischämische Herzerkrankungen sowie Tumoren des oberen Verdauungstraktes und der Lunge. Hinzu kommen die unnatürlichen Todesursachen, wie Unfälle und Suizide.

Aus der Zeit *Grabbes* fehlen epidemiologische Untersuchungen. Lediglich *Baer,* königlicher Sanitätsrat und Oberarzt an dem Strafgefängnis *Plötzensee in Berlin,* machte in seinem umfangreichen Buch aus dem Jahre 1878 im Zusammenhang mit Alkoholismus Angaben zur Mortalität.

»Der Alkoholismus und die Sterblichkeit.
Personen, deren Beruf und Lebensverhältnisse sie mehr zu Erkrankungen disponieren, haben eine größere Sterblichkeit als Personen, die keiner abnormale Morbidität unterworfen sind. Die Trunksucht führt eine Menge von Ursachen und Bedingungen herbei, die die Sterblichkeitszahl der Trinker zu einer ganz abnormen Höhe steigert.
Die Sterblichkeit, die die Trunksucht verursacht, ist nur zum Teil mess- und schätzbar.«[205]

»Der behandelnde Arzt (*Dr. Carl Piderit.*)[206] redete ihm auf dem Siechbette seiner Trunksucht wegen häufig ins Gewissen. *Grabbe* aber hatte nur die Antwort: ›Was nützt es mir, noch einige Jahre wider meine Gewohnheit zu leben, da ich doch sterben muss!‹
›Wenn Sie den Schnaps nicht drangeben, können Sie nicht mehr von einigen Jahren, sondern höchstens von einigen Wochen sprechen!‹ versetzte der Arzt.
Der Patient erschrickt und verspricht hoch und teuer, sich fügen zu wollen. Der Doktor verschreibt eine Dosis Pillen und geht weg. Als er am anderen Tage wiederkommt, findet er das ganze Krankenzimmer mit Hühnern bevölkert.
›Was ist denn das?‹ ruft der erstaunte Jünger Aesculaps.

---

[204] Vgl. FEUERLEIN Individuelle, soziale und epidemiologische Aspekte des Alkoholismus, 50f.

[205] Vgl. BAER Der Alkoholismus seine Verbreitung und seine Wirkung auf den individuellen und sozialen Organismus, 281f.

[206] Dr. Carl Piderit (1797-1876), Grabbes Arzt, Hofrat in Detmold.

›Ach die Pillen schmecken so schlecht, dass sie nicht zu essen waren. Da habe ich denn die Hühner damit gefüttert!‹«[207]

»*Grabbes* Zustand machte einen traurigen Eindruck. Ein einsamer Kranker, wie ein Klümpchen Elend in die Kissen gedrückt! Sein Gesicht war geschwollen, die dünnen abgezehrten Arme lagen matt über der Oberdecke und wenn er sie aufhob, geschah das so ohnmächtig, als ob sie gleich wieder hinfallen müssten. Dass es mit ihm zu Ende gehe, war augenscheinlich, der Tod untergrub schon seinen hinfälligen Körper. Nichts desto weniger war noch sein Geist gesund und sein Auge rollte lebhaft unter seiner hohen Stirn. «[208]

»Ich blickte jetzt in der Kammer umher. Ein Sorgenstuhl stand zu den Füßen des Bettes, zwei andere Stühle waren neben dasselbe gestellt. Alles dieses hatte schon eben nichts Erfreuliches, zudem schlug mir ein starker Qualm in der dunstigen Kammer entgeben, so dass es ziemlich unheimlich bei *Grabbe* war. «[209]

»Schlecht, recht schlecht, fuhr er auf, und seine Augen rollten finster. Wie kann es mir anders gehen in dem ewigen Ärger, ich bin umgeben von Zank, Bosheit, Mord. Ja, Mord; denk´ Dir, neulich kommt meine Frau des Nachts und wahrhaftig, sie setzte mir ihre Krallen an den Hals und es fehlte nicht viel, sie hätte mich erdrosselt. Fast jeden Tag besucht sie mich, kommt schmeichelnd und liebkosend und das Ende ihres Besuchs ist Streit und Zank und dass sie lachend davon geht und mich liegen lässt. Ich werde mich noch an die Polizei wenden, ich werde mir beständig da in der Stube einen Kerl zu meinem Schutze halten, er kann die ganze Stube bekommen, an der Kammer hier habe ich genug, mein Leben ist gefährdet. Sieh, das Bisschen an dem Klöwe hier, das ist das Ganze, was ich seit acht Tagen genossen habe, meine Frau schickt mir Essen genug, aber ich mag es nicht. - Nein. - «[210]

»Er verlangte ein Paar frische Flaschen Bier und ein Paar reine Gläser. Ah, Du rauchst auch wohl, wandte er sich hierauf an mich, bringen Sie auch ein

[207] Vgl. SCHRATTENHOLZ in Bergmann, Grabbe in Berichten seiner Zeitgenossen, 307.
[208] Vgl. ZIEGLER Grabbes Leben und Charakter, 184.
[209] AaO., 185.
[210] AaO., 186.

Paar Zigarren. Das Verlangte wurde gebracht und dann drang er in mich, ich möchte doch trinken. No, nun trink doch, das kannst Du wohl tun.
Er selbst trank einen Schluck Bier, so wie er ihn aber getrunken hatte, kam er auch sogleich wieder herauf und er zog das Nachtgeschirr hervor und brach hinein, so verdorben war sein Magen, er konnte nicht mehr vertragen.«[211]

»Er musste von jetzt ab beständig das Bett hüten, seine Krankheit hatte sich zu einer förmlichen Rückenmarksschwindsucht ausgebildet. Dabei ging es ihm sehr elend; seine Frau war zuweilen um ihn, sie interessierte sich aber wenig für ihn und ließ ihm nur zu sehr fühlen, dass er ihrem Herzen ganz entfremdet sei.«[212]

»Um sich nun in solchen einsamen Stunden die Zeit zu vertreiben, ließ er aus seiner Nachbarschaft einen Schneider kommen, ...«[213]

»Dieser Schneider musste sich an sein Bett setzen, mit ihm Bier trinken und ihn dann unterhalten.«[214]

»Schon am Morgen des 12. September konnte man wahrnehmen, dass *Grabbe* den Abend nicht mehr erleben werde. Er lag halb bewusstlos. Sein Auge war gebrochen und die Sprache hatte ihn verlassen. Nur mühsam richtete er dann und wann sein Haupt empor und gab der Magd, welche seiner wartend am Bette saß und ihm den Schweiß abtrocknete, ein Zeichen seines Daseins.«[215]

»So verging die Zeit bis gegen drei Uhr Nachmittags. Hier wurde der Atem des Sterbenden immer schwächer und endlich, da stand sein Leben still; *Grabbe* hatte seine Laufbahn vollendet. Seine Mutter drückte ihm weinend die Augen zu.«[216]

Das sind die Aussagen *Zieglers*, der den Tod *Grabbes* unmittelbar miterlebte.

---

[211] AaO., 187.
[212] AaO., 199.
[213] AaO., 200.
[214] AaO., 200.
[215] AaO., 209.
[216] AaO., 210f.

Erich Ebstein trug die folgenden Todesursachen in seiner Abhandlung über *Grabbes* Krankheit zusammen:

»Es ist bekannt, dass *Grabbe* 1836 jung gestorben ist - er ist nur 34 Jahre und 9 Monate und einen Tag alt geworden. Die meisten seiner Biographen haben sein frühes Ende darauf zurückgeführt, dass er Trinker gewesen, der am Alkohol zu Grunde gegangen sei. *Duller* lässt *Grabbe* an der >Magenschwindsucht< sterben, *H. Döring* an >verbrannten Eingeweiden< und *K. Ziegler* an einer >förmlichen Rückenmarksschwindsucht<. Diese Diagnose, so meint *Griesebach*, der letzte Herausgeber der *Grabbeschen* Werke, stütze sich jedenfalls auf den Ausspruch des *Grabbe* behandelnden Arztes *Piderit.*«[217]

Für die von *Löb* angegebene Todesursache »Magen- und Rückenmarkstuberkulose« gibt es keinerlei stichhaltige Gründe.

Die wahrscheinlichste Ursache für den frühen Tod *Grabbes* war seine Alkoholabhängigkeit mit ihren Folgeerkrankungen, die bei seiner schwächlichen Konstitution besonders gravierende Auswirkungen hatte. Der jahrelange Alkohol- und Tabakmissbrauch hatten bei ihm mit großer Wahrscheinlichkeit zu einer alkoholtoxischen Schädigung der peripheren Nerven, der Leber, des Knochenmarkes und anderer Organe geführt. Zusätzlich wurde der Tod durch eine erhebliche Unterernährung begünstigt, denn bei ihm bestand eine über längere Zeit anhaltende qualitativ und quantitativ unzureichende Nahrungsaufnahme. Energie- und Eiweißmangel sowie ungenügende Zufuhr von Vitaminen und Mineralstoffen führten bei ihm zur Abmagerung, Kräfteverfall, Resistenzverminderung gegenüber Infektionskrankheiten und damit auch zu einer geringeren Lebenserwartung. Letztendlich kam es bei ihm zu einem Herz-Kreislauf-Versagen.

Diagnostische Einschätzung der Krankheiten

Als *Grabbe* 1801 geboren wurde, waren seine Eltern schon acht Jahre verheiratet.

[217] Vgl. EBSTEIN Christian Dietrich Grabbes Krankheit, 2f.

Der Vater[218] war 35 und die Mutter[219] 36 Jahre alt. Der von dem Ehepaar gewünschte und lang erwartete Sohn wuchs in der Folge als Einzelkind auf.

Über die Schwangerschaft und Geburt fehlen Informationen, ebenso über seine frühkindliche Entwicklung und über Krankheiten im Kindesalter.

Lediglich aus seiner dysplastischen Konstitution und auffälligen Verhalten in Kindheit und Jugend, wäre auf eine frühkindliche Hirnschädigung zu schließen. Die lange Kinderlosigkeit und das relativ hohe Alter der Eltern untermauerten eine solche Vermutung. Weitere objektive Daten dazu lagen allerdings nicht vor bis auf die von *Ebstein* vorgenommene subjektive Analyse eines Grabbeporträts, das sein Kopf einen >etwas hydrocephalischen[220] Eindruck< machen würde

Eine genetische Disposition für Abhängigkeitserkrankungen ließ sich in der Familie *Grabbes*, betrachtet man die vorhergehenden Generationen, weitgehend ausschließen.

Ob die Mutter tatsächlich eine Persönlichkeitsstörung hatte, ist bis heute nicht gesichert. Ihre Darstellung durch *Duller* in seiner Grabbebiographie war nicht akzeptabel, da er von *Grabbes* Ehefrau stark beeinflusst wurde. In einem Nachwort zum Faksimiledruck der Erstausgabe von 1855 bestätigen *Kopp* und *Vogt* diese Tatsache.

»Ein erst vor kurzem in der *Leipziger* Universitätsbibliothek gefundener Brief *Dullers* an *Louise Grabbe* beweist, dass die Witwe ihn ganz bewusst mit falschen Angaben beliefert hat, um sich selbst zu einer einfühlsamen und treuen Gattin zu stilisieren. *Duller* erkannte freilich zu spät, dass er das Opfer einer arglistigen Fehlinformation geworden war und *Grabbes* Scheitern nicht auf die >bösartige, halbverrückte Natur< seiner Mutter Dorothea zurückgeführt werden konnte. So kann jetzt zweifelsfrei davon ausgegangen

[218] Adolph Henrich Grabbe (1765-!832), früher Tagelöhner, Postbote, nach Löb wird er als »wenig gebildet, aber fleißiger Kleinbürger geschildert«, vgl. LÖB Christian Dietrich Grabbe, 9.

[219] Amalia Catherina Dorothea geb. Grüttemeier (1765-1850), vor der Heirat Dienstmagd.

[220] Hydrocephalus Wasserkopf.

werden, dass *Ziegler* weit mehr Vertrauen zu schenken ist als dem irregeführten *Duller*.«[221]

Ziegler erkannte psychopathologische Züge an *Grabbe*, die auch schon bei seiner Mutter zu beobachten waren.

»Auch ist *Grabbe* allerdings ein guter Teil Barockheit und Starrsinn von seiner Mutter angeboren, wie er ihr andererseits die weibliche Erregbarkeit und Beweglichkeit, die ihm beiwohnten, verdankt, wodurch sich zugleich wieder die Erfahrung bestätigt, dass das weibliche Element als Genius ausgezeichneter Männer, zumal der Dichter, wirkt und dass diese den Müttern ähnlicher sehen, als den Vätern.«[222]

Die finanziellen Verhältnisse der Familie *Grabbe* waren gesichert, so dass die Eltern den Besuch des Gymnasiums und auch ein Teil des Studiums finanzieren konnten.

In der Kindheit wurde *Grabbe* als zart, schwächlich und sehr schüchtern beschrieben. Er hielt sich viel zu Hause bei seiner Mutter auf, die ihn erheblich verwöhnte und verzärtelte. Vielleicht brauchte *Grabbe* aber gerade diese besondere Fürsorge und Aufmerksamkeit der Mutter. Gegenüber seinen Altersgenossen verhielt er sich sehr schüchtern und er war kontaktarm, *Grabbe* fühlte sich unterlegen und hatte Minderwertigkeitsgefühle, die durch seine Herkunft und durch seine äußere Erscheinung verursacht gewesen sein könnten.

»*Grabbes* Leben spiegelt sich sozusagen auch in seiner persönlichen Erscheinung ab, im Portrait, das, wie *Dingelstädt* bemerkt, »einen wohlgebildeten, eher feinen als starken Kopf zeigt, nur die Stirn unverhältnismäßig hoch und breit gewölbt, an *Shakespeare* und *Hebbel* erinnernd; dazu aber kleine gekniffene Augen, scharfe Falten um Mund und Augen, hervorspringende Backenknochen und ein kleines zurücktretendes Kinn; die ganze Physiognomie ohne Energie, unsicher im Ausdruck, erschlafft und verwelkt, nicht unter der Hand des Alters, sondern in Folge langsamer, von innen kommender Auflösung.«[223]

---

[221] Vgl. KOPP UND VOGT Nachwort zu Grabbes Leben und Charakter, 214.
[222] Vgl. ZIEGLER Grabbes Leben und Charakter, 12.
[223] Vgl. EBSTEIN Chr. D. Grabbes Krankheit, 19f.

Ziegler berichtete zur äußeren Gestalt und zum gestischen Ausdrucksverhalten von *Grabbe*:

»Aber sein Gemüt schien nur noch mehr aus der inneren Harmonie gewichen zu sein. Das sprach sich zunächst in seiner Haltung aus. Freilich hatte er von Natur einen feinen und schwächlichen Körperbau oder es war vielmehr Kraft und Schwäche wunderbar darin gemischt, denn während er auf seinen Schultern einen Kopf trug, der eine hochgewölbte, an griechische Weltweisen erinnernde Stirn hatte, unter der ein Paar rollende Augen blitzten, war doch sein Mund nicht sehr fein geschnitten, indem die Oberlippe über die untere herabhing, wich auch Mund und Kinn zu viel zurück und fielen die Schultern ab wie bei einem Mädchen. Es schien als ob die unteren Teile des Körpers zu den hochfliegenden Gedanken des Kopfes nicht passen wollten. Aber er hielt sich doch weit nachlässiger, als dies durch seine Körperbeschaffenheit bedingt wurde. Wenn er dahin wanderte, den Rock zurückgeschlagen und den Daumen der einen Hand in der Tasche über der Hüfte, in der anderen den Regenschirm, zog er seine Schritte sehr langsam nach, hatte gewöhnlich das Haupt gesenkt und in seinem Gesichte lag etwas tief Verdrießliches, die Oberlippe presste die Unterlippe, teils als ob er einen widerlichen Geschmack auf der Zunge hätte, teils als ob er den Schmerz verbisse.«[224]

Grabbe selbst karikierte sich in der letzten Szene von »*Scherz, Satire, Ironie und tiefere Bedeutung*«.

SCHULMEISTER
O so schlage der Donner darein! Kommt mir der Kerl mit seiner Laterne noch spät in der Nacht durch den Wald, um uns den Punsch aussaufen zu helfen! Das ist der vermaledeite *Grabbe* oder, wie man ihn eigentlich nennen sollte, die zwergichte Krabbe, der Verfasser dieses Stücks! Er ist so dumm wie'n Kuhfuß, schimpft auf alle Schriftsteller und taugt selber nichts, hat verrenkte Beine, schielende Augen und ein fades Affengesicht![225]

Als Jugendlicher zeigte *Grabbe* neben genialer Begabung eine starke Exzentrität. Seine Ängstlichkeit, Scheu und Kontaktstörungen überwand er nur unter dem Einfluss von Alkohol. In seinem sozialen Rückzug fand er die Welt der Literatur, der Bücher, in die er sich

[224] Vgl. ZIEGLER Grabbes Leben und Charakter, 69f.
[225] Vgl. GRABBE Scherz, Satire, Ironie und tiefere Bedeutung, 119.

zurückzog. Früh schon entwickelte er erhebliche Größenideen, wollte berühmt werden und verfasste mit 16 Jahren sein erstes nicht erhalten gebliebenes Drama.

Ziegler sah Stimmungsschwankungen in der nervösen Reizbarkeit *Grabbes* begründet.

»Im Grunde aber entsprangen die Symptome der Wunderlichkeit, die wir oben anführten, aus seiner eigenen Natur. Schon damals wohnte ihm nämlich eine außerordentliche Veränderlichkeit bei, die wohl mehr die Folge einer nervösen Reizbarkeit war, als widriger Schicksale, die alle Gefühle aufgestachelt und empört hätten. In letzterer muss man nämlich fragen, was hatte denn die Welt dem jungen *Grabbe* groß zu Leide getan?
Bald war er niedergeschlagen, zumal wenn ihm Widerspruch entgegen gekommen war oder sein Ehrgeiz keine Befriedigung gefunden hatte. Bald war er überglücklich und ausgelassen bei den geringsten Erfolgen. Bald war er sehr selbstständig, ja hatte etwas verschlossenes, fast Unnahbares, bald war er wie ein Spiel im Winde, leichtgläubig und leicht fortgerissen; bald war er versöhnlich, mild und anschließend; bald war er hochfahrend und anmaßend ...«[226]

Diese Stimmungsschwankungen waren bei ihm ein durchgängiges Persönlichkeitsmerkmal. *Grabbes* kurze, glückliche Zeiten wechselten mit langen Phasen von Niedergeschlagenheit und Passivität.

Ebstein stellte am Ende seiner Monographie zu *Grabbes* Krankheit folgende Diagnosen:

»Ohne dem Symptomreichtum der *Grabbeschen* Tabes bis in alle Einzelheiten zu verfolgen, hoffe ich gezeigt zu haben, mit welch einem armen geplagten, kranken Menschen wir es zu tun haben. Ich glaube, seine Persönlichkeit muss uns auf Grund dieser medizinischen Betrachtung in einem neuen Lichte erscheinen, und viele Fehler, von denen die früheren Biographen den Dichter nicht freisprechen konnten, und die ihnen als Charakterfehler imponierten, sind nur die Reflexe der schweren Krankheit und aus ihr heraus zu erklären.

Grabbe war ein Psychopath, das heißt, er gehört zu denjenigen, deren Erkrankung eine endogene ist, und die von Geburt eine fehlerhafte Anlage des Nervensystems aufweisen. Was ihm als moralischer Defekt, als Charakter-

[226] AaO., 23.

schwäche, als romantische Grille u.s.w. ausgelegt wird, ist in Wirklichkeit zurückzuführen auf die hereditäre Belastung seines Nerven- und Seelenleidens. Auf dieser psychopathischen Basis entwickelte sich bei *Grabbe* ein chronischer Alkoholismus, und es ist in der Folge oft schwer, die krankhaften Züge des Hereditariers und des Alkoholisten auseinander zu halten.
Als Student akquirierte *Grabbe* ein Geschlechtsleiden, welches damals als ein syphilitisches angesehen wurde und auch aller Wahrscheinlichkeit nach ein solches war.

Neben den psychischen Alterationen treten bei *Grabbe* immer deutlichere Symptome hervor, die auf eine tiefgreifende Erkrankung des Nerven- und des zentralen Nervensystems hinweisen. Gewiss werden wir aus den überlieferten Krankheitserscheinungen und ohne direkt das Verhalten der Reflexe, der Sensibilität u.s.w. prüfen zu können, nur mit Vorbehalt eine Systemerkrankung nachträglich diagnostizieren können, aber ich halte mich doch für berechtigt, die Tabes dorsales (Rückenmarksschwindsucht) mit einer an Sicherheit grenzenden Wahrscheinlichkeit bei *Grabbe* anzunehmen. «[227]

Ich stimme der Einschätzung *Ebsteins* insofern zu, dass sich in der Tat bei *Grabbe* eine Persönlichkeitsstörung und eine Alkoholabhängigkeit entwickelt hatten. Die weitere Diagnose einer Tabes dorsalis war sehr zweifelhaft und alle Anzeichen ließen sich mühelos und unkompliziert durch die Schädigung der peripheren Nerven im Rahmen einer alkoholtoxisch bedingten Polyneuropathie erklären.

Bei *Grabbe* hatte sich im Laufe des Lebens die Persönlichkeitsstörung weiter ausdifferenziert, die sich jedoch nicht eindeutig einer der in den Klassifikationssystemen aufgeführten Persönlichkeitsstörungen zuordnen lässt. Entsprechend dem DSM IV ist die Persönlichkeitsstörung *Grabbes* der Hauptgruppe A ›sonderbar und exzentrisch‹ zuzuordnen. Enthalten sind in dieser Gruppe die paranoide, die schizoide und die schizotypische Persönlichkeitsstörung. Für *Grabbe* lassen sich Kriterien einer schizotypischen und einer schizoide Persönlichkeitsstörung beschreiben. Bei ihm war ein durchgängiges Muster sozialer und zwischenmenschlicher Defizite zu erkennen, die von einem akut erlebten Unbehagen und von Mängeln in der Beziehungsfähigkeit begleitet wur-

[227] Vgl. EBSTEIN Chr. D. Grabbes Krankheit, 42f.

den. Ganz wesentlich für die Entwicklung *Grabbes* war die Tatsache, dass er neben der Persönlichkeitsstörung an einer Alkoholabhängigkeit litt, wodurch diese verkompliziert, überlagert und nivelliert wurde.

Eine schizophrene Psychose bei *Grabbe* war unwahrscheinlich, da eine Kernsymptomatik mit Gedankeneingebung, Gedankenentzug, Wahnwahrnehmungen und Halluzinationen fehlte.

»Scherz, Satire, Ironie und tiefere Bedeutung«

Grabbe beendete das Lustspiel *»Scherz, Satire, Ironie und tiefere Bedeutung«* im September 1822 in *Berlin*. Zwischen der Fertigstellung und der Drucklegung verstrichen fünf Jahre. 1827 erschien das Stück gemeinsam mit dem *»Gothland«*, *»Nanette und Maria«*, dem Fragment *»Marius und Sulla«* und dem Aufsatz *»Über Shakespearomanie«* bei seinem Freund und Verleger *Kettembeil* in *Frankfurt am Main*.

Grabbe versah die Ausgabe mit einem Vorwort:

»Findet der Leser nicht, dass diesem Lustspiel eine entschiedene Weltansicht zu Grunde liegt, so verdient es keinen Beifall. Im übrigen verspottet es sich selbst und werden daher die literarischen Angriffe von den beteiligten Personen leicht verziehen werden.
Es wird noch bemerkt, dass dieses Stück, ebenso wie die übrigen, schon im Jahre 1822 geschrieben war und auch in mehreren Gesellschaften vorgelesen wurde.«[228]

Uraufgeführt wurde es 1876 in einer Privatvorstellung in *Wien*. Die erste öffentliche Aufführung in einer Bearbeitung von *Max Halbe* folgte am 27. Mai 1907 in *München*.

Diethelm Brüggemann schrieb zur Titelgebung des Lustspiels:

»Im Titel hat der Autor seinem Lustspiel gleich einen Vorschlag zur Interpretation mitgegeben - das war seit dem Barock selten geworden. Nicht eine Figur stellt sich vor, sondern ein gedankliches Gefüge, das angeblich die als exemplarisch aufgefasste Handlung strukturiert. Zweifellos wollte Grabbe damit zunächst ein Einverständnis mit jener romantischen Literatur sugge-

[228] Zitiert bei RÖSCH Deutsche Komödien: Von der Gottschedin bis Sternheim.

rieren - und bei ihr und ihren Sachwaltern und Nachfahren wiederum ein günstiges Vorurteil für sein eigenes Werk schaffen-, die sich mit Scherz, Satire, Ironie und tieferer Bedeutung theoretisch und in der Praxis immer wieder beschäftigt hatte ...
Eine geschickte Titelgebung also - man mag sagen >reißerisch< ...[229]

Müller griff in seinem Beitrag »*Zur Figur des Trinkers in der deutschen Literatur seit dem Naturalismus*« auch das Lustspiel *Grabbes* auf.

»Das tolle Saufgelage in *Grabbes* Lustspiel >*Scherz, Satire, Ironie und tiefere Bedeutung*< (1827) hat wohl zum Modell das grölende und zechende Dreigespann in *Shakespeares* Lustspiel >*Was ihr wollt*< (Junker Tobias, Junker Christoph und der Narr): Der unglückliche Liebhaber Mollfels, der verkannte Dichter Rattengift und der bornierte Schulmeister >saufen unmäßig<, woran sich auch der Bauernsohn Gottliebchen ungehindert beteiligt.«[230]

Das Lustspiel gehört heute zum

»beliebtesten und meistgespielten Werk *Grabbes*, und der heutige Literaturhistoriker riskiert kaum Widerspruch, wenn er dieses zu den besten der deutschen Literatur zählt.«[231]

Die Handlung folgt dem trivialen Schema einer Intrige, die vom Teufel ausgeht. Dieser flieht auf die Erde, weil seine Großmutter in der Hölle Hausputz hält. Er wird halb erfroren in das Schloss eines Barons gebracht und genießt dort Gastfreundschaft. Die Intrige des Teufels sieht vor, dass Liddy von ihrem Verlobten Wernthal, der bankrott und daher auf ihr Geld erpicht ist, getrennt werden soll, damit sie der brutale Mordax heiraten kann. Die von Mordax geplante Entführung wird von Mollfels verhindert, der als Retter nun

[229] Vgl. BRÜGGEMANN Grabbe Scherz, Satire, Ironie und tiefere Bedeutung, in »Die Deutsche Komödie«, herausgegeben von Walter Hinck, 127.
[230] Vgl. MÜLLER Die Figur des Trinkers in der deutschen Literatur seit dem Naturalismus, 255f.
[231] Vgl. COWEN Christian Dietrich Grabbe - Dramatiker ungelöster Widersprüche, 61.

Liddys Liebe vollends gewinnt. Der Dichter Rattengift erhält vom Teufel Auskunft über die literarischen Insassen von Hölle und Himmel. Der Dorfschulmeister fängt den Teufel im Vogelbauer mit darin befindlichen Kondomen ein. Am Ende wird der Teufel von seiner jugendfrischen Großmutter wieder abgeholt und es tritt der Dichter *Grabbe* selbst auf. Er kommt mit einer Laterne und hilft, den Freudenpunsch auszutrinken.

Am Beispiel einer Trinkszene aus diesem Lustspiel möchte ich darstellen, wie es *Grabbe* gelang, die allmähliche Entwicklung eines alkoholischen Rauschzustand zu beschreiben .

Das Spiel beginnt, als der Bauer Tobies seinen Sohn zum Schulmeister bringt, um diesen unterrichten zu lassen.

Erster Akt
Erste Szene
Stube des Schulmeisters.

SCHULMEISTER (*sitzt am Tische und schenkt aus einer großen Flasche sich ein Glas nach dem anderen ein.*) Utile cum dulci, Schnaps mit Zucker! - Es wird heut ein saurer Tag, - ich muss den Bauernjungen die erste Deklination beibringen. Ein Bauerjunge und die erste Deklination! Das kommt mir vor, als wenn ein Rabe ein rein Hemd anziehen wollte! *Er blickt durch das Fenster.* Alle Wetter, da kommt der schiefbeinige Tobies mit seinem einfältigen Schlingel! Schwerenot, wo verstecke ich meinen Schnaps? - geschwind, geschwind, ich will ihn in meinem Bauch verbergen! (*Er säuft die Bouteille mit einer entsetzlichen Schnelligkeit aus.*) Ah, das war ein Schluck, dessen sich selbst Pestalozzi nicht hätte zu schämen brauchen! Die leere Flasche zum Fenster hinaus![232]

...

(*Tobies und Gottliebchen treten herein.*)

TOBIES Nun wünschen ich und meine Frau, dass Sie den Jungen ins Haus nehmen und, mit Respekt zu sagen, zum Pastor erziehen möchten. Wir sähen ihn doch gar zu gerne, mit Respekt zu sagen, auf der Kanzel stehen! Zur Erkenntlichkeit wollen wir Ihnen an jedem Sankt Martinstage neun fette Gänse und ein Stückfass voll Schnaps schicken.

SCHULMEISTER Wie? Ein Stückfass? Und voll bis an den Rand?

TOBIES Schwappend voll, Herr Schulmeister!

---

[232] AaO., 5f.

SCHULMEISTER Jeder Zoll ein Schnaps! Ihr Sohn gehört zu den eminentesten Köpfen! Ich werde ihn nicht nur in die tiefsten Geheimnisse der Dogmatik, der Homiletik und der übrigen Nebenwissenschaften der Theologie einweihen, sondern ihn auch in der plastischen idyllischen und mephytischen Hauptwissenschaften unserer Landprediger, als wie im Schweineschneidern, Kuhschlachten und Mistaufladen zu unterrichten suchen.«[233]

Der Schulmeister trank in kurzer Zeit gierig ein großes Quantum Schnaps. Nach gerichtsmedizinischer Berechnung hatte er zum Zeitpunkt des Eintreffens von Tobies mindestens eine Blutalkoholkonzentration (BAK) von 1,6 ‰ erreicht. Wahrscheinlich war die BAK noch höher, denn er hatte schon vorher Schnaps aus der Flasche getrunken. Da es sich bei dem Schulmeister um einen alkoholabhängigen Mann mit einer hohen Alkoholtoleranz handelte, wurde er von *Grabbe* in richtiger Weise psychopathologisch nicht sehr auffällig dargestellt. Außer einigen Versprechern konnte er sich nach dem In-Aussicht-stellen von neun fetten Gänsen und einem Stückfass voll Schnaps jedes Jahr am Sankt Martinstage noch gut auf die Situation einstellen und adäquat reagieren, in dem er feststellte, dass der Sohn von Tobies »zu den eminentesten Köpfen« zu zählen ist.

Bei einem nicht alkoholgewohnten Menschen besteht bei einer alkoholischen Beeinflussung von 1,6 Promille schon ein mittlerer Rauschzustand, der durch Enthemmung, Koordinationsstörungen und Schlafbedürfnis gekennzeichnet ist. Beim Schulmeister fallen weiter keine groben Orientierungsstörungen auf.

Mit einem wüsten Saufgelage beginnt der dritte Akt. Der Schulmeister wollte sich gerade »noch ein Gläschen Magenstärkung einschenken« da erschienen Rattengift und Mollfels mit dem Wunsche noch etwas gemeinsam zu trinken. Ihr spätes Erscheinen motivierten sie mit der Frage nach einer therapeutischen Intervention bei suizidalen Tendenzen des Herrn Mollfels. Der Schulmeister sprach die Empfehlung aus, vielleicht durch den Konsum von einigen Flaschen Weins das Übel zu verschieben. Allmählich betranken sich die drei und zogen den Zögling des Schulmeisters Gottliebchen mit in ihre Trinkerei hinein. *Grabbe* stellte alle Register psychopathologi-

[233] AaO., 10.

scher Auffälligkeiten des Rausches dar, wie Bewusstseinstrübung, Situationsverkennungen, Enthemmung, Erregung und Aggression.

Dritter Akt
Erste Szene

SCHULMEISTER (*indem er seinen Schlafrock anzieht*) 's ist schon spät, - ich will mir noch ein Gläschen Magenstärkung einschenken und mich dann sputen, dass ich in die Federn komme. - Doch, wer klopft da noch? Herein!

(*Rattengift und Mollfels treten in die Stube*)

RATTENGIFT Tut uns leid, Herr Schulmeister, dass wir Sie beim Schlafengehen stören! - Wissen Sie nichts gegen das Totschießen? Der Herr Mollfels laboriert daran!

SCHULMEISTER Wenn ich raten dürfte, so würde ich mit acht bis zwölf Flaschen Wein dagegen quacksalbern; die würden mindestens das Übel ein wenig verschieben!

RATTENGIFT Bene, Herr Schulmeister! Ein Dutzend Flaschen Wein! Hurtig! Die Fensterladen vorgeschoben! Wir wollen uns eine lustige Nacht machen! Nicht wahr, Herr Mollfels?

MOLLFELS Nun, es sei, im Namen der Hölle! Qual ist die Folge der Freude, und dazu will ich die meinige benutzen! Hier ist Geld! Wein herbeigeschafft, Schulmeister! Wenn ich dessen ohngeachtet beim Erschießen beharren sollte, so habe ich morgen Zeit genug es nachzuholen!

SCHULMEISTER (*ist in die lebhafteste Beweglichkeit geraten*): Juchhei! Dudeldumdei! Das war eine männliche Sprache, Herr Mollfels, und Wein herbeischaffen ist meine Losung! (*Er springt an die Kammertür.*) Gottliebchen, Gottliebchen! Aus dem Bette! Aus dem Bette! Zieh die Laterne an, zünde die Hosen an! Aus dem Bette, aus dem Bette! Du musst mit mir ins Wirtshaus und mir Wein hier hertragen helfen!

GOTTLIEBCHEN (*kommt im halben Schlafe, mit blinzelnden Augen und im tiefsten Negligé aus der Kammer; greinerlich*). Hih, hu, hih! Die Stube dampft! Die Türken trommeln![234]

(*Schulmeister und Gottliebchen treten ein, jeder mit Weinflaschen bepackt.*)

SCHULMEISTER (*singt*).Vivat Bacchus, Bacchus lebe, Bacchus war ein braver Mann!

[234] AaO., 84ff.

RATTENGIFT Langnasiger Knittelmagister, lass das Windbeuteln und setz Gläser auf den Tisch!
SCHULMEISTER (*sie darauf setzend*). Da stehen sie!
RATTENGIFT Rasch denn, eingeschenkt!
SCHULMEISTER Geduld! Geduld! 'ne halbe Minute! (*Er eilt an das Bette, reißt ein Bettlaken herunter und wickelt es sich um den Kopf.*)
MOLLFELS Donnerwetter, Herr Schulmeister, was ist das für eine tolle Verkappung?
SCHULMEISTER Bloße Vorsicht, Herr Mollfels, bloße Vorsicht! Wegen des Umfallens besaufe ich mich gerne mit verbundenem Kopfe![235]

Das Vorhaben des Schulmeisters war klar; er wollte sich betrinken und aus diesem Grunde band er sich, und den anderen auch, prophylaktisch ein Laken um den Kopf, um sich gegen eventuelle Sturzverletzungen zu schützen. Es ging ihnen nicht darum gemeinsam gemütlich ein Glas Wein zu genießen, sondern sie wollten schnell und viel trinken, um sich in einen Rauschzustand zu versetzen .

MOLLFELS O du weiser, erfahrener Praktikus! Als dein demütiger Schüler ahme ich dir stracks in deiner Vorsichtsmaßregel nach!
RATTENGIFT Und ich desgleichen!
(*Sie reißen zwei Bettlaken los und umwickeln sich ebenfalls die Köpfe.*)
SCHULMEISTER Wahrhaftig, ihr Herren, unsre drei Köpfe nehmen sich in den ungeheuren Bettlaken wie drei unglückliche, in die Mitte des Milcheimers gefallene Fliegen aus!
MOLLFELS Schulmeister, erzählen Sie uns während des Zechens eine Geschichte aus Ihrer Jugendzeit!
RATTENGIFT Ja ja, aus Ihrer Jugendzeit!
(*Sie setzen sich um den Tisch und schenken ein.*)
SCHULMEISTER (*trinkend*): Fuimus Troes, die goldnen Flegeljahre sind dahin! - Gottliebchen, wo bist du? Sperr die Schnauze auf, Flegel! Ein Schluck germanisierten Champagners wird deinem Patriotismus nicht schaden! - Also, meine Herren, mit den Erzählungen aus jenen tempi passati ists für einen Schulmeister, der sich bei seinen Eleven den Respekt bewahren muss, und für einen Ehemann der seine Frau mit Eifersucht plagt, ein kitzliches Unterfangen!
MOLLFELS Keine Vorreden! Sie sind verliebt gewesen! Von Ihrer ersten Liebe sollen Sie uns Bericht abstatten!

[235] AaO., 90f.

RATTENGIFT Hu, wie es den ausgemergelten, pädagogischen Ziegenbock durchzuckt, da er von seiner ersten Liebe hört!

SCHULMEISTER O ihr schönen, schwärmerischen, unwiederbringlich verschwundenen Stunden, wo ich - Stoßen Sie an, meine Herren! Hannchen Honigsüß soll leben!

MOLLFELS UND RATTENGIFT Sie lebe!

SCHULMEISTER Verzeihen Sie, ich schätze dieses Mädchen so unendlich, dass ich mich unmöglich mit einem einzigen Glase auf seine Gesundheit begnügen kann! (*Er säuft in einer Reihe sechs Gläser aus.*)

RATTENGIFT UND MOLLFELS Bravo, Herr Schulmeister! Auch wir wissen Ihr Hannchen zu schätzen! (*Sie saufen gleichfalls sechs Gläser aus.*)[236]

Durch die Alkoholaufnahme wurde zunächst bei den Akteuren das Großhirn mit seinen rational-analysierenden, abwägenden und steuernden Funktionen betroffen. Es entwickelte sich bei ihnen eine Störung der zerebralen Leistungsfähigkeit in dem Bereich, der eine ausgesprochene Kontrollfunktion bei der Bewältigung von reaktiven Emotionen hat. Die Beeinträchtigung der kritischen Besinnung, Nachlassen der rationalen Kontrollen, euphorische Stimmungslage führten zu einer Veränderung der inneren Haltung. Fortschreitende Einschränkung der Kritik- und Urteilsfähigkeit hatte die Folge in Verbindung mit dem Distanzverlust im personalen, aber auch im normativen Bereich einer Beeinträchtigung der Hemmungsfähigkeit und einer Erschwerung der Selbstkontrolle.

Zum Vergleich mit der Darstellung des Besäufnisses bei *Grabbe* möchte ich *Grotjahn* zitieren, der sehr bildhaft die Entwicklung eines Alkoholrausches in den einzelnen Phasen beschreibt.

»Der beginnende Rausch kündigt sich durch das Stadium der Erregung an. Die körperlichen und geistigen Funktionen scheinen sich mit größerer Schnelligkeit und Leichtigkeit zu vollziehen. Die Trägheit verschwindet, Bewegungsdrang stellt sich ein und sucht sich in vielem und lautem Sprechen, in Lachen und Tanzen ... Die Augen glänzen, die mimischen Bewegungen werden ausdrucksvoller, die Gestikulationen lebhafter. Die Zurückhaltung schwindet; an ihre Stelle tritt eine gewisse Keckheit, die leicht in Dreistigkeit übergeht. Die Stimmung ist heiter und wird mit jedem Glase

[236] AaO., 91f.

heiterer. Bei sonst unzugänglichen und steifen Personen zeigt sich Jovialität und Liebenswürdigkeit im Umgang mit den Mitmenschen. Sorglosigkeit tritt an die Stelle des Kummers, Mut an die der Niedergeschlagenheit, Freiheitsgefühl verdrängt das drückende Gefühl der Abhängigkeit. Erhöhung des Selbstbewusstseins, gesteigertes Kraftgefühl, Tatendrang und Begeisterung für ideale Ziele sind charakteristisch für dieses Stadium. Aber schon jetzt sind die intellektuellen Fähigkeiten wesentlich herabgesetzt ... der gewöhnliche Sprachgebrauch bezeichnet ein Individuum im ersten Stadium des Rausches als angetrunken oder angeheitert.«[237]

Dieses Stadium war bei dem Schulmeister, Mollfels und Ratengift längst überschritten. Sie waren sexuell gestimmt und auf die schon so oft gehörten Schilderungen erotischer Abenteuer des Schulmeisters erpicht.

»Das zweite Stadium der Berauschung ist hauptsächlich durch das Schwinden des moralischen Urteils charakterisiert. Die Keckheit geht über in Rücksichtslosigkeit, der Freimut in Frechheit, das Selbstbewusstsein in Rechthaberei, der Mut in Renommisterei. Das Sichgehenlassen in Sprache und Ausdruck artet in Formlosigkeit und Zynismus aus. Die sinnlichen Regungen äußern sich ungeniert und verführen zu sexuellen Exzessen. Das ästhetische Urteil schwindet bald völlig. Gefallen an Lärm, Toben und Schreien und am Ausstoßen unartikulierter Laute stellt sich ein ... Die intellektuellen Fähigkeiten, die schon im ersten Stadium gelitten hatten, sind jetzt auf ein Minimum reduziert. Die Affektschwankungen sind sehr groß; Zornausbrüche wechseln mit Verbrüderungsszenen. Bald führt die Urteilsschwäche zusammen mit dem wachsenden Tatendrang zu unüberlegten, teils zwecklosen, teils gefährlichen Handlungen. Urteilstrübung und Drang, seinen Willen unmittelbar in Taten umzusetzen, können sich so sehr steigern, dass der Berauschte gemeingefährlich zu werden beginnt. Ein Individuum im zweiten Stadium des Rausches bezeichnen wir als betrunken.«[238]

SCHULMEISTER Nachdem wir also allesamt Hannchen gehörig geschätzt haben, will ich in meiner Historie fortfahren. Das holde Kind war ein Engel, und ihr Vater, der Konrektor an der Stadtschule, ein schäbiger Filou. Er trug eine Beutelperücke, welcher die Hunde und Katzen von

[237] Vgl. GROTJAHN Der Alkoholismus. Nach Wesen, Wirkung und Verbreitung, 52.
[238] AaO., 52.

frühmorgens bis Mitternacht nachstellten, weil sie dieselbe für ein Wasserrattennest hielten, und seine ledernen, lebenssatten Hosen wurden einstmals von einem unserer Geschichtsschreiber in einer gelehrten Disputation über die ältesten Spuren des Verkehrs der Deutschen mit fremden Völkern, für ein Trauermonument der Phönizier ausgegeben.

MOLLFELS UND RATTENGIFT Hohoho! ein Trauermonument! (*Sie trinken.*)

SCHULMEISTER (*zu Gottliebchen, der müßig in einer Ecke steht*): Du hämischer, neidischer, kaltblütiger, heimtückischer Racker, weswegen stehst du dort im Winkel und rührst keine Lippe? Du willst wohl nüchtern bleiben und dich über unsre Schlemmerei mokieren? Sauf mir stantepede diese Bouteille aus oder ich beiße dir den linken Daumen ab! (*Gottliebchen ergreift die Bouteille und macht sich mit vielem Vergnügen darüber her.*)

SCHULMEISTER (*wieder zu Rattengift und Mollfels*): Der Konrektor war also ein Harpax und wir Schüler hassten ihn ebenso sehr, als wir seine Tochter liebten. Weil ich jedoch ein aufgeweckter Bursche war und er in den langen Winterabenden, an welchen er niemals ein Licht brannte, zeitverkürzender Gesellschaft bedurfte, so hatte ich bei ihm einen guten Stein im Brette und musste ihn regelrecht mit eintretender Dämmerung besuchen. Da saß ich denn mit ihm und seiner Tochter in der dunklen Stube, er zu meiner Linken, sie zu meiner Rechten. Indem ich nun ihm von seinen Editionen des Plinius vorplapperte, pflegte ich ihr verstohlen das Patschhändchen zu drücken, und wenn ich einen Gegendruck fühlte, so ging ich weiter, schlang allmählich den Arm um ihren zierlichen Nacken, zupfte ihr am Busenwärzchen, und krabbelte ihr zuletzt ohne Umstände im Schoße. Doch zu meinem Malheur hatte sich eines Abends der Alte an ihren Platz gesetzt; ich, dem die Verwechslung unbemerkt geblieben war, fing wie gewöhnlich an zu krabbeln; zwar fiel mir Hannchens sonderbares, lederartiges Kleid auf, allein ich ließ mich, bei meiner verliebten Blindheit, dadurch nicht stören; - dem Herrn Konrektor selber, welchem die Frau schon lange tot war, mochte meine Zärtlichkeit gar nicht übel behagen, denn er regte keinen Finger und schwieg mäuschenstill; - endlich aber, als ich ihm ins Ohr flüsterte: »Hannchen, Hannchen, was bist du heute hässlich! - empörte ihn diese Beleidigung seiner Schönheit zu einer solchen Wut, dass er mir eine Maulschelle ins Gesicht bombardierte, welche mich nicht bloß aus meiner Täuschung herausriss, sondern mir auch seine Faust so kräftig in die Backen prägte, dass mich am andren Tage alle Leute fragten, ob ich mir die natürlichen Ohrfeigen hätte einimpfen lassen!

MOLLFELS (*halb berauscht*). Köstlich, Schulmeisterchen, köstlich! Hast 'nem alten Konrektor an den Lederhosen gekrabbelt! O Wonne! Wonne! Wonne!

SCHULMEISTER Das Krabbeln soll leben!

MOLLFELS Es lebe!

(*Sie saufen unmäßig.*)

SCHULMEISTER Jemine, Herr Mollfels, was bekommt der Rattengift für dicke Augen!

RATTENGIFT (*packt in der Betrunkenheit dem Schulmeister an die Brust*). Nicht wahr? nicht wahr? Sind meine Gedichte nicht das abgedroschenste, schalste, anspeiungswerteste Geschmiere?

SCHULMEISTER Sie sind grade so gut wie die Poesien der Elise von Hohenhausen, geborene von Ochs.

RATTENGIFT Zermalme mich, Schulmeister, zertritt mich! Ich bin ein Wurm, ich bin ein ärmlicher Tropf, meine Verse haben keinen Saft, meine Gedanken haben keinen Sinn! Ich bin ein Wurm, ein Wurm, ein winziger Wurm! Schmeiß mich in den Sumpf, schmeiß mich in den Sumpf.[239]

Am Ende der Szene kam es bei den Beteiligten zu Situationsverkennungen, Orientierungsstörungen und den ersten Lähmungserscheinungen. *Grotjahn* beschrieb das letzte Stadium der Trunkenheit.

»Die Trübung des Bewusstseins, die schon im zweiten Stadium beginnt, beherrscht im Endstadium die Szene vollkommen. Alle seelischen Funktionen, also auch die, die auf psychomotorischem Gebiete, liegen tief danieder. Es bildet sich ein Zustand der psychischen Schwäche heraus, der an Blödsinn grenzt. Der Gang ist taumelnd, die Stimme lallend. Der Berauschte erkennt die Anwesenden nicht mehr, ist unempfindlich gegen Schmerz, schließlich vollkommen bewusstlos. Er bietet einen widerwärtigen Anblick dar. Wir bezeichnen ihn als sinnlos betrunken.«[240]

SCHULMEISTER (*immer trinkend und allmählich ebenfalls besoffen werdend*). Weine nicht, Rattengiftchen, und sprich leise, damit es der Nachtwächter nicht hört! Du bist in der rage! Dir fließt das Herz über! - Ists nicht so, Herr Mollfels?

MOLLFELS (*den Schulmeister umhalsend*). Ach, meine Liddy, meine Liddy!

---

[239] AaO., 91f.
[240] AaO., 53f.

SCHULMEISTER (*jüngferlich*). Zerzausen Sie mir nicht das Busentuch, bester Karl! (*Auf Gottliebchen deutend, der seine Flasche geleert hat, und taumelnd aus der Ecke hervorkommt.*) Aber verstecken Sie sich, teuerster Freund, verstecken Sie sich! Dort kommt mein Vater!

MOLLFELS Du bist wohl ein bisschen betrunken, Liddy!

SCHULMEISTER Leider, liebster Karl, habe ich etwas zu tief ins Glas geguckt!

RATTENGIFT (*an den Boden stürzend*). »Unsinn, du siegst, und ich muss untergehn!« (*Er schläft ein.*)

GOTTLIEBCHEN (*klettert dem Schulmeister ins Gesicht*). Du schlechter Schulmeister, du! Hast mich prügelt! hast mich schlagen! hast mich schimpft! Bin betrunken! Prügle dich wieder! Schlage dich wieder!

SCHULMEISTER O mein verehrtester Vater! Vergebung! Vergebung! Ich kann einmal nicht anders, - ich muss meinen Karl heiraten oder ich muss sterben! Sein Sie nicht so grausam, großmütigster der Väter! Kniebeugend bitte ich Sie, sein Sie nicht so grausam gegen Ihre unglückselige Tochter! Pardonnez moi, Monsieur!

MOLLFELS Ja, Herr Baron, verzeihen Sie uns, hindern Sie nicht unser zeitliches und ewiges Glück!

(*Gottliebchen purzelt auf die Erde.*)

SCHULMEISTER (*froh*). Sieg, Sieg! Er verzeiht, er purzelt auf die Erde! Karl, Karl, in meine Arme! Wir dürfen uns lieben!

MOLLFELS (*besieht Gottliebchen*). Wenn ich Ihren Herrn Vater näher betrachte, schönste Liddy, so scheint er mir gegen sonst verdammt klein geworden zu sein!

SCHULMEISTER Er hat die Masern gehabt, mein Trauter.

MOLLFELS Uh! Uh!

SCHULMEISTER Gott! was seufzest du?

MOLLFELS Wehe, Wehe! ich fürchte, dass ich vom Tische falle!

SCHULMEISTER Da ist freilich nichts zu raten, als dass du daraufsteigst!

MOLLFELS (*steigt auf den Tisch, damit er nicht herunterfällt, und fällt herunter*).

SCHULMEISTER (*erhebt ein schreckliches Geschrei und schlägt die Hände über dem Kopfe zusammen*). O Schicksal, Schicksal, unerflehlichtes Schicksal! Keine menschliche Klugheit vermag dir vorzubeugen, kein Sterblicher dir zu entrinnen ohngeachtet Mollfels auf den Tisch klettert, muss er dennoch herunterfallen! O du grimmiges, marmorhartes Untier! (*Er knirscht mit den Zähnen.*)

MOLLFELS Hilft mir denn niemand, dass ich aufstehe? Schulmeister! Liddy! Wo seid ihr beiden?

SCHULMEISTER Zayre, vous pleurez? Das schmerzt mich, auf Parole, das schmerzt mich! - Venez, ma chère! 'S ist draußen pechrabenschwarz! Wollen in die Kirche gehen und auf der Orgel spielen! (*Er fasst Mollfels unterm Arm und wackelt mit ihm ab.*)«[241]

FRITZ REUTER

»... , nicht wieder in das Laster des Trunkes zu verfallen«[242] *Der Lebensweg des zum Tode verurteilten und alkoholabhängigen Fritz Reuter zum Dichter von Weltruhm*

Der folgende Teil hat, *Fritz Reuter*, einen Vertreter der deutschen Literaturepoche des bürgerlichen Realismus zum Gegenstand. Die Dichter des Realismus waren meist Angehörige des mittleren und kleinen Bürgertums. Sie schrieben mehr aus einem partikularen als aus einem gesamtdeutschen Bewusstsein heraus. Meist wurden sie zu Vertretern jeweils einer bestimmten Region und Landschaft. Besonders groß war die Zahl der Vertreter aus *Nieder-Deutschland*, wie *Hebbel, Raabe, Busch, Storm, Groth* und aus *Mecklenburg Fritz Reuter*.

In diesem Text wird die Biographie *Reuters* unter dem Aspekt süchtigen Verhaltens dargestellt. Speziell geht es um die Entwicklung des alkoholischen Krankheitsprozesses bei *Fritz Reuter* und um meine Beziehung zu ihm. *Fritz Reuter* ist mir sympathisch, weil mein Großvater mütterlicherseits aus *Teterow* in *Mecklenburg* stammte, ein Lehrerstudium absolvierte und am *Eisenacher* Gymnasium eine Anstellung als Lehrer für Deutsch und Geschichte fand. Hier in *Thüringen* gründete er 1922 mit anderen *Mecklenburgern* den *»Plattdütschen Vereen Fritz Reuter«*.

So ergab es sich, dass ich schon als Kind mit der plattdeutschen Sprache auf das angenehmste in Berührung kam, da ich zu meinem Großvater ein inniges Verhältnis hatte.

Näheres von *Reuter* wusste ich nicht. Erst als ich 1966 das Medizinstudium in *Jena* beendete und meine Facharztausbildung als Psychiater und Neurologe in *Schwerin* begann, hörte ich des öfteren

---

[241] AaO., S. 96ff.

[242] Vgl. REUTER Werke und Briefe, Band VIII, 196.

auf Feiern in der Nervenklinik, wie plattdeutsche Verse vorgetragen wurden. Diese Klinik (heute *Carl-Friedrich-Flemming-Klinik*[243]) hatte eine enge historisch bedingte Verbindung zur plattdeutschen Sprache, denn von 1906 bis 1933 war *Rudolf Tarnow* dort Betriebsinspektor. *Tarnow* gehört bis heute zu den bekannten und beliebten plattdeutschen Dichtern in *Mecklenburg*. Seit 1910 hatte er zahlreiche Gedichtbände *(»Burrkäwers« 1920, »Köster Klickermann« 1921, »Ringelranken« 1927)* veröffentlicht. *Tarnow* wurde auf dem Sachsenberg beerdigt. Sein Grab kann man heute noch im Park der *Carl-Friedrich-Flemming-Klinik* besichtigen.

Mit der Biographie *Fritz Reuters* und seiner Alkoholkrankheit beschäftigte ich mich erst im Zusammenhang mit einer literarischen Arbeit von *Jürgen Borchert*[244] intensiver. Dieser war damals mit dem Schreiben eines *Reuter*-Romans befasst. »*Reuter* in *Eisenach*«, so heißt der Roman von *Borchert*, ist in Briefform geschrieben. *Reuters* Hausarzt in *Eisenach*, der *Kreisphysikus Schwabe*, schreibt in dem Roman fiktive Briefe an seinen Kollegen *Dr. Flemming*, den oben erwähnten Ärztlichen Direktor des *Sachsenberges*.

Die politische Wende 1989 brachte den ersten direkten Kontakt zur *»Fritz-Reuter-Gesellschaft«* und damit die Möglichkeit für mich, weitere Quellen für meine Arbeit über *Fritz Reuter* zu erschließen.

Der folgende Text ist zweigeteilt. Der erste greift die verfügbaren Quellen zu *Reuters* Leben und seiner Krankheit auf und hat mehr episch-fiktiven Charakter.

Im zweiten Teil, dem neuro-psychiatrischen Resümee, erfolgt eine wissenschaftliche Bewertung der Quellen für die Diagnose, den Verlauf, die Komorbidität und der Abwehr *Reuters* gegenüber seiner Krankheit.

---

[243] Carl Friedrich Flemming (1799-1880), seit 1824 als praktischer Arzt in Schwerin tätig, 1830 leitender Arzt in der neu errichteten Anstalt Sachsenberg, bis 1854 Direktor der Anstalt, »Pathologie und Therapie der Psychosen«, Berlin 1859.

[244] Jürgen Borchert, Schriftsteller (1941-2000), Romane über Reinhard und Reuter. Borchert suizidierte sich. am 1. März 2000 im Zusammenhang mit einer im NDR 1 Radio MV ausgestrahlten Sendung >Kampfauftrag Niederdeutsch< zu seiner Zusammenarbeit mit dem Ministerium für Staatssicherheit der DDR.

Biographische und Suchtanamnese

Nicht, dass ich gegen *Reuter* aufgebracht gewesen wäre. Er war mir gleichgültig, da mein Interesse anderen Schriftstellern galt. Für die konnte ich mich begeistern, aber für *Reuter*! Wer war er schon? Ein *Mecklenburger* von lokaler Bedeutung,[245] der plattdeutsche Verse geschrieben hatte.

Beobachtete ich Menschen, denen solche Reime vorgetragen wurden, war ich erstaunt über die Heiterkeit und Begeisterung, die diese hervorriefen. Die Versammelten kannten offenbar das Vorgetragene, sie lächelten sich bedeutungsvoll zu und ich als Thüringer fühlte mich ausgeschlossen. Anheimelnd >großväterlich< und seltsam fremd klangen die plattdeutschen Laute. Das Erlebte regte mich an, die zwei Romane[246], die ich vom Titel kannte, zu lesen. Etwas wusste ich noch, es hieß, *Fritz Reuter* sei ein Trinker gewesen. In diesem Zusammenhang sprach mich *Jürgen Borchert* an. Er wollte einen *Reuter*-Roman schreiben und ich sollte ihn fachlich beraten.

Die unmittelbare Konfrontation mit *Reuter* verblüffte mich wegen der unerschöpflichen Literatur, der Biographien und besonders wegen der zahlreichen Briefe. Sehr schnell traf ich auf Vertrautes: Menschen und ihre Probleme mit dem Alkohol, die seit Jahren meine tägliche Arbeit bestimmen.

In dem Maße, in dem ich wissender wurde, korrigierte ich meine Meinung, empfand Exemplarisches, begann zu suchen. Gedanken, die ich nicht erwartet hatte, entwickelten sich. Zwischen *Reuter* und mir entstand eine Beziehung, die ihr eigenständiges Leben führte, ihre Forderungen stellte und mich von anderem abhielt. Zwanghaft musste ich grübeln, *Reuter* drängte sich auf und ich konnte ihn nicht loswerden.

Eine neue *Reuter*-Biographie wollte ich nicht schreiben. *Batt*[247] hatte genug geleistet. Sein *Reuter*-Bild war vom traditionellen >Reuter-Kult< früherer Jahre befreit, der Wirklichkeit angenähert und

---

[245] Vgl. BUNNERS · BICHEL Fritz Reuter und die Literatur des 20. Jahrhunderts.

[246] Vgl. REUTER Ut mine Festungstid, Wismar 1862,
Ut mine Stromtid, Wismar 1863-64.

[247] Kurt Batt (1932-1975) studierte in Leipzig Germanistik, seit 1961 Cheflektor beim Hinstorff-Verlag Wismar, Experte für niederdeutsche Literatur des 19. Jahrhunderts, Verfasser einer Biographie Reuters.

doch nicht vollkommen. Die Krankheit *Reuters* hatte ihn zum Vollzugsgehilfen der Mediziner gemacht. Da konnte *Batt* sich nicht mehr kritisch distanzieren, verirrte sich in Diagnosen und verwechselte Ursache und Wirkung. Neben tiefgreifender Werkanalyse stand Ungereimtes.

»Nachträgliche medizinische Untersuchungen haben ergeben, dass *Reuters* Leiden keineswegs in den Umkreis des landläufigen Alkoholismus gehört, wie noch die meisten seiner Zeitgenossen, darunter auch sein erster Biograph *Otto Glagau*, annahmen. Es handelt sich vielmehr um Dipsomanie[248], eine neurasthenische Erkrankung, die dem Bereich des zirkulären Irreseins zuzurechnen ist. Wie wenig *Reuters* Krankheit mit Trunksucht im herkömmlichen Sinne zu tun hatte, beweist schon der Umstand, dass die Anfälle periodisch, in Intervallen von vier bis acht Wochen, auftraten. Zum anderen haben sich bei *Reuter* kaum je Demoralisierungserscheinungen bemerkbar gemacht, Begleitumstände, die beim süchtigen Trinker nicht ausbleiben. Allerdings zeigten sich während der Anfälle pathologische Bewusstseinsveränderungen, Störungen der geistigen Klarheit, plötzliches Aufbrausen, zusammenhanglose Reden und Halluzinationen.«[249]

Hier konnte ich nicht mehr diskutieren, eine ungeschickte Formulierung oder eine Fehlinterpretation? Nein, das war in sich falsch, medizinisch nicht vertretbar. Ich fühlte mich herausgefordert zu fragen, wie war *Fritz Reuter* ein Schriftsteller geworden? Im Studium gescheitert, zum Tode verurteilt, schließlich zu 30 Jahren Festungshaft begnadigt, nach sieben Jahren unreif in die Freiheit entlassen. Alkoholabhängigkeit hatte eigentlich Untüchtigkeit für ihn programmiert.

Familienanamnese

Der Vater *Fritz Reuters*, Bürgermeister, Jurist, Bierbrauer, war bei der Geburt seines Erstgeborenen 34 Jahre alt. Eine ungewöhnliche Erscheinung in der *Mecklenburgischen* Kleinstadt *Stavenhagen*, die im Jahre 1810 noch einer besseren Zukunft entgegenschlief. Der strenge, penible Bürgermeister, ungeliebt und geschäftstüchtig, ver-

[248] Dipsomanie, der Begriff stammt von Christoph Wilhelm Hufeland (1762-1836) und bedeutete ursprünglich jede Form des Alkoholmissbrauches.

[249] Vgl. BATT Fritz Reuter - Leben und Werk, 85.

suchte nicht nur für sich und seine Familie das Beste. Er schuf Arbeitsplätze in der ersten von ihm errichteten Lagerbierbrauerei *Mecklenburgs.* Stemhäger Burmeister Bier. Der Sohn hat es später gelobt. Er musste es gewusst haben. Er war mit Gerstensaft und Schnaps vertraut. Der Vater nicht. Er hat nie zuviel von seinem Bier getrunken, »... hatte keine Leidenschaft zu bekämpfen.«[250] Oder doch? Vier lebendige Zeugen[251], Bastarde, nicht verhüteter ungewollter Schwangerschaften konnten Zeugnis ablegen von nächtlicher Leidenschaft, nicht nur Strenge, Zucht und Ordnung. Nicht immer ausgeschlafen. Die Sonne hat ihn ebenfalls »im Bett begrüßt«, den

Bürgermeister *Johann Georg Reuter.*[252] Ein Mann, kräftig von Gestalt mit einem schmalen Gesicht, der viel schaffte und doch nicht zu leben verstand. Ein amusischer Mensch. Nie im Leben hat er einen Roman gelesen, behauptete der Sohn.

Der Mutter sollte *Reuter* erste literarische Anregungen verdanken. Ein mit großer Geduld ertragenes Leiden, Milde, Herzensgüte und Bescheidenheit zeichneten sie aus. Fast bewegungsunfähig, gelähmt, an den Rollstuhl gefesselt, durch den Mann gleichermaßen erniedrigt und geachtet, wartete sie gelassen auf ihren Tod. Sie konnte die Strenge ihres Eheherren gegenüber dem Sohn deutlich vermindern. 40jährig starb sie, erlebte so Studenten- und Festungszeit ihres Sohnes nicht mehr. Unangenehmes hätte sie sich anhören müssen und die Leiden ihres Erstgeborenen wären in ihr vervielfacht. Nicht erst

---

[250] AaO., 196.

[251] Die erste außereheliche Tochter kam vor der Heirat mit der Mutter Fritz Reuters 1808 zur Welt und verstarb nach einem Jahr. Fritz Reuter wuchs mit seiner Stiefschwester Lisette (1809-1865) auf, zweite außereheliche Tochter des Vaters, legitimiert 1839, dritte außereheliche Tochter des Vaters, Sophie Reuter (1814-1901), kam erst 1826 nach dem Tode der Mutter Fritz Reuters ins Haus, 1839 legitimiert, vierte außereheliche Tochter Maria Sophia Carolina, geboren 1825, also ein Jahr vor dem Tod seiner Ehefrau.

[252] Vgl. GAEDERTZ Aus Fritz Reuters jungen und alten Tagen, 4, »Hart wie Eisen war der Bürgermeister Johann Georg Reuter, hochbeanlagt, selbstherrlich, amtseifrig, praktisch, unbeugsam und, wie man in Mecklenburg sagt >steinpöttsch<. Seinen Fritz liebte er indes ohne rechtes Verständnis für seine Eigenart; er ahnte leider nicht, welche Tiefe des Gemüts und Tatkraft in ihm steckte, geschweige denn, welch außerordentliches Talent.«

heute findet der Väter Zorn auf die Söhne ihr Ersatzobjekt in den Müttern.

»Dieser ungeordnete und insgesamt planlose Unterricht zeigte erst später seine verhängnisvollen Auswirkungen,
als *Fritz Reuter* die Gymnasien in *Friedland* und *Parchim* besuchte, und zwar nicht so sehr im Hinblick auf die Bildungslücken, die relativ schnell zu schließen gewesen wären, sondern vor allem im Hinblick auf die Charakterbildung des Jungen, der sich als Vierzehnjähriger dann nicht mehr oder doch nur unter Qualen der Schulordnung zu fügen vermochte.«[253]

Es gab Schlimmeres. Ich denke an des Vaters Festlegung, dass *Reuter* das Bürgermeisteramt in *Stavenhagen* übernehmen sollte. Trotzdem nicht ungewöhnlich. Heute noch werden Berufe durch Eltern gelenkt. Der folgenschwere Entschluss hatte den Charakter des Unerbittlichen, des schicksalhaft Unveränderbaren, dessen >Vollstreckung< ein nicht verstehbares Maß an Starrheit und fanatischer Konsequenz erforderlich machte. War das des *Mecklenburgers* viel zitierte Sturheit?

Was die Akribie des Vaters gesammelt und die Schwester *Reuters* bewahrt hatte, was im Jahre 1874 schon druckfertig war, sollte nun doch nicht das Licht der Öffentlichkeit erblicken. Ähnlich den strengen Hütern des Grals wollte sie sein, die Ehefrau *Reuters*[254].

1895 schrieb *Franz Engel*, der Erstherausgeber der *Reuterschen* Briefe.

»Habent sua fata libelli! Diese Worte sind auch auf das vorliegende Buch anzuwenden; denn bereits vor einundzwanzig Jahren sollte es den Freunden *Fritz Reuters*, die auf jedes gesprochene und geschriebene Wort des eben heimgegangenen Lieblings gespannt lauschten, übergeben werden. Da wurde der Herausgabe des Buches, als es zum großen Teile schon druckfertig vorlag, ein unerwarteter Einhalt geboten – Einhalt bis heute! Nun endlich nach einundzwanzig Jahren, ist der Weg frei. Und so, seiner langen unwürdigen Haft entlassen, tritt das Buch jetzt hinaus auf den nunmehr freien Weg zu Jedem und für Jeden, der nach ihm Verlangen trägt, wie einst er,

[253] AaO., 33.
[254] Vgl. NENZ Auf immer und ewig Dein Fritz Reuter. Aus dem Leben der Luise Reuter.

der die Briefe schrieb, selbst nach langer unwürdiger Haft hinaustrat auf den freien Weg zu dem Herzen seines Volkes.
Nicht die Eigentümerin der Briefe, die Schwester *Fritz Reuters*, Frau *Sophie Reuter* in *Stavenhagen*, nicht der Herausgeber und der Verleger derselben tragen die Schuld, dass dem deutschen Volke dieser Nationalschatz so lange vorenthalten wurde, dass derselbe, schon halb gehoben, wieder versenkt und vergraben werden konnte. Das Gebot dazu ging von einer Stelle der *Fritz Reuterschen* Familie aus, gegen welche kein Widerspruch zu erheben war; alle Bemühungen bei der Witwe *Fritz Reuters*, dasselbe aufzuheben, blieben fruchtlos, alle Bitten, Vorstellungen und Mahnungen fanden kein Gehör.«[255]

Sie blieb die kleinbürgerlich spießige Landpfarrerstochter aus *Roggenstorf*. Ihre für mich nachvollziehbaren Wünsche nach Harmonie, hatten sie für die Vergangenheit ihres Mannes einäugig gemacht.[256]

Antworten auf schwebende Fragen, Einblicke in Familienverhältnisse, das waren die Briefe *Reuters*. Erst der Tod der Ehefrau ermöglichte eine Veröffentlichung.

Die Briefe - das Ergebnis einer 14jährigen unversöhnlich geführten Auseinandersetzung zwischen Vater und Sohn. Die Briefe - Krankengeschichte und Botschaft, nicht offen und für jedermann leicht zu lesen, sondern zwischen den Zeilen verschlüsselt. Trotz Zensur von Gefängnisbehörde und Platzkommandant nicht verstümmelt, nicht entseelt, sondern Dokument und dramatisches Zeugnis. 730 nachweisbare Briefe, in 52 Jahren geschrieben, unverfälscht, weil ohne Absicht, denn an Zuhörer oder Gedrucktes hatte *Reuter* beim Schreiben kaum gedacht.

Schulzeit

---

[255] Vgl. ENGEL Briefe von Fritz Reuter an seinen Vater aus der Schüler-, Studenten- und Festungshaft, 1f.

[256] »...Wie heimlich hat man die Veröffentlichung der Jugendbriefe betrieben! Und hat wo sie solange gesteckt! Ganz der Frau Sophie Reuter ähnlich! ... Hat sie doch fast die ganze Erbschaft an sich genommen - die Briefe werden nicht dazu gehören. Wie schön sie gleich an alles gedacht! sofort nach dem Heimgange meines Fritz!« Brief von Luise Reuter an Hinstorff vom 12. Januar 1875, zitiert bei NENZ Auf immer und ewig Dein Fritz Reuter, 79.

Die Voraussetzung für eine Nachfolge im Amt des Bürgermeisters war das Abitur und ein abgeschlossenes Jurastudium. Konsequent ging der Vater an die Verwirklichung seines Entschlusses, so dass schon während der Schulzeit in *Friedland* und *Parchim* die stützende Hand, die Geschicke des Sohnes scheinbar zum Vorteil zu lenken, unübersehbar war. Der Vater veranlasste einen Schulwechsel, gab Ermahnungen, stand in Kontakt mit den Lehrern, sie zu besonderer Fürsorge zu bewegen. Eigener Überlegungen des Sohnes bedurfte es nicht. Jeder Versuch einer Richtungsänderung blieb ohne Chance, da er abhängig war, nicht nur vom Gelde des Vaters.

Der Schüler *Fritz Reuter* war damals »Michaelis 1824, ein stämmiger Bursche mit hellem, blonden Haar und einem freundlichen Gesichte«[257], berichtete eine *Friedländer* Familie. Der Körperbau pyknisch; gedrungen und rundwüchsig, verknüpft mit zykloidem Temperament, beliebt, ein fröhlicher Mensch. Nach einem Selbstporträt zu urteilen: Sympathie erregend, gewelltes Haar lässt die Stirn frei. Die Nase breit und stupsig über einem sinnlichen Mund. Verträumt und heimatlos, mehr Kind noch als Mann, verdrängte er Heimweh und Schmerz. Bei gutem Essen, einem kräftigen Schluck[258], wurden vaterländische Parolen geübt.

Turnvater Jahn und *Ernst-Moritz Arndt* beeindruckten *Reuter*. Ungebunden, dem Zugriff des Vaters entzogen, spürte er sporadisch Lust zum Zeichnen. Kein großes Talent, doch begabt.

Mangelnde Energie, Grübelzwang und fehlende Zielstrebigkeit führten zu Mittelmaß in der Schule und brachten den Vater auf. Den Ermahnungen folgten Versprechen, den Taschengeldkürzungen Schulden. Dem Druck des Vaters wich er aus, suchte den Weg des geringsten Widerstandes. Die Forderung zu erfüllen versprach er

---

[257] Vgl. GAEDERTZ Aus Fritz Reuters jungen und alten Tagen, 1.

[258] Vgl. BATT Reuter Werke und Briefe, Band IX, 44.
»In Parchim bildete sich ein Charakterzug aus,… sein Hang zur Geselligkeit und zum gemeinschaftlichen Vergnügen, negativ formuliert: eine Furcht vor dem Alleinsein und auch eine Abneigung gegen die schöpferische Einsamkeit. Vergnügungslokale, Ausflüge, Tischrunden, Kartenspiel und Zechereien üben auf den Gymnasiasten einen unwiderstehlichen Reiz aus, und er hat hier schon manchen Seidel Bier mehr getrunken, als dem Vater und den Lehrern zuträglich erschien.«

formal, eine Konsequenz zum Handeln verspürte er, allein ihm fehlte der Antrieb. Konfliktstoff häufte sich an, verfolgbar in allen Briefen. Der erste geschriebene, an einem Sonnabend, aus *Friedland*. Es war der 24. März 1827:

»Teuerster Vater, fern sei es von mir, meine Fehler durch Entschuldigungen zu beschönigen, doppelt fern, sie durch Leugnen zu vergrößern. Nein! frei will ich sie gestehen und hierdurch sie Deinen Augen weniger verhasst machen; denn früh schon lehret Ihr beiden teuren Freunde und Leiter meiner Jugend mich die Wahrheit lieben und ein freiwilliges Geständnis wie eine halbe Verzeihung ansehen.«[259]

Der Vater erhielt immer die erwartete Antwort:

»Lieber Vater, glaube nicht, dass ich so viel Liebe und Güte mit Undank vergelten werde. Ich werde mich bestreben, mich in diesem halben Jahre so anzustrengen, dass ich das künftige als Primaner begrüßen kann. Mit dem Malerwerden hat es für jetzt sein Bewenden und ich werde mich bestreben, wie Du mir auch rätst, wofern ich Dich richtig verstanden habe, mich zum tüchtigen Juristen fähig zu machen ...Von meinem Fleiße werde ich Dir an jedem Posttage redlich Rede und Antwort geben ... Mit den besten Vorsätzen und nicht minder guter Hoffnungen, lieber Vater, scheidet in diesem Briefe von Dir Dein Sohn F. Reuter.«[260]

Diesmal gelang es. So wie vom Vater gewünscht. Er wurde versetzt. Mit dem Malerwerden hatte es noch nicht sein Bewenden, wie die zahlreichen Zeichnungen und Bilder beweisen. Der Vater, 51jährig, misstrauisch, hatte allen Grund, weder jetzt noch später den großen, schönen Worten des Sohnes zu glauben. Ob vom Pfeiferauchen beim Lernen oder von Zechereien und Billardspielen, in den Briefen der Lehrer, dem Getuschel der Informanten die Rede war, dem Vater missfiel es gründlich.

Den Alkoholrausch hatte *Reuter* nun mehrfach durchkostet. Bleischwere Beine, tastendes Suchen nach der Haustür und dem Bett, Übelkeit zeugend vor traumlosem Schlaf. Das Erwachen am anderen Morgen mit dem ›Nie wieder‹ im dumpfigen Kopf war grausam.

---

[259] REUTER Werke und Briefe, Band VIII, 7.
[260] AaO., 8f.

Noch trank er nicht aus Bedürfnis. Männer wollten sie sein, die *Parchimer* Schüler, den Studenten es gleich tun. Frisch, fromm, fröhlich, frei. ›Übung‹ für das spätere Leben. Übertrieben? Bestimmt nicht. Noch heute geübt. Ad exercitium salamandri![261]

»Ad exercitium salamandri!« (*Alle erheben sich und ergreifen Ihr Glas.*)
»Sind die Stoffe präpariert? «Corona: »Sunt!« (bzw.»Non sunt!«)
»1, 2, 3, 1!« (*Das Zählen dauert nur eine Sekunde! Es wird getrunken. – Ausreichend Zeit lassen!*)
»2, 3! – – –« (*Es wird abgesetzt.*)
»1, – – 2, – – 3! – –« (*Die Gläser werden auf dem Tisch gerieben; wahlweise wird getrommelt.*)
»1, 2, – –« (*Die Gläser werden eine Handbreit hochgehoben ...*)
»3!« (*... und bei »3« kräftig auf den Tisch gesetzt.*) »Salamander ex!«

Studium
Endlich: Entgegen allen düsteren Voraussagen der Lehrer, erwarb er das Reifezeugnis[262] und durfte auf Geheiß des Vaters in *Rostock* studieren.

Er war arg enttäuscht, als das Studium begann. Das war nun das viel gepriesene, das freie Leben der Universität. Fades Studententreiben und langweilige Vorlesungen ließen den 21jährigen Jurastudenten mit seinem Schicksal hadern. Er hatte sich das Studium in seiner Phantasie anders ausgemalt, als abends durch zugige Gassen zu irren, vorbei an den schmalen Giebelhäusern und altern Speichern, hin zur Lagerstraße, in der er sein Zimmer hatte. Mich wundert es nicht, dass er mehr aus Verzweiflung als zur Geselligkeit trank, und so fand er den wärmenden Rausch, der ihn mutig und aggressiv machte. Jetzt

---

261 Es gibt den Schoppensalamander, ein bloßes Bierspiel, das keinerlei Ehrung beinhaltet; den Salamander zur Ehrung einer Person oder Institution (aus Klarstellungsgründen hier als »Ehrensalamander« bezeichnet); den Trauersalamander zur Ehrung eines Verstorbenen.

262 Abiturzeugnis Reuter: »Sein Betragen hat erwiesen, dass er von Zeit zu Zeit immer mehr bemüht gewesen ist, die Zufriedenheit seiner Lehrer zu gewinnen; sein Fleiß war ungleich, seine Kenntnisse sind in der vorschriftsmäßig angestellten Abiturientenprüfung befunden: in fremden Sprachen als nicht völlig genügend, in der Mathematik als ungenügend und in der Geschichte genügend.« Vgl. Zachow (1900-1967), Lehrer und Heimatforscher in Parchim, Fritz Reuter als Schüler in Parchim, 40.

war aus dem gelegentlichen Schülerumtrunk eine Gewohnheit geworden. Täglich >übte< er und wurde bald als trinkfest bewundert. Immer errang er das Lob der starken Zecher, die bis zum Morgengrauen fortpokulierten und das nächtliche Werk mit tollem Unfug krönten.

Pelzige Zunge, brennende Augen und Magenschmerzen ließen *Reuter* am nächsten Tag das *Aristophanes-Kolleg* vergessen. Erst eine Flasche Bier linderte die Schmerzen und so begann schleichend die Krankheit - Alkoholabhängigkeit, die sein weiteres Leben verhängnisvoll bestimmen sollte. Dem Vater blieb das Treiben des Sohnes nicht verborgen und so war es nicht verwunderlich, dass er dem Studenten mitteilte, was er dem Schüler immer wieder gesagt hatte: »Studere, heißt sich bemühen.« Gerade das fiel *Reuter* so schwer. Dem Vater blieb diese Haltung des Sohnes unverständlich, nicht einfühlbar.

Ostern 1832 kam es zur offenen Auseinandersetzung zwischen Vater und Sohn. Verständigen konnten sie sich nicht, denn zu verschieden war ihre Sprache. Der Sohn verließ als Verlierer den Kampfplatz und versuchte, den Vater in Zukunft zu meiden. Trotzdem blieb *Reuter* abhängig von ihm und er musste sich auf die Vorwürfe, Ermahnungen und den Argwohn des Vaters einstellen.

Immer fand er die entschuldigende Formel, wie im Brief vom 28. Januar 1832 aus *Rostock*.

»... Lieber Vater, wozu hat mich Dein Argwohn schon gemacht; wäre ich alles, was Du schon von mir geargwöhnt hast, so wäre es besser, ich hätte längst aufgehört zu sein ... in *Friedland* sollte ich ein Spieler sein, in *Parchim* ein Säufer, in *Rostock* etwas, was Du nur andeutest, welches ich aber aus früheren Andeutungen nur sehr schlimm verstehen kann.
Wodurch ist Dir der meiste Ärger und Gram über mich geworden, durch meine Taten? Ja, ich gebe zu, ich habe leichtsinnig, jugendlich gefehlt; aber der meiste ist Dir geworden durch Deinen eigenen Argwohn und durch andere, die Du mir zu Wächtern bestimmt hattest. Von Jugend auf haben andere für mich gehandelt, ich bin nie zum Richter meiner Taten gesetzt worden, andere haben sie gebilligt und verdammt, ich selbst habe nie Gelegenheit gehabt, zu sagen, das will ich werden oder das will ich tun, andere haben gesagt, das sollst du werden, das sollst du tun. Meine Eigentümlichkeit ist eine, durch meine Wächter eingeimpft worden, daher die Halbheit in meinem Betragen; weil ich nie gezwungen worden bin, mit den Zufällig-

keiten außer mir unmittelbar in Berührung zu treten, sondern in wichtigen Dingen immer mittelbar durch einen Vormund, daher der Wankelmut und Leichtsinn in meinem Charakter ... Seit einiger Zeit war ich aufmerksam auf mich geworden, ich freute mich über meine Freiheit, ich sah in ihr den einzigen Weg, aus mir etwas selbstständiges zu machen, Dir das Vergangene zu vergüten, und nun drohst Du mir wieder mit Zwang, mit Anwendung der Mittel, die mich früher verdarben. Vater! tue das nicht; es kann keiner etwas aus mir machen, ich selbst muss etwas aus mir machen.«[263]

Ein langer Brief des verzweifelten, sich ohnmächtig fühlenden, gekränkten und vom Vater unmündig gemachten *Reuter*. Klar und prägnant analysierte er »... ich selbst muss etwas aus mir machen.« Offenheit, gegenseitige Toleranz und ein Bemühen, sich zu verstehen, gab es nicht zwischen Vater und Sohn. Die wirklichen schöpferischen Potenzen *Reuter*s verkümmerten und wurden gehemmt durch die Strenge und Starrheit des Vaters. Das Studium der Architektur hätte sein Interesse gefunden.

Viele Jahre sollten noch vergehen, bevor *Reuter* seine ersten Früchte der langen Stammtischrunden ernten konnte, die *»Läuschen und Rimels«*.[264]

Jetzt jedoch im Mai 1832 hatten die Bitten des Sohnes einmal Erfolg. Er wechselte an die Universität in *Jena* und war so gute 400 Kilometer weit dem Zugriff des Vaters entzogen. Zwischen Vater und Sohn wurde ein Vertrag geschlossen. Drei Jahre durfte er studieren, dann musste er sein Examen ablegen.

Jena erreichte er aus *Halle* kommend zu Fuß. Je weiter er sich von zu Hause entfernte, desto mehr besserte sich seine Stimmung. *Naumburg*, *Camburg*, *Dorndorf*, mehrfach kreuzt er die Saale, vorbei an den *Dornburger* Schlössern betritt er *Jena* von Norden, lenkt sicher seine Schritte zum »Burgkeller«[265], Stammlokal der *Jenaer* Studenten. Erste Kontakte wurden geknüpft, in Hochstimmung der

[263] AaO., 35.

[264] »Läuschen und Rimels«, plattdeutsche Gedichte heiteren Inhalts, die bis heute reißenden Absatz finden, 1853 von Reuter selbst verlegt.

[265] »Nachdem ich ungefähr drei Wochen...auf dem Burgkeller gekneipt hatte, trat endlich ein älterer Student zu mir und meinte, ich müsste mich auf den Comment verpflichten lassen«, vgl. Die polizeilichen Vernehmungen des stud. jur. H. L. Chr. Fr. Reuter aus Stavenhagen., 47-49.

Salamander gerieben. Euphorisch schrieb er dem Vater in *Stavenhagen*:

»Es gefällt mir hier außerordentlich gut: *Jena* selbst hat eine himmlische Lage, mitten im Saaletal, von drei vierhundertfußhohen Bergen umgeben. Hier ist alles anders als bei uns, das Volk lebendiger, aufgeklärter; ich möchte Dir bloß gönnen, wie richtig so ein jenischer Bürger über Staat und Staatsverwaltung räsoniert; überhaupt herrscht hier im Weimarischen eine große Spannung in politischer Hinsicht, das Volk verlangt Pressefreiheit und Stände, sogar Geschworenengerichte, und *Jena* scheint der Mittelpunkt der Liberalen zu sein; alle verbotenen Blätter werden hier öffentlich mit rauschendem Beifall in den Kneipen vorgetragen und mit Anmerkungen versehen, die gerade nicht zu den glimpflichsten gehören.«[266]

Sorgen um Geld, die drückenden Schulden, Schmerzen am Magen, vergällten ihm schon bald die Freiheit, nagten an Stimmung und Glück. Tagelang trank er hintereinander, der »*Bier-Reuter*«, wie man ihn nannte. Nomen est omen. Seine Aufnahme in die Burschenschaft zog man in Zweifel. Selbst für Studenten war dies des Kneipens zuviel[267]. Das wollte etwas heißen. Trotzdem nahm man ihn auf. Schicksalsschwere Mitgliedschaft, schwarz-rot-gold, die Germanen trugen offen die deutschen Farben.[268] Die Burschenschaft, kein grölender Haufen?

Nein, aber nicht alle ein *Büchner*, mehr politische Schwärmer denn Revolutionäre, zuerst ein Dorn im Auge, später ein Knüppel in den

[266] AaO., 41.

[267] Vgl. BATT Reuter Werke und Briefe, Band IX, 54. »Reuter war der politisch der Harmlosen einer, ein unauffälliger und unambitionierter Mecklenburger, ein gutmütiger, wohlgelittener Kamerad, der Freundschaften, Unterhaltung und Fröhlichkeit suchte. ... Wenn man bedenkt, dass Trinkfreudigkeit den Burschen von ihrer Verbindung durchaus nicht angelastet wurden, kann man ermessen, dass es Reuter besonders schlimm getrieben haben muss; denn acht Stimmen erklärten sich bei der Aufnahme gegen ihn, weil er sich dem Übermaß den Kneipereien hingegeben und sich zu wenig um die ernsthaften Ziele der Bewegung gekümmert habe.«

[268] Zu Fritz Reuters politischer Haltung in Jena BUNNERS (Theologe, Vorstandsmitglied der Fritz-Reuter-Gesellschaft) In: Fritz Reuter in Eisenach, 30. »Reuters Teilnahme an den Vorgängen in Jena ist wohl ein Gemisch von jugendlicher Aufmüpfigkeit, Bierlaune, Vaterkonflikt mit dem Wunsch >gegen etwas zu sein<, und nur zum Teil aus überzeugter politischer Gesinnung.

Händen der Fürsten, Vorwand für Verfolgung und Strafe. Was politische Kommilitonen[269] so trieben, war dem *Reuter* egal. Er saß im Grünen bei Bratwurst und Bier, sollten sie reden über Einheit und Freiheit. Seine Freiheit war Entferntsein vom Vater, ungebunden, in die Berge hinauf.

Am 24. Oktober 1832 berichtete er aus *Jena*:

»Lieber Vater, ein ungemein widriges Missgeschick hat mich heimgesucht und an der prompten Beantwortung Deines Briefes verhindert. Ich gehe nämlich einige Tage nach Deines Briefes Ankunft vor die Tore *Jenas* und beschließe des schönen Wetters wegen, eine Ausflucht auf die Berge zu machen; nachdem ich mich nun hinlänglich ergötzt über die schöne Natur, kehre ich zurück, werde aber von der Dunkelheit überrascht und, des Weges verfehlend, stürze ich von einem Abhange hinunter. Wie ich unten lag fühlte ich einen fürchterlichen Schmerz am Fuße und musste mich demnach entschließen, da ich auf dem Felde bei dieser Witterung nicht schlafen konnte, nach Hause zu hinken.«[270]

Muschelkalkboden, der steinige Pfad und süße Berauschtheit ließen ihn stürzen, nicht nur vom Abhang, auch beim Vater. Der Bericht des Juristen *Professor Schröter*[271] vom 20. März 1833 aus *Jena* ließ es ihn glauben.

»Wohlgeborener, hochzuverehrender Herr Bürgermeister!
Leider kann ich Ihnen nämlich über den Lebenswandel Ihres Sohnes nichts Tröstliches mitteilen. Ich möchte auch diesen Gegenstand lieber mit Stillschweigen übergehen. Ihre dringende Aufforderung macht es mir aber zu Pflicht, zu reden, und so will ich denn kurz bemerken: dass meine wiederholten, väterlichsten Ermahnungen zum Fleiße immer nur auf einige Tage gefruchtet haben, und Ihr Sohn dadurch auch diesen Winter, und deshalb im Wesentlichen das ganze Jahr in *Jena*, ganz und gar verloren hat. Seine ganze Zeit hat er mit Studententreibereien, Besuchen von Wirtshäusern, Herumlaufen usw. totgeschlagen. Dies ist das Zeugnis, welches ihm Alle, selbst

---

[269] Vgl. BICHEL Prof. Dr. phil. (geboren 1925) Psychologe, Pädagoge, Fritz Reuter und die Politik, 5.

[270] AaO., 45.

[271] August Wilhelm Ferdinand Schröter (1799-1865), Dr. jur., Professor der Rechte in Jena, 1823 bis 1836, Oberappellationsrat in Parchim 1836, 1840 in Rostock, 1850 meckl.-schwerin. Justizminister, 1858 Staatsminister.

alle Studenten, geben, die seinen Lebenswandel beobachtet haben. Ich selbst an meinen Studiertisch gebannt, kann nur bezeugen, dass er meine Vorlesungen so gut wie gar nicht besucht hat. Das Übrige weiß ich nur vom Hörensagen - aber in ganz *Jena* ist nur eine Stimme darüber. Auch die akademischen Behörden bezeugen dies, und deshalb ist er, als ein durch sein Beispiel sehr schädliches Glied der Universität, von hier weggewiesen worden. Ihrem Vaterherzen wird dieser notgedrungene Bericht sehr wehtun, aber um Ihres Sohnes selbst willen durfte ich Ihnen nichts verhehlen. Es ist hohe Zeit, dass er durch ernstliche Maßregeln auf einen anderen Weg gebracht werde, sonst wird er ein unglücklicher Mensch. «[272]

Die Worte eines trockenen Lehrers, eines Amtphilologen in Paragraphen erstarrt, mochten so viel nicht gelten. Indirekt in den Briefen bestätigt *Reuter* selbst die geistige Leere, unreif in Gleichgültigkeit. Nicht nur das Jurastudium war ihm verhasst. Er hatte keine Alternative.[273] Ziellos ließ er sich treiben. Berauscht, konnte ihn Geistigkulturelles damals kaum interessieren.

»O alte Burschenherrlichkeit! wohin bist Du verschwunden? Nie kehrst Du wieder, goldne Zeit, so froh und ungebunden! Vergebens spähe ich umher, ich finde deine Spur nicht mehr. O jerum, jerum, jerum, O quae mutatio rerum«[274]

Der Alterstage verklärte Erinnerung: der berühmte Dichter geriet ins Schwärmen.

»Ach *Jena*! *Jena*! Lieber Sohn,
Sag' mal, hört'st du von *Jena* schon?
Hast Du von *Jena* mal gelesen?
Ich bin ein Jahr darin gewesen.

---

[272] Vgl. ENGEL Briefe von Fritz Reuter an seinen Vater, 114.

[273] Vgl. BATT Fritz Reuter Werke und Briefe, Band IX, 59. »Da Fritz Reuter von seinen Kommilitonen durchweg als >roh< geschildert wird, dürfte er sich an einer Reihe von Ausschreitungen beteiligt haben; allerdings war er weit weniger auf Schlägereien bedacht als auf das Trinken und - so unmusikalisch wie er war - auf nächtliches Singen, das dann zumeist im Randalieren seinen Höhepunkt und Abschluss fand. Und da er nun einmal als Bierreuter stadtbekannt war, wurde ihm gewiss auch das eine oder andere unterstellt, was er tatsächlich nicht verschuldet hatte.«

[274] Studentenlied 1825, Allgemeines Deutsches Kommersbuch, 281.

Als ich noch Studiosus war.
Was war das für ein schönes Jahr!
Ach, geh' mir doch mit Mutters Schwan
Und mit dem alten Engeland,
Nein, Ziegenhain und Lichtenhain[275],
Und dann der Fuchsturm[276], wohlbekannt,

Und auf dem Keller die Frau Vetter -
Es war ein Leben, wie für Götter! -

Trink mal, mein Sohn, trink aus den Wein!
Ich schenk uns beiden wieder ein. -
...

Stoßt an! *Jena* soll leben!
Hurra, hoch!
Stoßt an! *Jena* soll leben!
Hurra, hoch!«[277]

Indes, im Jahre 1833 trainierte er in *Jena* die Krankheit, lernte er Verhalten, unverlernbar für immer. Nur im Alkohol war er gesellig, witzig, frei, beliebt und gefürchtet, der *Bier-Reuter*, der stadtbekannte Filou. Wo er saß, in der Kneipe, Fröhlichkeit, schallend Gelächter. Der Alkohol trieb es heraus, feuerte ihn an, die Worte sprangen hervor, volkstümlich-bildhaft, derb und natürlich. Daran schieden sich die Geister; offen und frei das Lachen der einen, Gekünstel der anderen, die *Reuter* verachteten, haushoch überlegen sich fühlten, dachten, Politisieren sei alles.

[275] Dörfliche Vororte von Jena.

[276] Der Fuchsturm, ausgebauter Rest einer Burg bei Jena, 1784 wurden ein Fußweg zum Turm, eine Treppe und ein Dach geschaffen.
Das >gesellige Leben< auf dem Berg wurde durch die Gründung der >Knappschaft< im Jahre 1842 stark gefördert. Bis heute ist der Fuchsturm beliebte Ausflugsgaststätte für die Studenten. Der Weg ist immer noch steil und nachts unbeleuchtet, so das man sich gut vorstellen kann, dass Fritz Reuter betrunken auf dem Heimweg
gestürzt ist.

[277] Vgl. REUTER Hanne Nüte un de lütte Pudel 'ne Vagel- un Minschengeschicht, 352f.

Zehn Monate Aufenthalt, nicht Studium, waren in *Jena* vergangen und *Reuter*, dem Unpolitischen, drohte nicht nur vom Vater Gefahr. Dieser wollte nach Begleichung der Schulden die Rückkehr erzwingen. Selbst per Zeitungsannonce konnte er den Sohn in *Jena* nicht finden. Längst saß dieser beim Ratskellerwirt *Frische* in *Camburg*, die reichlich gewährten Kredite zu nutzen. Noch weiter weg vom Vater, nach *München*, wollte er. Dieser blieb hart und der Sohn musste wiederum bitten. Aus *Camburg* schrieb er am 5. April 1833:

»Lieber Vater, unter den Gefühlen der Freude und der Trauer habe ich Deinen jüngsten Brief gelesen; aber leider hatte die Trauer die Überhand und musste sie haben, denn obgleich der Brief freundlich und gütig abgefasst ist, so leuchten durch diese schönen Gewänder Misstrauen und Verachtung auf eine für mich sehr betrübende Weise. Ich soll nach Hause kommen, ich werde es, oder mit anderen Worten, ich werde das Studieren aufgeben, ich tue es mit ungemeinem Missbehagen; aber keine menschliche Gewalt wird mich je wieder dazu bewegen können. Aufrichtig gesprochen, ich halte das Studium der Jurisprudenz für die schrecklichste Arbeit, die ich mir denken kann, aber ich halte es jetzt für das größte Glück der Welt, wenn ich weiter darin studieren könnte, weil es der einzige Weg ist, das von mir begangene Unrecht gut zu machen. Noch einmal, Vater, willst Du den Handschlag, den ich im vorigen Briefe Dir geboten habe, annehmen, ich biete ihn Dir noch einmal an, schlägst Du ihn aus, so bin ich verloren, denn die letzte Spur Deines Vertrauens ist hin;«[278]

Literaturkritik erkannte in den Briefen »erschreckende Gleichgültigkeit, geistige Dumpfheit und letztlich auch totale Begriffsverwirrung«[279]. Dabei war es der Ausdruck hoffnungsloser Ohnmacht. *Reuter* unternahm in diesem Brief den Versuch, sich gegenüber dem Vater durchzusetzen. Sicherlich war *Reuter* das Jurastudium verhasst, aber er führte dieses Studium lieber weiter, als nach Hause zurückzukehren.

Letzten Endes blieb ihm trotzdem nichts anderes übrig. Er musste in seine Heimatstadt *Stavenhagen* zurückkehren. Hier war neben Schuldscheinen und Rechnungen die von der Universität *Jena* verfügte polizeiliche Verweisung eingetroffen. Die Gründe waren dem

---

[278] AaO., 57.

[279] Vgl. BATT Fritz Reuter Werke und Briefe, Band IX, 57.

Vater bekannt, »Unfleiß, Hang zum Trunke, mehrfache Ruhestörung«. Sechs Monate blieb er, Frühjahr und Sommer, *Jena* und *Stavenhagen* im starken Kontrast.

Schadenfreude im Blick zeigte sich unter den Bürgern der Stadt. Geschwätz und Getuschel hinter dem Rücken *Reuters*: Da, des erfolgreichen Bürgermeisters missratener Sohn.
In *Stavenhagen* war alles so friedlich und still, so dass die Studentenverfolgung in *Preußen* unwirklich schien. Germanen als Hochverräter gesucht? *Reuter* wusste es und konnte es trotzdem nicht glauben. Zank mit dem Vater. Ungeduld trieb ihn weg, den Arglosen, der seinem Glück vertraute.

Verhaftung in Berlin
In *Berlin* wurde er mit der Wahrheit konfrontiert, denn hinter Gitter waren schon *Jenaer* Studenten. Trotzdem vertrank er seelenruhig sein Geld in *Leipzig*. Endlich wieder Student, wie er es verstand! Nur der Einfluss des Vaters war störend. Der durch Schreckensmeldungen Besorgte kommandierte den Sohn eiligst nach Hause. Ohne Reisegeld konnte dieser jedoch den Befehl nicht erfüllen, musste zurück nach *Berlin*, um beim Vetter zu borgen. Vetter Ernst war nach *Beelitz* verreist. Nun saß *Reuter* fest, die Polizei war ihm bereits auf den Fersen. Flehentlich bat nochmals der Sohn. Der Brief aus einem Versteck bei guten Bekannten geschrieben war datiert vom 28. Oktober 1833:

»Nun von der Zukunft. Soll ich jetzt nach Hause kommen, wieder daselbst ein halb Jahr bleiben, das geht auf keinen Fall, Du weißt es selbst am besten, die Leute würden große Augen machen, meine Jurisprudenz würde den Gnadenstoß erhalten, und soll ich festgenommen werden, so wäre es besser anderwärts als im elterlichen Hause. Ein Mittel weiß ich noch, es liegt jetzt in Deiner Hand, entweder - oder. Lass mich nach *Kiel* gehen, es ist die Universität, wo ich am allersichersten bin; bin ich ein Jahr erst dagewesen, kann ich nach jeder anderen Universität gehen, aufgenommen werde ich, das ist keine Frage, es sind Jenenser aufgenommen, die in perpetuum relegiert sind ... Diesmal gib mir die Erlaubnis noch, glückt mein Plan auch diesmal nicht, so sollst Du ferner stets Deinen Willen mit mir haben, denn ich bin im Begriffe zu verzagen.«[280]

Nach Rückkehr des Vetters war die Abreise für den 31. morgens nach *Neustrelitz* geplant. Dort sollte er die Antwort des Vaters erwarten. Vetter Ernst hatte am anderen Morgen vergeblich auf Fritz gewartet, um ihn zu Müllers Fuhrwerk zu begleiten. Was war geschehen? Abschied hatte *Reuter* gefeiert, wie üblich tüchtig gezecht. Auch *Berliner* Bier ließ sich trinken. Volltrunken war er noch nicht, aber Bacchus hatte Venus erwärmt. Bei einem käuflichen Mädchen wollte er den Rest der Nacht verbringen. In der Schützenstraße 23 hatte er sein Vergnügen gefunden.

Früh stand Polizeikommissar *Hofrichter* am 31. Oktober 1833 auf, ein Spezialist für exmatrikulierte Studenten. *Reuter* lag noch in schwerem Schlaf. Plötzlich schreckte er hoch. Das Klopfen. Die Polizei. Er erstarrte. Jetzt hatte man ihn doch gefunden. Ohne Geld, ohne Hoffnung, halb noch im Rausch im Bett einer Dirne verhaftet. Um 8 Uhr wurde er im Polizeigefängnis, der Stadtvogtei, eingeliefert, saß mitten unter den ›Herumtreibern‹ *Berlins*. War er still mitgegangen, hatte er protestiert? Wir wissen es nicht, oder doch? Da gab es eine Aktennotiz des Kriminalrichters *Dambach*.

»*Reuter* hat sich während seiner Gefangenschaft stets als roher Geselle bewährt und ist häufig wegen Übertretung der Hausgesetze bestraft. Er hat den Inspektor persönlich bedroht, sang die ärgsten Zotenlieder, polterte häufig im Kerker, zankte laut mit der Schildwache und Gefangenenwärter und nur seine gänzliche Isolierung brachte ihn zur Vernunft. Er ist an und für sich gutmütig, aber leicht zum Zorne gereizt und dann einem Tiere ähnlich. Gelernt scheint er fast nichts zu haben und der Couleur perdu anzugehören. Deshalb hat er sein Studium aufgegeben und will Maler und Mathematiker werden. Nach seiner Entfernung von *Jena* hat er vagabundiert und ist bei einer Hure hier arretiert worden. Gefährlich scheint er nicht als Anhänger verderblicher Lehren, sondern als Taugenichts.«[281]

---

[280] AaO., 60.
[281] Vgl. FIGGE Fritz Reuter. Eine aktenmäßige Darstellung seines Prozesses und seiner Auslieferung, 97f.

Übertrieben? Ja, der Affekt hatte es dem preußischen Karrierejuristen, dem *Dambach,* diktiert. Falsch war es nicht, fand nur keinen Platz zwischen Rücksichtnahme und Pietät, des Dichterruhmes charakterglättenden Folgen. Der trinkende *Reuter*, Alkoholismus, die Krankheit, fiel den Biographen zum Opfer. Deren Rechnung war einfach; Alkoholismus gleich Schwäche und Laster, untragbar für einen Dichter wie *Reuter.* Die Biographen gingen ans Werk, ›ihren *Reuter*‹ zu schneidern, sauber, solide, maßgerecht nach dem Zuschnitt der Zeit.

Otto Glagau, der erste Biograph *Reuters*, der *»Kein Hüsung«*[282] 1865 verunglimpfte, war noch kein Freund des Verschleierns. *Reuter* weinend und lachend zugleich, hatte das dünne Büchlein gelesen, die erste Auflage seiner Biographie. Die Reaktion von ihm ist uns bekannt.

»Da hat der Teufel einen Menschen in *Berlin*, *Otto Glagau*, geritten, und der hat ein dickes Buch über mich und meine Werke zusammengeschmiert, worin er mich und mein Leben und meinen Charakter auf das unverschämteste vor die Öffentlichkeit bringt, was bei Lebzeiten eines Schriftstellers bisher in *Deutschland* noch nicht geschehen ist, worin er meine Schriften auf das unbarmherzigste durchhechelt - vorzüglich ›Kein Hüsung‹ - und ebenso wieder mit dem höchsten Lobe erhebt, mich für den größten Dichter der Jetztzeit erklärt ...«[283]

Zu Lebzeiten *Reuters* bedurfte es noch Zartgefühl und Verschwiegenheit, erklärte *Glagau* in der zweiten Auflage den Lesern, jetzt war »die reine volle Wahrheit geboten«. Das hieß – Reuters »unselige

[282] Otto Glagau (1834-1892), Publizist, »Fritz Reuter und seine Dichtungen«, 128. »Einen schneidenden Gegensatz zu dieser lustigen anspruchslosen Geschichte (»De Reis' nach Bellingen«) bildet »Kein Hüsung«, ein wüstes und abgeschmacktes Nachtstück, in welchem Sünde und Verbrechen, Elend und Schande, Flüche und Verzweiflung gleich düsterroten qualmigen Feuern emporflackern und die Atmosphäre mit Rauch und Gestank erfüllen.« Glagau wurde auch bekannt als Verfasser antisemitischer Schriften, besonders in der ›Gartenlaube‹. Seine Behauptung »Die soziale Frage ist heute wesentlich eine Judenfrage« wurde viel zitiert.

[283] AaO., 549f.

Schwäche ... war einfach ein Laster – wie das in *Mecklenburg* jeder weiß.«[284]

Gleichermaßen ehrlich und falsch. Schwarzes Schaf unter den Biographen bis heute.

Kein Vergleich mit *Adolf Wilbrandt*, Professorensohn, Grandseigneur, Direktor des Burgtheaters zu *Wien*. Der war nicht nur auf der Bühne mit großen Gesten vertraut. 1883 erschien seine Reuter-Biographie. Befreien wollte er *Reuter* endlich vom Makel des Lasters.

»Über die traurige Krankheit, welche ihm die sieben Jahre Festungshaft mit auf den Weg gaben, sind so verworrene und oft so niedrige Anschauen verbreitet, dass es mir als eine unausweichbare und heilige Pflicht erscheint, auch von ihr mit vollkommener Offenheit zu reden. Man hielt und hält *Fritz Reuter* hier und da für einen Trinker gleichsam von Profession; man hielt und hält ihm gleichsam aus Gnade, um seiner Dichtung Willen, diesen Makel zu Gute ...

Fritz Reuter ein Mensch von urkräftiger, auf kraftvolle Nahrung angewiesener und an sie gewöhnter, Konstitution, nun im Kerker Jahre lang schmaler Kost, harten Entbehrungen preisgegeben, dazu durch Trübsal geschwächt, suchte endlich sein Elend durch aufheiternde Getränke zu betäuben - und traf damit die wunde Stelle, die jene schwächenden Leiden in seinen Organen vorbereitet hatten. Eine ›Neurose‹, eine krankhafte Verstimmung der Nerven des Magens und der Speiseröhre bildete sich aus; ein Übel, das rein physischer Natur, wie es ist, wohl zu allen Zeiten durch erhöhten Gemütszustand günstig beeinflusst, aber durch keine moralische Macht, keinen Vorsatz des Willens aus den Organen wieder herausgeschafft werden kann.

...

Mit dieser traurigen, bemitleidenswerten, für jeden Zuschauer freilich abstoßenden Krankheit kehrte der Unglückliche in die Welt zurück. Die Perioden, in denen die wilden Anfälle wiederkehrten, waren ungleich, ihre Dauer desgleichen; nur ein Grund mehr, ihre Natur zu verkennen. Es vergingen Wochen, dann Monate, später (es scheint, weil die Natur bei gesundem und zufriedenem Leben sich gekräftigt fühlte) fünf, sechs, einmal neun volle Monate, ehe das krankhafte Bedürfnis wiederkehrte; zuweilen war der ganze Anfall in ein paar Tagen überstanden, zuweilen kam die Krisis erst nach langem Ringen herbei ...

---

[284] Vgl. GLAGAU Fritz Reuter und seine Dichtungen, neue, gänzlich umgearbeitete Auflage.

... furchtbare Todesangst marterte den Gequälten, er war jedes Mal des sichern Glaubens, zu sterben, und wer ihn sah glaubte, er habe Recht. Kam er dann zu sich, so war sein Gemüt verwüstet, sein Magen krank; er nahm nichts an als Sodawasser, gekochtes Backobst, etwas schleimige Nahrung, später Bouillon.«[285]

Und wer immer noch nicht genug hatte, konnte lesen.

»Die einzige Schwäche, die die Neider, die den Weltruhm des Genies mit scheelen Blicken betrachteten, hämisch und gehässig gegen ihn ins Feld zu führen den traurigen Mut hatten, war die Behauptung, dass er dem Trunk ergeben gewesen sei.«[286]

Danach war es klar, wer *Reuter* für einen Alkoholiker hielt war ein Neider, hämisch, gehässig.

Fortan entschuldigten sich alle. Offen wollten sie sein und doch nicht dem Andenken schaden. Ohne Berücksichtigung der Krankheit - Alkoholismus - war das ein Widerspruch in sich. Auf Kompromisse bedacht kam ihnen Schicksalhaftes, Unbeeinflussbares, Dämonisches in *Reuters* Krankheit gerade recht.

Dipsomanie, der Alkoholismus der Reichen, Berühmten? Selbst *Hückstädt*, ehemaliger Leiter des *Fritz-Reuter*-Museums in *Stavenhagen* und exzellenter *Reuter*-Kenner, schrieb 1978 noch, gedankenverloren, vom »bösen Dämon« und von einer »alkoholbedingten Unpässlichkeit«.

Unpässlichkeiten ganz anderer Art hatte *Reuter* jetzt zu ertragen - keine Freiheit, kein stimmungsspendender Stoff, der Abstinenz grausame Zeit hatte mit Zittern und Schwitzen begonnen. Übermüdet war er und konnte doch nicht entspannen. Grübeln verdrängte den Schlaf. Fand er ihn endlich, schreckte er aus unruhigen Träumen hoch, sein Atem stockte, mit weit geöffneten Augen lauschte er den fremden Geräuschen einer Haftanstalt. Unheilvoll klangen sie durch Fremdheit. Dann wieder schmerzte die gewaltige Stille. Körper und Seele krampften sich angstvoll zusammen. Da hatte er seine *Jenaer* Lieder

---

[285] Vgl. WILBRANDT Nachgelassene Schriften von Fritz Reuter, 30ff.
[286] AaO., 43.

gesungen, schimpfte und schrie, schlug mit den Fäusten und Füßen gegen Eisenbewehrtes. Ohnmächtig, hilflos war er gegenüber der Willkür und Gewalt. Reizbar, dysphorisch verstimmt, uneins mit sich und der Welt. Sein Rebellieren verhallte bis auf das Echo in *Dambach´s* Bericht. Hätten die Biographen anders geurteilt als *Dambach*? Im November 1833 war *Reuter* ein versoffener, verkrachter Student ohne Zeichen des Dichters, der später mit Orden und Dr. h.c. *Deutschland* durchreiste. Die Haft[287], eine künstlich von Menschen geschaffene Gefahr, isolierte *Fritz Reuter* nicht nur von Familie und Freunden. Nicht mehr die Motive freiheitlichen Handelns, sondern die elementaren Dinge hatten sein Leben bestimmt: das Essen, Trinken und Rauchen.

»Dein Tabak ist sehr schön, Du glaubst gar nicht, was das für ein herrlicher Genuss ist, wenn man an einem schönen Abend, das Fenster, das beiläufig gesagt gar nicht zugemacht wird, offen hat, die Pfeife durch das Eisengitter steckt, und da man leider nicht selbst frei sein kann, doch wenigstens den armen Tabak auch nicht eingekerkert, sondern ihn in die freie Luft hineinschweben lässt.«[288]

Im Gegensatz dazu die Verhöre. Raffiniert, freundlich und schroff führte sie der *Dambach*[289], nicht mehr auslebbar waren Aggression und Sexualität. Dafür überließ sich *Reuter* der zeitlosen Fülle von Tagtraum und Phantasie, unfreiwilliger Übung und Spiel für den Ernst kommenden Schaffens. Anpassen hieß Überleben. Das wusste auch er. Und er passte sich an. Erste Kontakte mit der Außenwelt, Besuche und Geld erleichterten es ihm. Der Vater erhielt den ersten Brief am 21. November 1833:

»Ich hab alles frei und offen eingestanden, welches mir dann die Hoffnung lässt, dass die Haft nicht von zu langer Dauer sein wird. Im übrigen geht es

[287] Vgl. HARDING Der Suchtkranke im Gefängnis, 445ff.
[288] Vgl. ENGEL, Briefe von Fritz Reuter an seinen Vater, 149f.
[289] Heinrich Rudolf Dambach (1798-1845), 1833 Kriminalrat, Versetzung zur Kriminaldeputation des Berliner Stadtgerichts, mit Führung und Leitung der wegen >politischer Vergehen< eingeleiteten Untersuchungen unter Aufsicht des Kammergerichts beauftragt.

mir ziemlich gut, ich bin gesund, habe zu essen und zu trinken und eine freundliche Behandlung.«[290]

Noch ist von Gesundheit die Rede und optimistisch gab er dem Vater Bericht von dem »Zeitvertreib des Studierens«. Es handelte sich bei diesem Studium mehr um einen sporadischen Eifer, der schnell aufkam, rasch verging und häufig wechselte. Da war die Rede von Mathematik und Architektur, da bat er um Bücher über Geschichte und Jura. Er wollte Englisch lernen, aber auch Spanisch und Französisch. Das klang sehr gut, bedeutete jedoch wenig. Es kam bei ihm nicht zu einer wirklichen Sinngebung, zu einer Konzentration auf das Wesentliche oder gar zu einer vertieften Selbstfindung während der Haft. Vielmehr spielten bei ihm die Mechanismen des Ausweichens, der Illusionen und des Verdrängens die Hauptrolle. Zwei Monate später, am 27. Januar 1834, schrieb *Reuter* den zweiten Brief an seinen Vater. Dieser begann wieder mit einer Entschuldigung, dass die Verspätung nicht sein Versäumnis sei. Dann ging er auf sein Befinden ein.

»Mit meiner Gesundheit geht es soso; ich bin unpässlich gewesen, doch ist dies wohl die gewöhnliche Kerkerseuche, seit einiger Zeit geht es wieder und wird jetzt wohl besser werden, da ich die Erlaubnis habe, alle zwei Tage eine halbe Stunde mich zu ergehen.«[291]

Später erklärte er dem Vater, es sei nur eine Erkältung gewesen und er solle sich keine Sorgen machen. Ob er in der Stadtvogtei schon hat Alkohol trinken können, ist nicht bewiesen. Zu vermuten wäre es, entsprechend seiner Klagen:

»Mit meiner Gesundheit geht's schlecht; mein Magen ist durchaus in Unordnung, ich kann nicht die Hälfte essen von dem, was ich sonst aß.«[292]

[290] Vgl. REUTER Werke und Briefe, Band VIII, 61.
[291] AaO., 63
[292] AaO., 68.

Festungshaft

Monate vergingen, Langeweile und Gleichgültigkeit breiteten sich in ihm aus. Immer wieder enttäuschte Hoffnungen auf Entlassung labilisierten seinen Willen. So war ihm jede Abwechslung recht und er freute sich, dass er das *Berliner* Gefängnis mit einer Festung tauschen konnte.

Die Festung *Silberberg* im *Eulengebirge*, 2200 Fuß über dem Meer gelegen, mit eisigen stürmischen Wintern und kalten Sommern, versprach dem 24jährigen *Reuter* nichts Gutes. Das humane Regiment des Festungskommandanten *von Langen* milderte das Klima und freundlich empfing er den >Hochverräter und Aufrührer< der einst das tyrannenmordkündende Lied gesungen hatte.[293]

»Fürsten zum Land hinaus«[294]

»1. Fürsten zum Land hinaus nun kommt der Völkerschmaus! Raus!	»Fürsten zum Land hinaus, Jetzt kommt der Völkerschmaus.
2. Erst jagt den *Kaiser Franz*, dann den im Siegerkranz! Schub!	Erst hängt den *Kaiser Franz*, Dann den im Siegerkranz.
3. *Bayernland* ans Gewehr, *Ludwig* geniert gar sehr! Fort!	*Wilhelm* liebt Bürgermord, mit ihm aus *Preußen* fort.
4. Adlig *Hannoverland*, du wirst zur Affenschand! Pfui!«	*Mecklenburgs Friedrich Franz* Schandfleck des Vaterlands«[295]

Längst erstarb es hinter spröd' gesprungenen Lippen. Trotzdem, nun war er froh:

[293] In der Urteilsbegründung heißt es: »Ganz unglaubwürdig erscheint es, wenn Reuter angibt, die Strophe des Liedes >Fürsten zum Land hinaus<, welche die Beleidigung Seiner Majestät des Königs enthält, nicht zu kennen und nicht gesungen zu haben« aus FIGGE Fritz Reuter. Eine aktenmäßige Darstellung seines Prozesses und seiner Auslieferung, 130.

[294] »Fürsten zum Land hinaus« anonymes Lied nach Wolfgang STEINITZ Volkslieder demokratischen Charakters aus sechs Jahrhunderten, um 1833.

[295] zitiert bei HÜCKSTÄDT >Ich würde doch nach Jena gehen.< Fritz Reuter als Student und Burschenschaftler in Jena 1832/33, 22. Vgl. dort weitere Quellenangaben zur Herkunft des Liedes, 21f.

»Meine jetzige Lage ist sehr gut, wenn man sie mit der vorherigen vergleicht; ich habe ein großes geräumiges Zimmer in der Kasematte, beiläufig gesagt, es ist größer als der Ratsaal bei Dir; die Erlaubnis, mir an bestimmten Tagesstunden so viel Bewegung zu machen, wie ich nur will; mit meinen Freunden mich zu unterhalten; des Sonntags in die Kirche zu gehen, die in der Stadt liegt.«[296]

Er hat sich nicht nur unterhalten, auch kräftig gezecht, mit den Freunden, dem *Scheibner*, dem *Wachsmuth*, dem ›*Kasemattenwolff*‹. Genügend Geld hatte er vom Vater. Der *Friedrich Wilhelm Wolff* war - anders als *Reuter* - Revolutionär, konsequent mit weitschauendem Blick. *Marx* widmete ihm später den ersten Band des »*Kapital*«. Trank *Reuter* nur Bier und Wein, griff er jetzt zu dem billigen Schnaps, der schlecht, weil mit Fuselölen vermischt, war. Das war kein Genuss mehr beim Trinken. Nur das unzähmbare Alkoholverlangen ließ ihn das scheußliche Zeug hinunterkippen. Mehr, immer mehr und schneller und schneller. Panik befiel ihn, wenn er die Flasche nicht fand.

Betäubt vom giftigen Rausch versank er im Nichts, erwachte mit rasenden Schmerzen im Kopf. Er konnte nicht leben, er konnte nicht sterben. Er fühlte sich roh, zermartert und leer. Das Gesicht aufgedunsen, die Augen entzündet. Er wollte schreien, fluchen. Es war kein Schrei. Mit matter Stimme ein klägliches Krächzen aus trockener, vom Schnaps verbrannter Kehle gegen Kerker und Suff. Die Zeit gab es nicht mehr im Rausch des Vergessens.

Endlich 1835, Weihnachten und Neujahr hatte er verdämmert, erinnerte er sich des Vaters. Elf Wochen hatte sein Schweigen gedauert.

»Lieber Vater, gewiss hat Dir mein so langes Stillschweigen Unruhe verursacht; aber den Grund kennst Du ja aus früheren Briefen, nämlich Kränklichkeit, die mich zu jedem Geschäfte untauglich machte; ich habe wiederum zum wiederholten Male das Bette hüten müssen, wodurch sich bei mir eine ungemein bittere Gemütsstimmung erzeugte, in der ich nicht an Dich schreiben wollte, um Dich nicht besorgter um mich zu machen, ...«[297]

---

[296] Vgl. REUTER Werke und Briefe, Band VIII, 73.
[297] AaO., 77.

Noch erhielt der Vater nur die Umschreibung der Krankheit - unangenehme Zufälligkeiten - nicht mehr. Für den Bürgermeister war dies jedoch kein Rätsel. Zwar wurde die Wahrheit beschönigt und geglättet, aber dennoch erfuhr er sie durch Fremde.
Gelegentlich gelang es *Fritz Reuter* über einen Kaufmann, unzensierte Briefe vom *Silberberg* aus abzusenden. Dazu gehörte der Brief vom 15. Juni 1835, in dem er erneut um Geld bat, das aber nicht, wie sonst üblich, an die Kommandantur abgegeben werden sollte:

»Du wirst Dich vielleicht wundern, dass ich schon wieder um Geld schreibe; aber ich habe sehr viele Ausgaben während meiner Krankheit gehabt; jetzt bin ich gesund, obgleich ich mich sehr schonen muss. Meine Krankheit lag hauptsächlich am Magen und war von der Art, dass ich in acht Tagen auch nicht das geringste genießen konnte, ohne mich zu übergeben; dadurch ward mein Nervensystem so angegriffen, dass ein junger Mediziner, der mein Los hier teilt, schon befürchtete, es würde sich ein Nervenfieber einstellen.«[298]

Jetzt ging alles sehr schnell und der Krankheitsprozess schritt fort. Zitternd voller Ungeduld, im Warten auf Geld, hatte *Reuter* schon zu oft in sein leeres Glas gestarrt, war mit wankenden Schritten durch seine feuchte Kasematte geirrt, vorbei an den Salpeterkristallen der Wände. Gekrümmt stand er da, die Hände vor den Magen gepresst, verzweifelt. Die Welt stürzte zusammen.

Das Nervenfieber, der Säuferwahnsinn, das Delirium tremens - *Fritz Reuter* durchlebte Schlimmes. Er trank jetzt täglich ein großes Quantum Schnaps, und trotzdem blieb er unruhig, verstimmt und schreckhaft. Schlafen und Essen konnte er fast nicht mehr. Morgens plagten ihn Brechreiz und Übelkeit, so dass er die ersten Schlucke wieder auswürgte. Abends bei Eintreten der Dunkelheit geschah es. Hinter seinem Zellenfenster sah er eine dunkle Gestalt, gesichtslos und stumm. Hörte Stimmen, die riefen, dass er zur Hinrichtung abgeholt werden solle. Seine Hände zitterten, seine Nerven zuckten. Die Gesichtsmuskulatur, die Zunge flatterten. Der Festungsgefangene *Reuter* hockte zusammengekrümmt, ängstlich auf seinem flachen Bett und schwitzte. Mit zittriger, bebender Stimme bat er seine

[298] AaO., 78.

Freunde um Hilfe. Kurze Zeit später verkannte er sie, glaubte sich in seinem Vaterhause und wähnte sich in einem Gasthaus. Gelegentlich rief er eine Bestellung in die Ecke. Die Stimmung wechselte von heiter-ausgelassen zu ängstlich-schreckhaft. Er griff in die Luft und wischte mit dem Unterarm über den leeren Tisch. Einen roten Faden an seinem Bett hielt er für einen Fisch, dann plötzlich sah er Fledermäuse und Ratten. Wild schlug er um sich, sie zu vertreiben. Später konnte er sich an nichts mehr erinnern. So etwa hätten die Aufzeichnungen in einem psychopathologischem Befund und einem Verlauf in einer Krankenakte lauten können.

Die Zeit auf dem *Silberberg* ließ er in seinem Roman *»Ut mine Festungstid«* nicht grundlos unerwähnt.

Im Januar 1836 war er erstmals widerwillig und halbherzig bereit, dem Vater über seine Krankheit zu berichten:

»Du verlangst von mir, ich soll Dir schreiben und eingestehen [...]; wozu dies dienen soll, weiß ich nicht, da Du schon lange von der Wahrheit überzeugt bist. Solltest Du es nicht sein, so brauchst Du nur an, namentlich an B. ... zu schreiben, der wird Dir schon Rechenschaft darüber geben können, zumal, da es scheint, als ob er sich mehr um meine Angelegenheiten bekümmert als um die eigenen; sollte er den Vorwand der Freundschaft missbrauchen, so antworte ich: zur Freundschaft gehören erstens zwei und zweitens Aufrichtigkeit, und diese beiden Dinge sind aus reinem Zufall vergessen. Nun aber, mein lieber Vater, will ich Dir selbst das Bekenntnis ablegen, dass ich früher mehr geistige Getränke getrunken habe als mir dienlich war, obgleich ich nie in grober Trunkenheit gewesen bin.«[299]

Reuter war an einem Punkt angelangt, an dem ihm bewusst war, dass er alkoholabhängig war. Dieses erste Eingeständnis fiel ihm schwer. Seine Auseinandersetzung mit der Krankheit hatte begonnen und brachte erste Erfolge. Erfolg hieß Abstinenz. Freudig und stolz berichtete er dem Vater:

»Was ich selbst noch hinzufüge, ist das, dass ich mich jetzt sehr wohl befinde und dieser Nachricht von Euch sehnlichst entgegensehe, dass ich

[299] AaO., 81.

durchaus keine geistigen Getränke zu mir nehme und (nicht wahr, o Wunder!) diesen Brief um $4^{1}/_{2}$ Uhr des Morgens schreibe.«[300]

Nur kurz war der Höhenflug, dann kam der Rückfall:

»Ich bin auf dem Wege, mir einen passiven Mut zu verschaffen, dessen Höhepunkt völlige Apathie sein wird ...Was meine übrigen Angelegenheiten betrifft, so kann ich Dir nichts Tröstliches melden, meine Gesundheit ist schlecht, an Arbeiten ist wenig zu denken, denn meine Augen halten es nicht aus; das Zeichnen, das einzige Vergnügen, das ich noch hatte, habe ich seit 2 Monaten gänzlich unterlassen müssen. Mein Magen ist so schwach, dass ich wenig Speisen vertragen kann, und von Zeit zu Zeit leide ich an so heftigem Erbrechen, dass es zuweilen 3 Tage und Nächte anhält, bis endlich Blut kommt, dann ist's gut«[301]

Das fünfte Jahr seiner Haft begann mit der Verlesung des Urteils am 28. Januar 1837 im Rathaus zu *Silberberg*:

»Gegen *Reuter* liegt vor: 1. Seine Teilnahme an der vereinigten Burschenschaft als Kommentbursche und Mitglied, 2. seine Teilnahme an der neuen Germania als Mitglied, 3. seine Kenntnis der revolutionären Stuttgarter Beschlüsse, 4. die Beleidigung Seiner Majestät des Königs ... Wiewohl dies letztere Vergehen ein Schärfungsgrund ist, so hat doch in Betracht, dass der Inquisit nichts getan hat, was unmittelbar und zunächst den gewaltsamen Umsturz des Preußischen Staates bezweckenden Verbindung und wegen Beleidigung Seiner Majestät des Königs nur auf einfache Todesstrafe, die Strafe des Beiles erkannt werden müssen, außerdem aber auch auf Konfiskation seines Vermögens.«[302]

Gemeinsam mit dem Urteil eröffnete man *Reuter*, dass der König ihn zu dreißigjähriger Festungshaft ›begnadigt‹ hatte.

Danach begann eine schreckliche Odyssee. Man verlegte ihn vom *Silberberg* in die Festung *Groß Glagau*. *Magdeburg* folgte:

---

[300] AaO., 83.

[301] AaO., 90.

[302] Vgl. FIGGE Fritz Reuter Eine aktenmäßige Darstellung seines Prozesses und seiner Auslieferung, 130ff.

»Unsere Zimmer liegen gänzlich nach Norden, so dass bis jetzt noch kein freundlicher Sonnenstrahl durch die Gitter und in das kleine, höher als das in der Kammer von Großmutters Schlafzimmer gelegene Fenster gedrungen ist; die Lokale sind so feucht, dass Stiefel, Bücher, ja selbst Holzwaren, vom Schimmel überzogen und verdorben werden. Die Heizung wird mit Luft bewerkstelligt, die unsinnigerweise oben hereinströmt anstatt unten, so daß man kalte Füße und heißen Kopf erhält, ein herrliches Mittel, um künstliche Kongestionen nach dem Kopf hervorzubringen; das Wasser ist Elbewasser, widerlich weich und zuweilen gänzlich durch Schmutz und Sand untrinkbar. Des Tages haben wir zwei Freistunden, die in einem von hohen Mauern umschlossenen und gegen Norden gelegenen Hofe abgehalten werden, und dem man der Gesundheit wegen, an jedem Ende eine große Kotgrube zugegeben hat, in welchen beiden Gruben sich die Abgänge von ca. 200 Menschen sammeln.«[303]

Dazu tyrannisierte der Festungskommandant, *Generalleutnant Gustav Graf Hacke*, selbstgefälliger, ›preußisch-korrekter‹ Freund *Friedrich Wilhelm III.*, die Gefangenen. Die Wochen schlichen qualvoll dahin, ›höchst einförmig‹ in einem ›Chaos von Gefühlen‹:

»Deine Befürchtung in Hinsicht der Spirituosa muss ich in meiner jetzigen Stimmung ebenfalls für unbegründet erklären; ich habe im ganzen keine Neigung dazu, und wenn ich zuweilen Lust in mir spüre, meinen Vorsatz fallen zu lassen, so habe ich zwei herrliche Gegenmittel dagegen, die mich bis jetzt nicht im Stich gelassen haben, sie heißen Arbeit und Gebet. Wenn auch in G. kein gutes Bier ist, so empfinde ich diesen Mangel durchaus nicht, da ich seit einiger Zeit, freilich ist sie nur kurz, nur Wasser trinke, und so werde ich mit Gottes Hilfe diesen meinen großen Feind auch überwinden.«[304]

Von seinem ›größten Feind‹, dem Alkohol, sprach er im Stillen. Wohl wissend, dass nur lebenslange Abstinenz Erfolg bedeutete. Trotz dieses Wissens und böser Erfahrungen gelang es ihm nicht, dies zu erreichen. Immer neue Trinksysteme und Mittel probierte er aus. Einer bitteren Niederlage folgte die nächste. So auch in *Graudenz*, auf der Festung, 1838, himmelsgleich nach *Magdeburgs* Hölle.

---

[303] Vgl. REUTER Werke und Briefe, Band VIII, 130f.
[304] AaO., 145.

»Du scheinst besorgt über meine Gesundheit und Diät, die erste ist sehr gut und die zweite, so gut sie sein kann; kurz Du hast die Sache auf dem rechten Fleck getroffen, wenn Du mutmaßest, dass ich statt Wasser jetzt Bier trinke, jedoch sehr mäßig, wie Du selbst sagen wirst, wenn ich Dir versichere, dass ich für gewöhnlich (und Ausnahmen sind selten) des Mittags und Abends nach dem Essen jedes Mal eine Flasche von der Größe eines halben Quarts zu mir nehme. Kaffee trinke ich nicht und außer Bier keine Spirituosa. Ich würde beim Wasser geblieben sein, wenn es in den Kasematten nicht so feuchtkalt wäre in der jetzigen Jahreszeit.«[305]

Einen weiteren Hinweis auf die Trinkgewohnheiten *Reuters* zitierte *Albrecht* in seiner Studie über die Krankheit *Reuters*, indem er *Julius Falk*, einen Schüler *Reuters* in *Graudenz*, zu Wort kommen ließ:

»*Reuter* hat sich leider dem Trunke ergeben. Wenn wir zu den Stunden kamen, lag er häufig auf seiner Soldatenbettstelle (sie war aus Fichtenholz, nicht gestrichen und enthielt auf einem Holzboden Strohsack und Matratze). Auf der Erde stand am Kopfende eine Flasche >Kornus< (Getreidekümmel), aus der er zeitweise einen Schluck nahm, während er uns, die wir am Bett saßen, unterrichtete. *Reuter* bekam bald das Delirium und musste ins Militärlazarett geschafft werden. Unser lieber Festungskommandant, eine Seele von Mensch, ließ ihn in die Offizierswachstube bringen. Diese hatte keine eisernen Traillen. Eines Tages nun träumte *Reuter* in seinem kranken Zustande, seine Mutter sei ins Wasser gefallen und sei dem Ertrinken nahe. Da riss er das Fenster auf und sprang eine Treppe hoch hinab, um seine Mutter zu retten. Ein großer, langer Brennholzstapel war von *Reuter* als das Wasser angesehen, in dem seine Mutter mit dem Tode rang. Merkwürdiger Weise tat er sich keinen Schaden, obgleich unter dem Fenster gepflastert war.«[306]

Der Vater wusste die Briefe zu lesen; Diätfehler und Unwohlsein nahm er synonym für einen kräftigen Rausch.

»*Fritz Reuter* war jedenfalls durch die Güte seines Vaters immer mit größeren Geldmitteln versehen und brauchte den ihm verhassten preußischen Staat nicht anzuzapfen. Der Vertrauensmann des Bürgermeisters in *Graudenz* war übrigens Herr *Schwerdtfeger*, der noch mehrere Jahrzehnte später

[305] AaO., 161.
[306] Vgl. BRANDES Aus Fritz Reuters Leben, 12.

neben seinem Kaufmannsladen eine nicht bloß auf der Festung bekannte Bierstube hatte ...
Trotzdem bleibt die Tatsache bestehen, dass *Reuter* in *Graudenz* recht gut gelebt hat und, wie die späteren *Dömitzer* Briefe mit fast zynischer Offenheit eingestehen, - namentlich für sein Trinken viel Geld verbraucht hat, so schmerzlich dies ist, dies aussprechen zu müssen, vornehmlich für die traurige und bewegte Festungszeit: Eine größere Freiheit ist *Fritz Reuter* nie zuträglich gewesen, da seine überkräftige und unbändige Natur kein Maß zu halten wusste.«[307]

Verlegung auf die Festung Dömitz

Ihm, dem nun 62jährigen Vater, mit guter Verbindung zum Schloss *Schwerin*, gelang es, die Verlegung des Gefangenen in die Festung *Dömitz* zu erwirken. Der Wechsel in sein neues Domizil war »herrlich«, bedeutete Aufwind, endlich wieder in *Mecklenburg*, der Heimat, zu sein. Leider, die verfluchten Schulden in *Graudenz* musste er beichten:

»Aus diesem Grunde und in dieser Hoffnung enthalte ich mich auch aller schriftlicher Mitteilungen über manche vergangene Zeiten, die für Dich wohl von Interesse sein mögen, und bitte nur inständigst, dass Du nicht gar zu sehr über die allerdings sehr große Summe zürnen mögest, die nach *Graudenz* zu zahlen ist, da so viele traurige und schmerzhafte Gründe mich zur Eingehung dieser Schuld gezwungen haben und mir dieselbe schon ohnedies die Freude der letzten Tage genugsam vergällt hat, auch bitte ich dies Faktum nicht anderen mitzuteilen, da das Publikum wohl geneigter sein möchte, meine Schuld zu richten, als meine Entschuldigung zu hören.[308]

»... eine Flasche von der Größe eines halben Quart.«, »sehr große Summe« - Festungskommandant *von Toll* in *Graudenz* kannte die »schmerzhaften Gründe«. Er verfügte darum, *Reuter* sei »... nicht als ein so überaus gefährlicher Transport zu betrachten, wohl aber sei der Begleiter zu instruieren, ihm den Genuss spirituöser Getränke so viel als möglich zu untersagen, in dem durch den häufigen Genuss dergleichen Getränke der Arrestant einen starken Anfall von Delirium erleidet und so den Transport erschweren und aufhalten würde.«[309]

[307] AaO., 22.
[308] Vgl. REUTER Werke und Briefe, Band VIII, 169.
[309] Vgl. FIGGE Fritz Reuter. Eine aktenmäßige Darstellung seines Prozesses und

Frohen Mutes meldete *Reuter* aus *Dömitz*:

»Meine Gesundheit ist vortrefflich, gegen meine Diät würde selbst Pythagoras nichts einzuwenden haben, da ich bei vielem Appetit wenig esse und nichts trinke als Wasser und auch auf der ganzen Reise nichts anderes getrunken habe, mit der Ausnahme eines einzigen Glases Wein, den ich bei einer Verwandten eines anderen Demagogen habe trinken müssen.«

Der Empfang in *Dömitz* war freundlich:

»Der damals fast 73 Jahre alte Oberstleutnant *Christian von Bülow* war, wie schon die kurze Schilderung in der Festungstid ausweist, ein Original: Er bewillkommnte *Reuter* und den ihn begleitenden Gendarmen mit einem tüchtigen Schluck Rotwein aus einem Bierglase ...«[310]

In *Dömitz* nutzte *Reuter* den Freiraum weidlich, den ihm der freundliche Festungskommandant *von Bülow*[311] ermöglichte. Er war häufiger Gast im Ratskeller zu *Dömitz*. Neue Schulden entstanden: beim Kaufmann St. 30 Taler, bei der Witwe H. 29 Taler und beim Apotheker 3 Taler. So beschränkten sich die Briefe auf diese Dinge und *Reuter* meinte selbst, dass sein Stil »herbe und trocken« sei. Sarkastisch bat er den Vater um Verzeihung und wünschte ihm, »Dass Deine Beziehungen zu anderen Leuten glücklicher sein mögen als zu Deinem Sohne.«

Ein Aufpassersystem, vom Vater bestellt, erschwerte das Trinken. Wie schwer es für *Reuter* war, unter den Umständen der Festungshaft, auch der erleichterten in *Dömitz*, die Alkoholabstinenz einzuhalten, zeigte der Brief vom 4. März 1840:

»Du verlangst, ich soll Dir die Versicherung geben, nicht wieder in das Laster des Trunkes zu verfallen; mein lieber Vater, das Sprichwort sagt: Mit guten Vorsätzen ist die Hölle gepflastert; und wenn Du diese verlangst, so

---

seiner Auslieferung, 225.

[310] Vgl. BRANDES Aus Fritz Reuters Leben, 28.

[311] Christian von Bülow (1767-1850), mecklenburgischer Oberstleutnant, Kommandant der Festung Dömitz.

würdest Du wohl stündlich bei mir auf solche treffen; aber die Ausführung ist sehr schwer. Du hast wohl keine Leidenschaft zu bekämpfen gehabt oder doch keine so tief eingewurzelte? Sonst würdest Du Dich gratulieren, dass ich schon so weit bin, keinen Branntwein zu trinken, zumal, wenn Du mich früher gekannt hättest; Du wirst einwenden, dass das Weintrinken kostbar sei und vielleicht ebenso schädlich, dies letztere ist nicht der Fall, wie ich gewiss weiß; kostbar ist es, zumal in *Graudenz*; aber sicher kannst Du darauf bauen, dass es bei mir abnehmen wird, da ich eigentlich gar nicht darauf ausgehe, mich zu berauschen, sondern da es mir ohne meinen Willen und Wissen über den Hals kommt. Wer Dir sagt, dass ich *ein Säufer sei,*[312] der lügt, der kennt mich nicht, der weiß nicht, dass ich ohne Ekel vor dem Weine ganze Monate hinbringen kann, ohne ihn zu kosten, und daher kommt es auch, dass Gott sei Dank meine Gesundheit noch gut ist, weil ich es nicht in einem fort getrieben habe und bedeutende Pausen dabei eingetreten sind.
Sei als der Hoffnung, dass ich mit der größten Anstrengung dahin trachten werde, zum gewünschten Ziele zu kommen, und dass dann ein Rückfall nicht zu besorgen sein wird, weil die Kur radikal und nicht durch plötzliches Entsagen ausgeführt ist.«[313]

Alle Versuche, eine Abstinenz zu erzwingen - Ausschankverbot, Stubenarrest -, scheiterten. Zerknirscht vor Reue und Scham der Brief vom 13. Mai 1840:

»Mein lieber Vater, Du erhältst hier einen traurigen Brief, der mir sehr schwer zu schreiben sein wird, dessen Ende aber, wie ich hoffe, Dich etwas trösten und beruhigen wird. Ich habe wiederum zu viel Wein getrunken und bin krank gewesen, doch durchaus nicht bedeutend und mehr von Erkältung herrührend. Du kannst jetzt mit mir nach Deinem Gefallen verfahren, ich werde nicht murren, wie ich auch nicht murre gegen das Verfahren des Obristleutnants, das wie die Welt sagt, auf Anstiften von Tante gegen mich vorgenommen ist; man hat mich hier öffentlich zum ... gestempelt und eine darauf abzweckende Ordre erlassen. Du siehst meine Strafe ist eine sehr harte, viel härter als Du sie mir meines Wissens auflegen kannst; zumal ich mir noch immer das Zeugnis geben kann und muss, dass ich ein .... nicht bin. Es gehen Tage, Wochen, Monate hin, wo ich an keine Getränke denke, wo nie die Lust dazu in mir erwacht, und dann mit einem Male verfalle ich auf die unseligsten Dinge. Wie ich diesmal dazu gekommen bin, kann ich

[312] zitiert nach dem Originalbrief von HÜCKSTÄDT in Johann Georg Reuter, 72.
[313] Vgl. REUTER Werke und Briefe, Band VIII, 196f.

Dir nicht sagen; ich weiß es selbst nicht; mein Inneres ist in zu großer Verwirrung, als dass ich mir über einzelne Dinge Rechenschaft geben könnte; und dass ich dies tun muss, ist höchst nötig, wenn ich überhaupt noch Hoffnung auf ein Dasein haben will.
Ich habe mir einen Plan entworfen, der vielleicht in Deinen Augen den Stempel der Übertreibung haben wird, der mir aber der einzige richtige scheint; ich gehe nicht eher von meiner Stube, bis ich nach der strengsten Prüfung mir selbst sagen kann: nun bin ich sicher, oder nun bin ich frei; den Anfang dazu habe ich gemacht, in dem ich jeden Umgang, er mag Namen haben, welchen er will, abgebrochen habe und für mich leben werde.«[314]

Der Inhalt der Briefe war jetzt fast ausschließlich von den Rückfällen und neuen Abstinenzversuchen bestimmt. Der Vater, obwohl nun über so viele Jahre eines besseren belehrt, konnte seine enormen Anstrengungen zur Kontrolle über den Sohn nicht lassen. Je schwieriger und chaotischer die Lage wurde, desto verzweifelter seine Versuche, die Kontrolle zu behalten.

»Dies habe ich ihm jedoch nie zum Vorwurf gemacht, obgleich ich mich sehr gekränkt gefühlt habe, dass Du fortwährend über mich eine geheime Polizei ausübst; wer Deine Berichterstatter sind, weiß ich längst. Die Sache ist so, Tante spioniert herum, in dem sie meinen Aufpasser aushorcht (daher die Furcht vor einem anderen Aufwärter), mit ihrer Beute geht sie zum Herrn Bürgermeister, und dieser meldet es Dir als Berichterstatter, Du kannst dann freilich immer der Wahrheit gemäß schreiben, dass Tante Dir nichts über mich melde.«[315]

Kontrollzwänge, übertriebene Fürsorge und der Mangel, seine eigenen Gefühle wahrzunehmen – übermenschliche Energieleistung. Sind sie Ursache psychosomatischer Beschwerden des Vaters?[316] Macht der Versuch, das Unkontrollierbare zu kontrollieren, krank? Der Vater *Fritz Reuters* ein Co-Abhängiger? Ganz sicher. Die Folgen sind Kopf- und Rückenschmerzen, Herz- und

[314] AaO., 199.
[315] AaO., 207.
[316] Vgl. RENNERT Co-Abhängikeit. Was Sucht für die Familie bedeutet. SCHAEF Co-Abhängigkeit. Die Sucht hinter der Sucht, 53ff. ARENZ-GREIVING Suchtkranke Mütter und ihre Kinder.

Darmstörungen. Selbst Krebs wird mit der Co-Abhängigkeit in Zusammenhang gebracht.[317]

In »trüber Stimmung« mit »traurigem Herzen« ausgehöhlt und entnervt, unternahm der Sohn im Brief vom 24. Juli 1840 den letzten Versuch einer Erklärung:

»Ich habe wieder gefehlt, jedoch nicht in dem Maße wie früher, zwar bin ich unwohl darnach geworden, doch nicht bedeutend, und ich bin ganz wieder hergestellt. Wieder muss ich Deine Nachsicht in Anspruch nehmen, muss wieder Dich bitten, auf meine Entschuldigung Rücksicht zu nehmen, muss wieder Dich beschwören, die Schuld und die Ursachen derselben abzuwägen, und Du wirst mir zugestehen müssen, dass ich mehr Dein Bedauern als Deine Verdammung verdiene. Wäre es das erstemal, dass ich in einer so fürchterlichen Lage zu diesem Betäubungsmittel gegriffen hätte, so wollte ich nichts dazu sagen, aber seit 7 Jahren gewohnt, stets dazu zugreifen, geht mir dies unbewusst vor sich, ich denke gar nicht daran, habe keinen Freund, der mich warnt, habe nicht einmal einen Bekannten, durch dessen Unterhaltung ich davon könnte abgezogen werden, malen mag ich nicht, die Gedanken überwältigen mich dabei ...
Nimm diesen Brief, ich flehe Dich darum, gütig auf und härme Dich nicht darum. Gott ist mein Zeuge, dass ich die Hoffnung nicht fahren lasse, dass es besser werden wird, d. h. dass ich das Trinken lassen werde.«[318]

Nach sieben Jahren Festungshaft wieder in Freiheit

Der Regierungsantritt *Friedrich Wilhelm IV. von Preußen* brachte den Demagogen die Freiheit. Nur nicht *Fritz Reuter*, denn den hatte man in *Dömitz* vergessen. So entließ der *Großherzog Paul Friedrich von Mecklenburg* ihn auf eigene Faust.
Am 25. August 1840 kehrte der Dreißigjährige unsicher, wenig belastbar, alkoholabhängig, der Festung *Dömitz* den Rücken. Er hatte die Freiheit gewonnen. Er stand vor dem Nichts. Was sollte er tun? Die Landwirtschaft? Die Pachtung eines Gutes, von *Reuter* erträumt, war vom Vater nicht finanzierbar. Wider Willen hieß es nochmals studieren!

---

[317] Die Diagnose bei dem Vater lautete entsprechend dem Arzt Dr. Liebmann »an einem chronischen Magenleiden bedenklich krank«, zitiert HÜCKSTÄDT Georg Johann Reuter, 86f.

[318] Vgl. REUTER Werke und Briefe, Band VIII, 209f.

Schon in *Quedlinburg* stockte die Reise nach Süden. Ein schwerer Rückfall. Mehrere Tage hintereinander trank er. Versackte. Schwer berauscht stürzte er um wie ein Baum. Schließlich in *Heidelberg* immatrikuliert, feierte man ihn als Helden und Erdulder für Freiheit und Einheit. Überlegen schien *Reuter* den jungen Studenten, dem Corps der Westfalen. Nicht lange dauerte sein Glück, dann hatte er

Achtung, Respekt vertrunken.[319] Er zog sich mit der Flasche zurück. Verwahrlost, dreckig die Kleidung, mit Stiefeln im Bett, stinkend das Zimmer. Tausend Taler vertan, versoffen, verschenkt - das war zu viel für des Bürgermeisters Geduld. *Hermann Engel*, ein Verwandter *Reuters* beschrieb die Zeit in *Heidelberg*:

»*Reuter* ist in *Heidelberg* anfangs hoch aufgenommen, kam bald in das Kneipen hinein; er verlor sein Ansehen ganz und gar und wurde gehänselt, machte in seinem äußeren einen heruntergekommenen Eindruck, war unsauber in der Kleidung und Wäsche, das Haar oft ungekämmt, weil er mit Stiefeln und Sporen im Bett gelegen hatte; in Gesellschaft trank *Reuter* eigentlich nie zu viel, er nahm die Getränke mit nach Hause, ließ sich solche auch nach Hause kommen und zechte sich in selige Zustände auf eigene Faust, anfangs las er dabei noch, dann wurde das Buch fortgelegt, nun fingen die Erzählungen und Irrereden an.«[320]

Zu spät die Erkenntnis für beide?
Resignation, Verbitterung. Zwanzig Jahre zahlte der Vater für nichts, wie er es verstand. *Reuter* durfte nicht nach Hause zurückkehren, sondern ward zum Onkel nach *Jabel* geschickt. Der Onkel, ein Pfarrer – *Reuter* schon immer sympathisch – stand selbstverständlich im Leben. Die beschützende, intakte Familie brachte Erfolge, jedoch

---

[319] Vgl. BATT Reuter Werke und Briefe, Band IX, 90. »Denn die Heidelberger Zeit bildet den absoluten Tiefpunkt von Reuters Existenz: er konsumiert große Mengen Alkohols, verbraucht Unsummen Geldes - schätzungsweise 1000 Taler - macht Schulden, wird in Prügeleien verwickelt und sucht bei alledem den Vater mit sextanerhaften Stundenplänen zu beschwichtigen. Hier - zum ersten und einzigen Mal in seinem Leben - zeigen sich auch insofern regelrechte Demoralisierungserscheinungen, als er ungepflegt, schmutzig und zerlumpt herumläuft.«

[320] Vgl. ALBRECHT Reuters Krankheit, 22.

keine Abstinenz. Zum wiederholten Male versuchte *Reuter*, kontrolliert zu trinken.

»Ich bin körperlich und geistig gesund und glaube, dass mir dies auch vom Oheim bezeugt werden kann und wird, und so wie das Laster selbst Dir in grelleren Farben, als recht ist, gemeldet worden ist, so sind es gewiss auch deren Folgen, über die ich Dich nochmals zu beruhigen bitte. Der Oheim ist so gütig gewesen, mir bei Tische Wein anzubieten, und ich habe ihn angenommen, obgleich ich glaube, auch ohne denselben sehr gut fertig werden zu können; auch habe ich auf sein Anerbieten zuweilen von dem Stavenhäger Bier getrunken, doch ist auch dies kein Bedürfnis für mich, und so kannst Du wohl versichert sein, dass ich mich dem Übermaße nicht hingegeben habe. Sollte Dir dies nicht gut dünken, so schreibe es mir, und ich werde damit abbrechen.«[321]

Gekräftigt und etwas erholt, hinsichtlich seiner Auseinandersetzung mit der Alkoholabhängigkeit jedoch keiner Erkenntnis reicher, kehrte *Reuter* noch einmal zum Vater zurück.

Aber zu verhärtet waren die Fronten; der sprachlose Vater, konservativ, wie in *Mecklenburg* üblich, verankerte Gram und Ärger im Testament[322], zeigte sich erstmals konsequent gegenüber dem Sohn. *Fritz Reuter* erhielt vom Erbteil lediglich die Zinsen; 4750 Taler,

---

[321] AaO., 235.

[322] Im Testamentes vom 10. März 1845 legte der Vater fest: »Mein Sohn Friedrich soll in den ersten beiden Jahren nach meinem Ableben von meiner Tochter Sophie statt der Zinsen auf seinen Erbteil ein Annuum von Einhundert und dreißig Rthlr. Gold erhalten, welche jedoch an die Vormünder meines Sohnes auszuzahlen sind. Wenn mein Sohn nach meinem Absterben drei Jahre lang stets fleißig gewesen sein und sich vom Genusse geistiger Getränke gänzlich frei gehalten haben wird, so soll meine Tochter Sophie ihm nach voraufgegangener ganzjähriger Kündigung seinen ganzen Erbteil, ... also mit circa 4.750 Taler Gold, ausbezahlen. Sollte mein Sohn jedoch einen tätigen und nüchternen Lebenswandel führen und sich verheiraten, so soll er selbst dann, wenn seine Ehe kinderlos bleibt, unbeschränkt über sein Vermögen verfügen können. Übrigens versteht sich von selbst, dass mein Sohn, so lange er unter Kuratel bleiben muss, sich nicht verheiraten darf, und soll er, wenn dies dennoch, wider alles Erwarten, geschehen könnte, nur den Pflichtheil haben ... Endlich verbiete ich meinem Sohn, nach Amerika, Algerien und in russische Lande auszuwandern,...« zitiert bei HÜCKSTÄDT Georg Johann Reuter, 77.

gedacht als therapeutische Prämie, auszahlbar nach dreijähriger Abstinenz, waren verloren. Das Testament beinhaltete zusätzlich, dass *Fritz Reuter* unter Kuratel gestellt werden sollte. Einen entsprechenden Antrag richtete der Vater am 13. Februar 1845[323] an die Großherzogliche Hohe Justiz-Kanzlei in *Güstrow*. Als Vormünder schlug er den Pastor aus *Jabel*, den Bruder des Vaters, und *Dr. Grischow*[324] aus *Stavenhagen* vor. Der Vater schrieb:

»Die Unterbrechungen seines Lebensplanes und die Meinung, dass seine Strafe ungerecht, trugen mindestens sehr dazu bei, dass mein Sohn sich leider dem übermäßigen Genusse geistiger Getränke ergeben hat. Seine guten Vorsätze und alle mir und den Meinigen und seinen Freunden gegebenen Versprechungen, dass er seine Leidenschaft bekämpfen wolle, mein Ermahnen, mein Flehen, mein Vergeben, ist fruchtlos geblieben. Von Zeit zu Zeit trinkt er bis zur völligen Bewusstlosigkeit, ja bis zum Delirio, und Zank, Streit, sogar Tobsucht, sind nicht selten. Ich bescheinige dies durch die Anlagen A und B.«[325]

In dem Gutachten (Anlage A), das durch den Magistrat der Stadt *Stavenhagen* erstellt wurde, lautete es:

»... in neuerer Zeit aber sich der Landwirtschaft beflissen, sich, besonders seit einigen Jahren, von Zeit zu Zeit bedauerlichst dem übermäßigen Genusse geistiger Getränke ergeben hat, so dass dieserhalb sogar polizeiliche Maßregeln mehrere Male notwendig wurden, mindestens in der Art, dass den hiesigen Gastwirten, Herbergierern und Kaufleuten verboten wurde, dem *Friedrich Reuter* geistige Getränke zu verabreichen.«[326]

In der Anlage B war der ärztliche Bericht von *Dr. Michael Liebmann* enthalten:

---

[323] Kuratelakten der Justizkanzlei Güstrow betr. Reuter (Fritz Reuter) aus Stavenhagen, aaO., 81.

[324] Dr. h. c. Carl Christoph Grischow (1793-1860) Apotheker und Vormund Fritz Reuters seit dem 22. Mai 1845.

[325] Kuratelakten der Justizkanzlei Güstrow betr. Dr. Friedrich Reuter (Fritz Reuter) aus Stavenhagen, Bd. 1. 1829, zitiert bei HÜCKSTÄDT Georg Johann Reuter, 77.

[326] AaO., 82.

»Ich bescheinige hierdurch auf Ersuchen des Herrn Bürgermeister *Reuter* ..., dass dessen Sohn *Friedrich Reuter*, 34 Jahre alt, häufig in der Folge des andauernden übermäßigen Genusses spirituöser Getränke erkrankte. Seit mehreren Jahren wurde ich zur ärztlichen Behandlung desselben zitiert, so oft er durch die oben genannte Ursache in einen Krankheitszustand verfiel, der sich durch vollständige Bewusstlosigkeit, Unfähigkeit zu jedem selbstständigen Handeln und andauerndes Erbrechen etc. aussprach. Es währte immer einige Zeit, ehe der Patient seine sonst eminenten Geistesfähigkeiten und seine im Übrigen gute körperliche Gesundheit wieder erlangte.«[327]

Der Vater verstarb am 22. März 1845 wahrscheinlich an einem Magenkarzinom.

Am 25. März 1845 äußerte sich das Amtsgericht *Stavenhagen* gegenüber der Justizkanzlei in *Güstrow* zu dem Vormundschaftsantrag des Bürgermeisters:

»Im hiesigen Ort ... hat er sich bald einem unmäßigen Genuss geistiger Getränke periodisch hingegeben, wozu der Hang sich immer mehr gesteigert, und wodurch seinem verewigten Vater namenloser Kummer und Verdruss erzeugt worden ist, der es nicht vermochte, diesen seinen Sohn zu bessern, weder durch Ermahnungen und Güte, noch durch Strenge ... Jetzt sollen diese Trinkparoxismen etwa monatlich eintreten; dann mehrere Tage dauern, in denen er mit einer wutvollen Gier alle möglichen geistigen Getränke in Unmassen zu sich nimmt, und gar nicht zu bändigen ist. - Demnächst tritt auf 3-4 Tage der schrecklichste Zustand ein, in dem der unglückliche Mann fast mit dem Tode kämpft, und diesen in jedem Augenblick erwartet, ja herbei wünscht, weil er den schrecklich matervollen Zustand nicht ertragen kann. Ist auch dies Stadium vorübergegangen und überwunden, so vergehen etwa vierzehn Tage, in denen sich der *Friedrich Reuter* besser beträgt, geistige Getränke in geringerer Quantität zu sich nimmt, aber dann überkommt ihn wieder jener so eben geschilderte schreckliche Paroxismus mit allen seinen Folgen und Nachwehen, und so wiederholt sich alles immer wieder. Der *Friedrich Reuter* ist mithin dem übermäßigen Hang zu geistigen Getränken so ergeben, wie einer es nur sein kann, und durchaus nicht befähigt, sein Vermögen selbst zu verwalten,

[327] AaO., 83.

würde er dasselbe in ganz kurzer Zeit vergeuden, vernotwendigt sich bei demselben eine Kuratel im höchsten Grade.«[328]

Dem Antrag des Vaters auf Vormundschaft für *Fritz Reuter* entsprach man. Das Verhältnis vom Sohn zum Vater, literarisch nicht verarbeitet, sondern verdrängt und verschlossen.[329]

Volontär in Demzin, Hochzeit, erste Erfolge

Im Jahre 1842 war es dem Vater gelungen, eine Volontärstelle auf dem gräflichen Gut *Demzin* bei *Stavenhagen* zu besorgen. Drei Jahre blieb *Reuter* dort. Die Tochter des Rittergutspächters *Rust* gab einen Einblick in diese Zeit.

»Mein Vater regte Herrn *Reuter* stets zur Beschäftigung an, um ihn so von seiner unseligen Leidenschaft abzulenken; hatte er es sich zur Pflicht gemacht, den von seinem Vater (mit welchem er befreundet war) fast aufgegebenen Sohn zu heilen. Deshalb befasste er sich viel mit ihm. Sie lasen zusammen, disputierten miteinander, unterhielten sich über Kunst und Literatur. Papa war vielseitig gebildet, in *Österreich*, *Ungarn* und *England* gewesen und unerschöpflich im Erzählen von Anekdoten und Reiseerlebnissen. Schon damals schrieb *Reuter*, und Papa prophezeite: er könne ein großer Schriftsteller werden, wenn sein Geist nicht durch den Dämon zerstört würde.«[330]

Am 26. Dezember 1845, nach schwerem Exzess, schrieb *Reuter* dem toleranten *Franz Rust*[331], dem Pächter des Gutes *Demzin*,:

---

328 AaO., 83f.

329 Vgl. DAVIS Fritz Reuters Familie - Das Einzelkind mit den zwei Halbschwestern, 29f. »Weiterhin drängt sich eine andere Frage auf, nämlich: Warum entscheidet man sich, die Probleme des eigenen Seelenlebens zu verschweigen, statt direkt über sie zu sprechen oder sie im literarischen Werk zu bearbeiten? Das Seelenleben des für Fritz Reuter exemplarischen Mannes, seines Vaters, hatte verschwiegene dunkle Stellen, die sozusagen das Licht des Tages nicht vertragen konnten. Es ist möglich, dass Fritz Reuter sich nach seines Vaters Beispiel entschlossen hat, dunkle Stellen mit sich selbst abzumachen und zu verantworten;«

330 Vgl. GAEDERTZ Aus Fritz Reuters jungen und alten Tagen«, zweite Folge, 75.

331 Franz Ferdinand Rust (1800-1856) Rittergutspächter auf Demzin bei Malchin, Schwager von Fritz Peters, Lehrherr von Fritz Reuter.

»Bester Herr *Rust*, meinen Entschluss, Sie heute ohne Abschied zu verlassen, werden Sie gewiss sehr auffallend, wo nicht unartig finden; er wird Ihnen aber minder sonderbar erscheinen, wenn ich Ihnen auseinander gesetzt haben werde, weshalb es geschehen musste.
Ich weiß nicht, ob Sie sich jemals in einer Stimmung befunden haben, worin man dem Wahnsinn nahe ist - ich glaube nicht; ich weiß aber, dass ich es bin, dass mein Unheil und mein Unrecht mich in diese schreckliche Verzweiflung gestürzt haben; ich glaube an nichts mehr als an eines, und dieses eine kann ich nicht erreichen. Körperlich unwohl, geistig krank, von Reue zerrissen, von einem Plan zu meinem Glück auf den anderen übergehend und dann alle unausführbar von mir stoßend, bin ich ein Spielball der schrecklichsten Gedanken und Befürchtungen. In einem solchen Gemütszustande kann ich Ihnen nichts nützen, ich kann Ihnen nicht einmal erträglich sein; warum sollte ich, zum Dank für die mir gezeigte Güte, Ihnen zur Last fallen, die, so groß auch Ihre Freundlichkeit gegen mich stets gewesen ist, dennoch ihre Geduld erschöpfen würde? Ich kann daher nicht anders, ich muss fort von Ihnen, ich muss noch heute fort; um durch meine trübe Stimmung den Kleinen ihr Fest nicht zu stören, bin ich auch gestern nicht hinabgegangen. Und wenn ich auch allenthalben, wohin ich immer kommen mag, diese Stimmung mitbringen werde, so will ich die Last, solche zu ertragen, doch lieber denen auferlegen, die eher dazu Verpflichtungen haben als Sie.«[332]

Nach dem Studium versagte *Reuter* in der Landwirtschaft kläglich. Trotzdem nahm *Fritz Peters*[333] den Gescheiterten auf. *Reuter* wollte nicht lange bleiben, suchte etwas Neues, wie im Beispiel vom 19. September 1849:

»... Auf Gehalt verzichte ich natürlich gerne, sowie Sie auch gewiss nicht Ursache haben werden, unbescheidene Ansprüche von meiner Seite zurückzuweisen oder Störungen in Ihrer Häuslichkeit zu befürchten; ich bin in diesem Punkte an die allerengsten Einschränkungen gewöhnt worden. Es gibt jedoch eine sehr trübe Schattenseite in meinem Leben, die ich als ehrlicher Mann nicht verschweigen darf, selbst auf die Gefahr hin, meine Hoffnung, in Ihrer Häuslichkeit aufgenommen zu werden, von Grund aus zu

[332] AaO., 240f.

[333] Carl Friedrich (Fritz) Wilhelm Peters (1819-1897), Rittergutspächter auf Thalberg bei Treptow, seit 1860 Rittergutsbesitzer auf Siedenbollentin, engster und treuester Freund Fritz Reuters.

zerstören, und bitte ich, diesen Punkt oder besser diese meine Beichte für den Fall, dass Sie mich dennoch aufnehmen sollten, nur für Sie ausgesprochen anzusehen. Ich habe bisher zuweilen an übermäßigen Genuss von geistigen Getränken gelitten. Freilich möchte ich dafür manches zu meiner Entschuldigung anführen können; aber was würde das nützen, da die Sache selbst dadurch nicht verändert würde; ich will mich darauf beschränken, Ihnen das genauere Sachverhältnis wahrhaft darzustellen. Ich bin kein Trinker, der an geistige Getränke gewöhnt ist. Viertel und halbe Jahre lang kommt mir dies zuweilen nie in den Sinn, ich kümmere mich durchaus nicht um Spirituosen; dann aber kann Mangel an Beschäftigung und Gelegenheit, die eine Stadt gar zuviel mehr bietet, als das Land, hinreißen und mich alle Vernunft vergessen machen.«[334]

Trotz des Bekenntnisses wurde er nicht angestellt. Für Sozialarbeiter bis heute ein vertrauter Umstand.

Fritz Peters sah in *Reuter* den Dichter. Er ermutigte den Freund und ermöglichte Kontakte mit *Mecklenburgs* Opposition. Was *Reuter, Reinhard*[335], *Fallersleben* und *Schnelle* diskutierten und schrieben, gab *Hinstorff*[336] heraus. *»Mecklenburg. Ein Jahrbuch für alle Stände.«*

Für *Reuter* begann die fruchtbarste Zeit seines Lebens - die literarische Arbeit. Die ersten Versuche in plattdeutsch. Humorig, gemütswarm, natürlich - das waren die *»Läuschen und Rimels«*. Harmlos erschien mir der Schwank, bieder die Schnurre, unpolitisch. 1848 war längst schon vorbei, aber sie brachten Erfolg. 1200 Exemplare mit geborgtem Geld gedruckt, wurden innerhalb weniger Wochen verkauft. *Reuter* hatte aus Not, nicht aus innerer Berufung, geschrieben. Er musste seine Familie ernähren.

Unerotisch, vierschrötig und derb. Er blieb im Umgang mit dem schönen Geschlecht unerfahren. Anders bei der 27jährigen *Luise*

---

[334] Vgl. GAEDERTZ Im Reiche Reuters, 49f.

[335] Ernst Ludwig August Reinhard (1805-1877), Pädagoge, Publizist, 1848 Abgeordneter der deutschen Nationalversammlung. Redakteur der »Allgemeinen Deutschen Arbeiterzeitung«.

[336] Detloff Carl Hinstorff (1811-1882), Begründer und Inhaber der Hinstorffschen Hofbuchhandlung zu Parchim, das Hauptgeschäft wurde 1849 von Parchim nach Wismar verlegt, 1864 Rostock. Seit 1859 verlegte Hinstorff Reuters Schriften. Von 1859 bis 1874 druckte er 65 Einzelauflagen der Werke Reuters, wofür der Autor ein Honorar von 63 000 Talern erhielt.

Kuntze[337], Pfarrerstochter aus *Roggenstorf*, in den Diensten der *Pfarrers Augustin*[338] in *Rittmannshagen*. *Reuter* entflammte und buhlte um ihre Gunst. Krankheit und Knast verschwieg er ihr nicht, gelobte Besserung. Aber allen Versprechen zum Trotz ereignete sich Rückfall auf Rückfall. *Cornelia Nenz* schrieb in ihrer Biographie der *Luise Reuter*:

»Fritz, der inzwischen im *Stavenhagener* Reformverein >ein arger Politiker< geworden ist, wie er an *Marie Peters* schreibt, macht sich Sorgen um seine Braut. Doch jetzt kann er nichts für sie tun, er will nach *Schwerin*, dem außerordentlichen Landtag beiwohnen. Dort verfällt er wieder einmal seinem alten Leiden, liegt vom 5. bis zum 30. Mai im *Schweriner* Krankenhaus, eingewiesen wegen Säuferwahnsinns; bei der Entlassung notiert man:...> sprang aus Nr. 14 zum Fenster< heraus. *Luise* ist bitter enttäuscht, denkt über ihren Entschluss nach, zögert, und wieder beschwört Fritz sie, fleht sie an, sich nicht von ihm abzuwenden, bettelt um ihre Liebe, zieht alle Register seiner Beredsamkeit, ihr Mitleid zu gewinnen.« [339]

Sie verzieh ihm um das eine und andere Mal. Dann drohte der mühsam erkämpfte Hochzeitstermin endgültig zu platzen. *Fritz Peters*, der Freund, zeigte *Luise* den betrunkenen *Reuter*.

---

[337] Luise Charlotte Marie Kuntze (1817-1894), wuchs als zweitälteste unter 10 Geschwistern in einer Pfarrersfamilie in Roggenstorf auf, seit 16.6.1851 Ehefrau von Fritz Reuter.

[338] Auszug von einem Brief von Amalie Augustin vom 29.9.1874, kopiert von GAEDERTZ, im Fritz-Reuter-Literaturmuseum unter V 57 R 5, zitiert von NENZ in Auf immer und ewig Dein Fritz Reuter, 10f. »...und freue mich, dass die Frau noch sich so geändert und dem guten braven Fritz Reuter zuletzt mit Liebe zugetan war. Sie war ja bei uns Erzieherin,...sie war damals ein sehr leichtes, gewissenloses Mädchen von 28 bis 29 Jahren. Reuter war in Demzin bei Herrn Rust, um die Landwirtschaft zu lernen, worum er sich auch kümmerte, er beaufsichtigte die Hofgänger bei der Arbeit, war aber oft so leidenschaftlich dem Trunk ergeben, dass er oft drei, vier Tage nicht von der Stube kam...Reuter hatte es wohl nicht erwartet, Abschlag zu bekommen, er war Wochen aus der Gegend, er wurde bei uns gesucht, war wieder in Trunksucht gefallen.«

[339] Cornelia Nenz, studierte Musik an der Deutschen Hochschule für Musik Hans Eisler in Berlin, bis 1991 Intendantin beim Staatlichen Folklore-Ensemble der DDR, seit 1993 Direktorin des Fritz-Reuter-Literaturmuseums in Stavenhagen, »Auf immer und ewig Dein Fritz Reuter. Aus dem Leben der Luise Reuter«, 17.

».... wie Sie sich ... wohl denken können, so war dies Leiden sehr geeignet, *Reuters* Braut zu bestimmen, ihn nicht zu heiraten. Die Gute schwankte daher auch lange, auch selbst noch, nachdem sie schon eingewilligt hatte. Ich nahm daher einmal Veranlassung, die Braut während *Reuters* Privatlehrerzeit in *Treptow* zu ihm zu führen, als er ... krank war. Es war ihr der Anblick fürchterlich und sie litt lange und viel infolge dessen, entschloss sich aber danach, wie ich glaube in der Hoffnung, sie werde es über *Reuter* vermögen, ihn von dem Leiden zu heilen, ihn zu heiraten ... und was ist es für unseren Freund für ein Segen gewesen, ohne seine Frau wäre er sicherlich zu Grunde gegangen.«[340]

Endgültig rückgängig machen, wollte sie das bereits bestellte Aufgebot. *Reuter* in Verzweiflung und Panik war sich des Ernstes der Lage bewusst. Seine Zukunft hing am seidenen Faden. Mit *Luise Kuntze* war sein Schicksal aufs engste verknüpft. In starker innerseelischer Erregung schrieb er ihr im Mai 1851 aus *Treptow* einen flehenden Brief.

»Meine liebe, einziggeliebte *Luise*, ich weiß, Du hast die Gewohnheit, meine Briefe für Dich in Einsamkeit zu lesen. - So tue es denn auch diesmal. - Mein Schreiben ist traurigen Inhalts, und nur Deine Liebe und die Gewissheit, ohne Dich nicht leben zu können, gibt mir den Mut zu der Nachricht, dass ich wieder gefallen bin. -

Ach, das ist schlimm, so lange habe ich mich gut gehalten, so lange bin ich mutig geblieben, und nun, so kurz vor dem Ziele! - Es ist wahr, der Anfall war kurz und ist leicht überstanden, nur 2 Tage setzte ich meine Stunden aus; aber ich fühle es, in der Sache selbst ist dadurch nichts geändert.

Luise, meine engelgleiche *Luise*, lass noch einmal Deine Liebe zur verzeihenden werden, glaube mir, so kann es nicht wieder werden bei Deinem Hier sein, bei einer noch so engen beschränkten Häuslichkeit. Ich habe ja seit meinem 14. Jahr nicht gewusst, was Häuslichkeit ist; bedenke, dass ich unmöglich so plötzlich mit einem Schlage einen Fehler ablegen kann, der sich so allmählich eingeschlichen, bedenke, dass keine große Tat ausgeführt ist, wo nicht besondere Umstände helfen - und ist nicht die Entwöhnung von einem so alle Sinne in Anspruch nehmenden und alle freien Entschlüsse lähmenden Laster ein Großes, und wo sind bisher die besonderen Umstände? - Was hilft mir dazu? Die Idee Deiner Liebe? - Ach, Ideen kämpfen

[340] AaO., 112. Fritz Peters an Karl-Theodor Gaedertz im Fritz - Reuter - Literatur - Museum unter V 57 R., 34.

vergebens gegen die kleinen oder großen Schwächen des Lebens. Bedenke, dass alle meine Unterhaltung bisher in einem Wirtshausleben bestanden hat, dass mich sogar das tägliche Bedürfnis dorthin gerufen hat ...
Wenn das wahr ist, dass dieser Zustand ein körperlicher ist, so ist es gewiss schlimm, dass er noch einmal wiedergekehrt ist; aber nicht so schlimm, als wenn er früher wiedergekehrt wäre, und lange nicht schlimm, als hätte er noch länger auf sich warten lassen. Vielleicht würde er gerade durch die Ehe als Ehe geheilt, gewiss ist es aber, dass er im Abnehmen ist.«[341]

Sie ließ sich erweichen und am 16. Juni 1851 wurden sie ein Paar. Dass sie ein hohes Risiko mit der Eheschließung einging, war ihr zu diesem Zeitpunkt sicher noch nicht bewusst.

Ehefrau *Luise* glaubte, seine Krankheit sei heilbar. Sie konnte nur mildern, vorsichtig lenken, ihn stützen und pflegen. Wie fast alle Frauen mit suchtkrankem Mann wurde sie von Ängsten geplagt. Alptraum der Rückfall. Die Folgen waren psychosomatische Beschwerden. Unerträgliche Kopfschmerzen, Übelkeit und Erbrechen. Kein etabliertes Hilfesystem konnte sie stützen. Die Wasserkur war die einzige Hoffnung gegen die Krankheit. Mit Bitten und Drohen gelang es ihr endlich, ihn von einer Wasserkur in *Bad Elgersburg*[342] zu überzeugen.

Fritz Reuter war ›Entwöhnungsbehandlung‹ zuwider, wie er am 28.August 1851 *Julian Schmidt*[343] mitteilte.

»Lieber *Dr. Julian*, eine der schlimmsten Situationen für einen Briefschreiber ist gewiss der Aufenthalt in einer Kaltwasseranstalt; wenn man glaubt, Zeit genug zu haben, in die Ferne zu plaudern, dann steht ein abscheulicher Kerl mit einem nassen Laken hinter einem und klatscht einem das über den Kopf oder schiebt einen unter die douche oder stürzt einen in einen Kübel eiskalten Wassers und entzieht einem das Quantum Wärme, was notwendig zum Schreiben an einen Freund gehört. - So geht's mir in der letzten Zeit. - Es ist ein jämmerlich Leben mit diesem Kaltwerden und Warmlaufen, mit

[341] AaO., 275f.

[342] Bad Elgersburg in Thüringen, 1837 entstand hier die erste Kaltwasserheilanstalt Deutschlands. Sie wurde bis in das 20. Jahrhundert betrieben. Fritz Reuter hielt sich vom 16.8. -29.10.1862 dort auf.

[343] Julian Schmidt (1818-1886), Literaturhistoriker und Kritiker, leitete die »Berliner Allgemeine Zeitung«.

diesem Sauermilchessen und Wassertrinken, aber - wie der Inspektor *Bräsig* sagen würde - gut ist's doch! ... Für heute muss ich schließen, ich bin todmüde, habe infolge der Wasserpanscherei zwei Nächte nicht geschlafen und in fünf Minuten steht der Wassergeist mit den nassen Laken wieder hinter mir.«[344]

Während *Fritz Reuter* mit seinen Entzugserscheinungen und den ›Wassertorturen‹ zu kämpfen hatte war *Luise* froh über die Abstinenz und die Verbesserung des Gesundheitszustandes ihres Mannes. Sie schrieb an *Peters*:

»Meinem *Reuter* bekommt die Kur sehr gut ... Der Doktor äußerte seine größte Verwunderung darüber gegen mich, meinte, so ein frischer Geist bei scharfer Kur wäre ihm nicht vorgekommen, ach Gott gebe, dass dieses Leben nachhaltig wirkt.«[345]

Diese Kur und auch die folgenden sollten nicht den nachhaltigen Erfolg bringen, den sich die Ehefrau erhoffte. Dem hochgepriesenen Leiter der Kaltwasseranstalt *Bad Laubbach Dr. Petri*[346] galt ihre Kritik.

»Um Fritz bangt mir, der lebt ganz nach alter Neigung ? gegen die hiesige Hausordnung ... und der Doktor? er sieht ruhig zu, ... tut als lebten wir hier zum Vergnügen ... Das ist kein sorgender Arzt, er betrachtet Fritz als seinen Lockvogel, der die Anstalt hebt, schmeichelt ihm, lässt ihn machen was er will. Geld-Interesse ist die Haupttriebfeder ... Fritz fühlt das auch und geht mit ihm um wie die Katze mit der Maus ... Dieser Arzt sieht täglich, dass Fritz ganz willkürlich lebt, von viel Gehen keine Rede mehr, er wird so stark, so aufgeschwemmt, dass es ein Jammer, und *Petri* lässt lächelnd Alles geschehen, ohne durchzugreifen. Ich bin so bitter auf ihn, so ohne alles Vertrauen. Meinen Bitten setzt er jämmerliche Ruhe entgegen...Jetzt leidet Fritz wieder, ich kuriere ihn ... Ach Gott, wo ist Hülfe ...«[347]

---

[344] AaO., 401f.

[345] Vgl. GAEDERTZ Aus Fritz Reuters jungen und alten Tagen, zweite Folge 34.

[346] Johann Wilhelm Petri (1805-1872), Dr. med., preußischer Sanitätsrat, Leiter der Kaltwasserheilanstalt Laubbach bei Koblenz seit ihrer Gründung am 30.Juni 1840.

[347] Vgl. NENZ Auf immer und ewig Dein Fritz Reuter, 58.

Neubrandenburg Eisenach
Ebenso wenig führte der Umzug von *Neubrandenburg* nach *Eisenach*, der *Reuter* von seinem Stammtisch im Ratskeller und der >Goldenen Kugel< entfernte, zu bleibender Abstinenz.

Einen wichtigen Hinweis für das Trinkverhalten *Fritz Reuters* erhielten wir von dem Maler *Ludwig Pietsch* aus dem Jahre 1864. Das Treffen kam zustande, da *Pietsch* die »*Stromtid*« illustrieren sollte. In seinen Erinnerungen an *Fritz Reuter* schrieb er:

»Dem Bilde, das sich die Phantasie gewöhnlich von einem Poeten macht, entsprach seine Erscheinung freilich ganz und gar nicht. Hoch, breitschultrig und starkknochig war er gewachsen; in allen Bewegungen war ihm noch viel von der Schwerfälligkeit des niederdeutschen Landmannes geblieben. Über seinen breiten Schultern saß der blondbärtige, große Kopf mit struppigem Haar, breiten Gesicht, aus dem die >aufgewippte staatsche Näs< von stark rötlicher Färbung keck hervortrat. Von starken, buschigen, gelben Augenbrauen überschattet, blitzten die graublauen Augen mit einem zugleich schlauen, munteren und gutmütig treuherzigen Ausdruck den an, zu dem er sprach.
Reuter zeigte sich auf weiten Wald- und Talwanderungen an jenem Tag, ebenso wie bei den langen gemütlichen Sitzungen, an dem mit Mosel- und Rheinweinflaschen und den besten, *mecklenburgischen* Landesprodukten überreich besetzten Frühstücks- und Abendtisch unerschöpflich in der Lust und Kraft des Erzählen.«[348]

Pietsch besuchte *Fritz Reuter* ein zweites Mal und berichtete:

»Ich fand ihn auffällig lebhaft, erregter, guter, froher Laune. Der Freude, mich wieder bei sich zu haben, gab er einen, wir mir schien, unverdient und unmotiviert starken Ausdruck. >Mien Herzenskindting< redete er mich an, schlug mir die Brüderschaft vor, und wieder schloss er mich an seine breite Brust ... und dann begann er wieder zu erzählen in so unaufhaltsamem Fluss und mit so übersprudelndem Humor, dass er mich wahrhaft berauschte ... bei der Tafel sah ich ihn Erstaunliches vollbringen im Vertilgen von Würsten und ähnlichem, so dass mir etwas bange um ihn und die Folgen seines

[347] Meine Erinnerungen an Fritz Reuter, 335.

ungeheuren Appetites wurde. Freilich setzt er auf die festen Speisen auch ebenso unermüdlich die entsprechenden Massen Rhein- und Moselwein. Aber das trug zur Beruhigung über die Folgen erst recht nichts bei. In meinen bösen Ahnungen glaubte ich mich durch die sorgenvollen Blicke, mit denen Frau *Reuter* ihres Gatten Verhalten beobachtete, nur bestärkt zu werden. Gegen Abend - er war noch immer nicht müde geworden, schlug er mir vor, mit ihm nach *Eisenach* hineinzugehen und den Tag durch eine gemütliche Sitzung mit Bekannten zu beschließen. Seine freudige Stimmung hatte sich - weit entfernt abzuflauen - immer noch gesteigert. Auf dem Wege im abendlichen Dunkel zur Stadt war er von heiterstem Übermut. Dort in *Eisenachs* Lokal wurde im Leeren der Rheinweinflaschen tapfer fortgefahren ... Spät erst entschloss er sich zum Heimgang. Sein fester Gang verriet nicht, dass er sich vielleicht ins einer frohen Erregtheit zuviel zugemutet und des Guten zu viel könnte getan haben.
Der nächste Morgen freilich brachte mir die schmerzlichste Enttäuschung. Frau *Reuter* erschien allein beim Frühstück. Tief bedrückt teilte sie mir mit, dass ihr geliebter Fritz wieder einmal von seinem >Anfall< heimgesucht wäre. Die Freude sei immer sein gefährlichster Feind.«[349]

Luise Reuter schilderte dem Maler den >Anfall<:

»Fritz läge dann wie ein ganz verwandelter Mensch auf dem Bett, ohne ein vernünftiges Wort zu sprechen, und verlange beständig, wie von unstillbarem Durst gepeinigt, weißen Wein. Wenn er ihm verweigert würde, wenn man ihm Vorstellungen mache, dass das wahnsinnige Trinken sein Verderben sein müsse und ihn beschwöre, sich zu beherrschen, bräche er in rasende Wut aus. Er würde alles zerschlagen, falls man sein Verlangen nicht befriedige. Es bleibt keine andere Wahl; man müsse ihm Wein bringen, so viel er verlange. An solchen Tagen, die zum Glück höchstens einmal während drei bis vier Monaten einträten, habe er schon bis zu 30, ja 36 Flaschen ohne Pause hintereinander geleert.«[350]

Bei kritischer Betrachtung des Lebensweges *Reuter*s zeigte sich: Während der *Eisenacher* Jahre kam es wesentlich häufiger zu solchen schweren Rauschverläufen. Immer wieder mussten Besuche und Reisen abgesagt werden. Besucher konnten *Reuter* in *Eisenach*

---

[349] Ludwig PIETSCH (1824-1911) Schriftsteller und Maler, illustrierte Fritz Reuters »Ut mine Stromtid«, Meine Erinnerungen an Fritz Reuter, 330.
[350] AaO., 331.

nicht sprechen. Im Mai 1865 telegrafierte *Luise Reuter* an den Freund *Erhard Quandt*[351] in *Leipzig*: »Wegen Unwohlsein *Reuter*s bitte ich Ihren Besuch lieber ein anderes Mal.«

Gisbert von Vincke[352] blieb hartnäckig und verschaffte sich Eintritt zum Haus. *Reuter*s Zustand war erbarmungswürdig. Er entschloss sich zum Schreiben.

»*Freyburg*, 19. Juni 1865, Mein lieber Freund! ... ich habe die trübste Erinnerung aus *Eisenach* mitgebracht. Bedarf es noch der Schilderung dessen, wovon ich Augenzeuge war? ... Es ist herzzerreißend zu sehen, wie eine reiche Dichternatur sich selbst zerstört, indem sie den rohen Trieb an die Stelle der sittlichen Gewalt treten lässt ... Glaubst Du, nur Dir selbst Rechenschaft schuldig zu sein vor Deinen Handlungen und jede Einmischung in Deine Angelegenheiten als eine unberufene abweisen zu dürfen? - Freilich, Deine Eltern sind tot, Du hast keine Kinder - aber stehst Du darum allein, nur auf Dich angewiesen? - Du am wenigsten! Zeige mir doch den Mann, der einen größeren Kreis von Angehörigen hätte, als gerade Du. Du hast eine vortreffliche Frau, die Jeder verehrt, der sie kennt; Du hast einen Freundeskreis, welcher Dir die wärmste Zuneigung entgegenbringt; Du hast viele Deiner deutschen Landsleute, die stolz darauf sind, Dich den Ihrigen zu nennen ...
Was mich zu so herbem Wort berechtigt? Die Freundschaft. Du hast das Recht, sie mir aufzusagen. Dann tröstet mich das Bewusstsein einer erfüllten Pflicht, welche mich zwang, Dir keine Wahrheit vorzuenthalten; denn das weiß Gott, eine Freude ist es nicht, also mit einem Mann zu reden, den man im Herzen trägt ...«[353]

Mutig der Brief des Freundes. *Vincke* hatte mit ihm geredet. Nicht, wie die anderen, nur über ihn. Lange brauchte *Reuter* zur Antwort. Aber sie war ehrlich und klar. 25 Monate später am 21. Januar 1867.

»Mein lieber *Vincke*, Du wirst es mir gewiss glauben, wenn ich nach langer Zeit zum erstenmal wieder Dir die Versicherung zusende, dass mein langes Schweigen nicht in kindischem Ärger und sich selbst überschätzendem

[351] Johann Samuel Ernst Erhard Quandt (1831-1871), Verlagsbuchhändler, Mitinhaber der Buchhandlung Quandt und Händel in Leipzig.
[352] Carl Friedrich Gisbert Freiherr von Vincke (1813-1892) preußischer Regierungsrat a. D., Schriftsteller.
[353] Vgl. NENZ Auf immer und ewig Dein Fritz Reuter, 38.

Verdruss über Deinen Brief seinen Grund hat. Ich bin zu lange in der Welt gewesen, und dazu in Lagen, wo jegliche Hilfe abgeschnitten war, um nicht die Worte eines wirklichen Freundes, selbst wenn sie bitter wären, was Deine aber nicht sind, warm in mich aufzunehmen. Das ist also nicht der Grund meines Schweigens gewesen, derselbe lag nicht in Dir, sondern in mir; ich fühlte die Unzulänglichkeit meiner Mittel, Deinem Freundesrat und Deinen Anforderungen zu genügen, wie sie sich denn auch in Wirklichkeit herausgestellt hat, und war denn doch zu aufrichtig, um Deine Ehrlichkeit und Treue mit leeren Versprechungen abzuspeisen; ich musste in mir erst aufräumen, um Platz für die Hoffnung auf eine bessere Zukunft zu gewinnen. - Im vorigen Jahr ist mir das schlecht gelungen, in diesem geht es besser, es geht sogar sehr gut; freilich bloßer Anfang! - Die Sache ist aber sehr schwer, denn die leidige Gewohnheit ist es nicht allein, mit der würde ich wohl fertig, da ich mich körperlich durchaus wohl befinde, das schlimmste ist , dass ich, der ich gewohnt gewesen bin, mich auf dem Markt des Lebens umherzutreiben, nun gezwungen sein soll, jede Gelegenheit ängstlich zu vermeiden, und das muss doch sein. - Lass mir nur Zeit, in mir sitzt so eine Art Spinne, wie sie *Robert Bruce*[354] in seinem Kerker sah, sie setzte sechsmal vergebens an, und zum 7. Male erreichte sie doch ihren Zweck; und ich erreiche ihn auch. - Nun schreib mir, wenn Du mir die verzögerte Antwort vergeben hast, nicht wieder über diesen Punkt, die Wunde brennt mir zu heftig, als dass sie ein öfteres Aufdecken ertragen könnte; ich komme dadurch in Unruhe, da ich doch die größte Ruhe nötig habe.«[355]

Am 26. August 1867 notierte *Theodor Fontane* in seinem Tagebuch:

»Um 5 Besuch bei *Fritz Reuter* am Fuße der Wartburg; nur seine liebenswürdige Frau getroffen; Er >krank<.«[356]

Die Sorgen von *Luise Reuter* um ihren Mann wurden immer größer.

»Wenn nur nicht *Reuters* Gesundheitszustand so schwere Sorge machte! Möchte doch der Einfluss des Gartens und die Beschäftigung darin heil-

[354] Robert Bruce (1274-1329) 1306 zum König von Schottland gekrönt.

[355] Vgl. REUTER Werke und Briefe, Band VIII, 610f.

[356] Vgl. HÜCKSTÄDT Über die Beziehungen Theodor Fontanes zu Fritz Reuter und über die Pflege von Fritz Reuters Erbe in seiner Vaterstadt Stavenhagen.

bringend sein! Ich setze meine Hoffnung darauf. Soviel Liebe von außen und so viel Sorge von innen! Vor einigen Tagen überraschte uns eine reizende Freundschaftsgabe. Herr und Frau *von Vincke* haben uns gleichsam die neue eigene Stätte eingeweiht durch ein schönes Hausbuch. Das sinnig gemalte Titelblatt ist von der Hand der liebenswerten Frau gemacht, die Weihverse sind vom Mann. Ich habe vor Rührung geweint. Ach, was könnten wir für ein glückliches Leben führen! Aber es gibt keinen Himmel auf Erden; es wird oben gleich gemessen, doch sieht´s nur nicht ein jeder.«[357]

Am 29. Oktober 1868 schrieb *Luise* an die Familie *Peters*:

»... - Ja, Gesundheit! uns fehlt nichts als diese! aber damit freilich auch des Lebens höchste Beglückung. Nun, ich gebe die Hoffnung auf Besserwerden noch nicht auf und erkenne meine eigene >Dauerhaftigkeit< mit Dank an. Was soll wohl aus der >Reuterei< werden, wenn ich den Kopf hängen ließe?«[358]

Am 22. Dezember 1868 schrieb *Luise Reuter*:

»... Hört denn: Vor drei bis vier Wochen machte mich meines *Reuters* Befinden so besorgt, dass ich nicht geruht, bis er abermals sich zum Aufenthalt in einer Wasseranstalt entschlossen. Er wählte die aller einsamste, um Ruhe vor den Menschen zu haben, Ruhe in und mit sich selbst - : *Stuer* in *Mecklenburg*. Ich begleitete am 8. Dezember meinen Mann nach *Berlin* bis zum Zug nach *Ludwigslust* und kehrte dann auf seinen Wunsch hierher zurück, - kannst Du denken mit wie schwerem Herzen! Musste sogar einen Tag nach *Reuters* Abreise im Hotel das Bett hüten vor entsetzlichen Kopfschmerzen. *Reuter* hätte nicht ruhig abreisen können, sobald wenigstens nicht, wenn ich nicht hier geblieben, weil noch so viel zu besorgen war zum Fest; man konnte doch auch nicht so das Haus verlassen, und da er beim Arzt in *Stuer* wohnt, war meine Gegenwart dort weniger nötig als hier. Was habe ich aber innerlich ausgestanden, bis ich den ersten Brief bekam! Gottlob, die Ruhe dort in der Einsamkeit, verbunden mit der einfachen Abreibung und notwendigen Spaziergängen tut schon Wunder. *Reuter* kann wieder schlafen und schreibt trotz der großen Einsamkeit (oh, wie ich die segne!), so heiter, wie in früheren besseren Tagen; er wird stärker, er schreibt! Ich habe mich

[357] Vgl. GAEDERTZ Reuterkalender auf das Jahr 1908, 63.
[358] AaO., 64.

wunderbar erholt, bin fröhlich und guter Dinge in meiner Gefangenschaft, die stark an meine Festungszeit erinnert, und singe wie ein Vogel in meinem Bauer. Das tröstet mich, macht, dass, obwohl ich die Weihnachtstage allein sein werde und nach meiner Neigung hier auch allein bleiben will, es doch so weihnachtlich in mir ist wie lange nicht.«[359]

Im Dezember 1869 musste *Luise Reuter* die engsten Freunde ausladen. An *Peters* schrieb sie:

»Es wird leider so kommen, wie ich befürchtet! Wir können zum Feste niemanden bei uns sehen, selbst nicht die Nächsten und Liebsten. Zur gänzlichen Herstellung *Reuters* bedarf es wenigsten zwölf bis fünfzehn Tage. Fritzens angegriffener Zustand nach überstandener Krankheit ist jetzt fast so schlimm, als jene selbst und erfordert die äußerste Ruhe, alles Sprechen und Sprechenhören alteriert ihn. Im Sommer hofft man auf den Winter mit seiner Ruhe, und im Winter wieder auf den Sommer, - so ist das hoffende Menschenherz.«[360]

Ein Brief von *August Becker*[361] an *Eugen Zabel* vom 6. November 1871 mit der Mitteilung, dass *Reuter* für einen Beitrag in einem Feuilleton nicht zur Verfügung steht:

»Eine andere feuilletonistische Kraft aus *Thüringen* zu empfehlen ist mir eine schwierige Sache, weil es hierlands keine gibt. Auch *Reuter*, mit dem ich sehr befreundet bin, schreibt trotz verlockenster Anerbietungen nichts für Blätter. Prinzipiell nichts, und selbst wenn er wollte, könnte er nicht mehr. Der prächtige ist fast beständig krank, an seiner Krankheit nämlich, der Trunkenheit, die bei ihm wirklich kein Laster, sondern nur pathologisch zu erklären ist: ein nachwirkendes Übel seiner langen, verzweiflungsvollen Festungshaft. Ich muss gestehen, dass ich seinetwegen traurig werden kann. Er ist ein vortrefflicher Mensch, und ich habe ihn nicht deswegen sehr lieb, weil er meine Romane über alles Verdienst hochhält, sondern weil ich seine

[359] Karl Theodor Gaedertz, »Reuterkalender auf das Jahr 1908«, Leipzig 1908, S. 65.
[360] AaO.,71.
[361] August Becker (1826-1891), wuchs in Klingenmünster in der Pfalz auf, Mitarbeiter an den »Fliegenden Blättern« und der »Isarzeitung«, schrieb kulturhistorisch fundierte Unterhaltungsromane, wie z. B. »Die Nonnensusel« 1886.

Schriften ehrwürdig bewundere und ihn als Mensch hochstellen muss. Wir sind Duzfreunde.«[362]

Erstaunlich und bewundernswert an *Reuter* war, dass er, trotz Alkoholabhängigkeit, trotz innerer Qualen und Leiden, Werke wie z. B. »*Kein Hüsung*« oder »*Ut mine Stromtid*« schuf.
Nach zehnjähriger Schriftstellertätigkeit war es damit fast schon vorbei. Zunehmend entwickelte er Ängste vor dem Versagen. Neue Pläne konnte er nur noch mühsam verfolgen. Trotz der vielen Besuche von Freunden fühlte er sich einsam, leer und ausgebrannt. Sein Interesse galt mehr und mehr seinem Garten, den Pflanzen, dem Spargel. Das Blühen, Wachsen und Ernten erfreute sein Leben.

14. April 1872
»Mit *Reuter* stets nicht besser, vielleicht auch nicht schlimmer, es drückt nur so schwer; er selbst empfindet es glücklicher Weise wohl nicht so, wenigstens scheint´s mir so. - Nun, wo ist vollkommenes Glück? Der Gutes empfängt, muss auch Böses in den Kauf nehmen ...«[363]

Reuter alterte früh und war mit 60 Jahren fast schon ein Greis. Im März 1874 erlitt er einen Schlaganfall (Apoplexia cerebi)[364], in dessen Folge *Reuter* linksseitig gelähmt war.
Sechs Wochen vor seinem Tod, am 31. Mai abends 10 Uhr, schrieb *Luise Reuter*:

»Vor Ostern schrieb ich Dir von meinen schweren Ahnungen in Betreff meines *Reuters*. Dass etwas Herbes kommen musste, sah und fühlte ich nur zu deutlich an dem veränderten Krankheitszustande, obgleich *Reuters* Geist klarer und umsichtiger, als je; - und es kam! seit der Osternacht, von Sonnabend auf Sonntag, der Schreckensnacht mit Brust- und Herzbeklemmung, wo der Arzt geholt werden musste und blieb und wir das Schlimmste befürchteten: Herzschlag! - Liegt nun mein armer Fritz einen Tag leidlich

---

[362] Vgl. VORDERSTEMANN August Becker,
Ausstellung der Pfälzischen Landesbibliothek Speyer, Ausstellungskatalog.
[363] Vgl. GAEDERTZ Reuterkalender auf das Jahr 1908, 75.
[364] Der Schlaganfall untergliedert sich in durch Gefäßverschluss (Ischämischer Schlaganfall) verursachte oder durch Blutungen (Hämorrhagischer Schlaganfall) hervorgerufene Minderdurchblutung des Gehirns.

wohl, den anderen viel leidend. Eine ärztliche Konsultation zwischen unseren hiesigen, sehr tüchtigen Ärzten und einer *Würzburger* Autorität hat ergeben, dass die Krankheit hartnäckigster Magenkatarrh, vor allem die Herzkrankheit sei. Auch die Leber ist leidend, dazu große Nervenerregtheit, Schlaf nur auf künstlichem Wege und gänzliche Appetitlosigkeit. Auf Anraten wird ein Fahrstuhl zum Sitzen und Liegen aus *Heidelberg* verschrieben, damit der Kranke täglich ins Freie kann. Gehen kann und soll er nicht. So wird denn in guten Tagen der Fahrstuhl vors Bett gefahren und mit dem Kranken auf einige Stunden in den Garten gerollt.
Zwei Tassen Bouillon mit Ei, einige Gläser starken Wein (auf Verordnung), das ist alles, was ihm täglich zugeführt werden kann, seit acht Wochen.«[365]

7. Juli 1874
»Ein Wunsch, eine Bitte Deines alten wahrhaften Freundes, meines armen leidenden *Reuters*, wirst Du sicher gern erfüllen, wenn Du kannst; er isst seit Wochen fast nichts mehr mit Appetit; - da meint er: ›Wenn ich ein kleines Stückchen Rauchfleisch bekommen könnte aus *Bollentin*, oder ein kleines Rippenstück, das würde mir schmecken.‹ Ich weiß, es ist Dir Freude, diesen Wunsch zu erfüllen ... Ach Gott, besser wird's keineswegs, höchstens Stillstand, und der kaum; künstlicher Schlaf, große Unruhe, Beklemmung, Appetitlosigkeit, Erbrechen fast nach jeder Speise! Allmorgendlich der Wagen vor´s Bett gefahren, je nach dem 1 - 2 Stunden in freier Luft, dann wieder ins Bett gehoben. Nachmittags bisweilen auch wieder so lange in den Garten so nun schon 15 Wochen.«[366]

Am 12. Juli 1874 verstarb *Reuter* an den Folgen der Alkoholabhängigkeit. Am 18. Juli schrieb *Luise Reuter*:

»Ja, er ist heimgegangen, und meine Sehnsucht nach ihm vermehrt sich von Tag zu Tag. Wie mein verwaistes Herz Ruhe finden soll, weiß ich nicht. Die erste Zeit verging in halber Betäubung, man musste sich aufraffen. Oh, die Einsamkeit des Herzens, die Leere trotz Menschen und täglichem Zuspruch von außen! ... Beistand fand ich hinreichend; meine Schwester Emma ist auch hier, zudem die Teilnahme zu Hunderten mein Trost; - jetzt fühle ich nur, dass ich meinen lieben, lieben Fritz nicht mehr habe, dass der Zweck meines Lebens genommen, dass ich meines Amtes entsetzt. Sein Ende war

[365] AaO., 78.
[366] AaO., 79.

nach Ausspruch des Arztes nicht schwer, ich sah den ersten liebsten Menschen scheiden und war gerade allein mit ihm.«[367]

Pathographie

Ohne auf die grundsätzliche Kritik über den Wert pathographischer Schriften näher einzugehen, möchte ich im Folgenden kurz die Ansichten von *Albrecht* und *Beutin* zu *Reuters* Krankheit wiedergeben und in ihren Aussagewerten würdigen.

Paul Albrecht

Zur Einstimmung auf *Albrecht* zitiere ich die Kritik des Zeitgenossen *Traugott Friedemann*, die er unter der Überschrift »Besprechungen Neue Reuterschriften« im »*Literarischen Echo*« des Jahres 1911 veröffentlichte.

»Mit *Reuters* Leiden beschäftigt sich eine Schrift des Nervenarztes *Dr. Paul Albrecht*. Sie ist sehr wertvoll, weil sie alle Nachrichten über *Reuters* Zustand sorgsam zusammenträgt. Es ist nur ein Brief vergessen und zwar der sehr wichtige an *Finke* vom 21. Januar 1867. Die sonst fast lückenlose Materialsammlung ist aber auch das einzige Verdienst dieses Schriftchens. Im übrigen wird nur medizinisch ausgedrückt, was wir längst wussten und was keiner übersehen hat, der dieser Seite des *Reuterschen* Lebens sein Interesse entgegengebracht hat. *Wilbrandt* wollte kurz nach *Reuters* Tode das Wort Trunksucht nicht gebrauchen und sprach von der bekannten Neurose des Magens. Daran hat niemand geglaubt. Mit großer Übereinstimmung haben alle *Reuter*-Biographen sich etwa dahin geäußert: *Reuter* trank, aber sein Laster war soweit körperlich bedingt, als es nur möglich ist. Von den trinkfrohen deutschen Akademikern hat ihm niemand sein 'Leiden' übelgenommen, bedauert haben ihn alle, und er hat wenig schlechte Nachrede unter den Beurteilern gehabt. Was soll uns da die unter einem Aufwande von scheinbar ärztlichem Material und gelegentlichem Seitenhieb auf die unverständigen Laien zusammengetragene Auseinandersetzung, die schließlich zu dem überaus überraschenden Resultat kommt: ›Es handelt sich bei *Reuters* Krankheit um Dipsomanie oder periodische Trunksucht, welche gekennzeichnet ist durch periodisches ...‹

Die unfreiwillige Komik dieser durch *Albrecht von Gaupp* übernommenen Definition erinnert an die scherzhaften Beschreibungen der Trunkenheit, in

[367] AaO., 79.

der sich junge Mediziner für ihre Dissertationen üben. Im übrigen ist damit ja nur bestätigt, dass *Reuter* periodisch trank, was nie und nimmer bestritten worden ist. Sonst ist das Material schlecht benutzt. Nach Luises Wort war die Freude ihres geliebten Fritz schlimmster Feind, nicht die Verstimmung. *Reuter* konnte keinem einen guten Trunk abschlagen; kamen Freunde, so musste gefeiert werden, man trank ihm natürlich von allen Seiten zu, und er ließ sich nicht lumpen. Das war ganz und gar natürlich, so machen wir´s alle oder machten es doch wenigstens so, als wir noch jung und jovial tranken, ohne an Pomeril und >Quatsch< zu denken. Nach solchen harmlosen Freuden aber setzte die eigentliche Krankheit ein, wo er nicht trinken, sondern saufen musste (20 bis 30 Flaschen). Dann tobte er manchmal tagelang und hätte alles zerschlagen, wenn man ihm den Wein nicht gutwillig gab. Bezieht sich *Albrechts* Untersuchung nur auf diese letzten Erscheinungen, dann stimmt das auch mit der Verstimmung, denn in Katerstimmung begann ja das wüste Saufen. Dies ist aber aus der Schrift nicht ersichtlich, und wenn es so gemeint war, so bleibt *Albrecht* die Antwort auf die Frage schuldig: War es krankhaft, dass *Reuter* im Behaben des geselligen Verkehrs zu viel trank? Das kann ein Laie wohl nicht beurteilen? Nach allen Zeugnissen, besonders nach den Mitteilungen *Richard Schröders* im *Reuter*-Gedenkbuch scheint mir die Sache so zusammen zu hängen: *Reuter* liebte einen frohen Trunk in geselligem Verkehr; durch übertriebenen Alkoholgenus hat sich auf der Festung im Katerzustand ein krankhafter Trieb nach unendlichen Massen von Spirituosen ausgebildet. Diese wüsten Zustände gaben seinem Trinken den hässlichen Charakter. Wegen der üblen Folgen versuchte er das an sich harmlose Trinken ganz zu meiden, war aber allmählich zu sehr daran gewöhnt und ließ sich in jovial gemütlicher Stimmung immer wieder hinreißen.

Die Aufgabe des Arztes wäre es meines Erachtens festzustellen, ob eine Vorwirkung des wüsten Zustandes möglich ist, ob also die Vorstellung und Zwangsgefühle, die ihn zum unmäßigen tierischen Trinken nach dem mehr harmlosen >menschlichen< Alkoholgenus trieben, mit der Zeit auch ohne vorhergegangenen Genuss, selbst im Zustand freudiger Erhebung, sozusagen körperlichen Zwang auf ihn ausüben konnte. Das ist die kritische Frage. «[368]

[368] Vgl. FRIEDEMANN Das literarische Echo«, Halbmonatsschrift für Literaturfreunde, 708f.

Die Besprechung ist eher belustigend und lässt mehr Rückschlüsse auf die Trinkgewohnheiten des Autors als auf die Krankheit *Fritz Reuters* zu.

Dr. med. Paul Albrecht, Oberarzt an der Provinzialheilanstalt zu *Treptow an der Rega*, war der erste Psychiater, der sich in einer Studie »*Fritz Reuters Krankheit*« von psychiatrisch-fachspezifischer Seite mit der Krankheit *Reuters* beschäftigte. In der im Jahre 1907 in der Carl-Marhold-Verlagsbuchhandlung *Halle* erschienenen 46seitigen Abhandlung schrieb *Albrecht* im Vorwort:

»Im Jahre 1910 kehrt der 100. Geburtstag unseres größten plattdeutschen Dichters, *Fritz Reuter*, wieder und schon rüstet man sich an vielen Orten zu einer würdigen Gedächtnisfeier. Wenn der Schriftsteller *Reuter* sehr bald allgemeine richtige Wertschätzung gefunden hat, so ist dem Menschen *Reuter* nicht immer dasselbe Schicksal widerfahren. Sein Vater und seine Zeitgenossen hielten ihn meist für einen der Rettung bedürftigen Trinker. Ich selbst erinnere mich aus meiner Gymnasiastenzeit in *Neubrandenburg* zu Ende der 70er und Anfang der 80er Jahre, dass in den Kreisen ehrsamer Bürger, welche *Reuter* persönlich gekannt hatten, das Urteil über ihn lautete: >En oll versapen Kirl<. - *Erst Adolf Wilbrandt* sieht 1892 in seiner Biographie zu *Reuters* nachgelassenen Schriften diese anscheinend menschliche Schwäche *Reuters* von einer anderen Seite an und führt seine periodischen Trinkexzesse auf eine >Neurose des Magens und der Speiseröhre< zurück. In einer der neuesten, die Werke *Reuters* einleitenden Biographie von *Dr. Karl-Friedrich Müller* lese ich, dass sein Leiden als Laster oder Verschuldung wohl nur von Pharisäerhochmut angesprochen werden könnte und er ein mild verzeihendes Wort verdiene, keinesfalls aber als eine Neurose aufzufassen sei, da *Reuter* selbst seine jeweilige Verirrung stets als sein Verschulden, nicht als einen Krankheitsanfall aufgefasst habe, für welchen er nicht verantwortlich zu machen sei.«[369]

In sehr richtiger Weise stellte *Albrecht* fest:

»Eine sachgemäße Beurteilung und richtige Würdigung aller Umstände ist hier nur dem Arzt möglich, wie denn auch *Reuter* in Erkenntnis dieser Sachlage zu seinen Lebzeiten wiederholt ärztliche Anstalten zur Linderung seines Leidens aufgesucht hat und bei der Art seiner Krankheit, welche sich

[369] Vgl. ALBRECHT Fritz Reuters Krankheit, 3.

in periodischen Anfällen von Trunksucht äußerte, ist vor allem der Psychiater zur Entscheidung berufen ... Der Laie steht nun, selbst bei umfassender, allgemeiner Bildung, den normalen und noch mehr den pathologischen Äußerungen der Psyche mehr oder weniger fremd gegenüber und gelangt leicht zu Trugschlüssen auf diesem Gebiet. Erst das Auge des Fachmannes sieht tiefer, und versteht richtig Normales und Abnormales, Laster und Krankheit zu trennen.«[370]

Dieser Aussage von *Albrecht* möchte ich mich voll anschließen. Denn nur derjenige, der auf dem Gebiete der Psychiatrie geschult und ausgebildet ist oder, wie hier im speziellen Fall *Fritz Reuters*, bei dem es sich um eine Suchterkrankung handelte, ein theoretisches und praktisches Spezialwissen auf dem Gebiet der Abhängigkeitserkrankungen hat, wird zu einer fachlich fundierten Aussage über die Krankheit *Fritz Reuters* kommen.

Albrecht machte am Anfang der Schilderung der Alkoholanamnese eine kurze Beschreibung der Quellen.

»*Reuter* selbst hat über sein Leiden auch zu seinen nächsten Freunden geschwiegen, nur seiner Frau, hat er sich in Klagen über das Unglück seines Lebens aufgeschlossen. So sind wir bezüglich der Äußerungen seines Leidens - welches von seinen Mitmenschen größtenteils als Trunksucht und von ihm selbst in Unkenntnis der Art derselben vielfach, wenn auch nicht immer, als moralische Verfehlung angesehen wurde - auf die nur an wenigen Stellen ausführlichere Schilderung in seinen Briefen an den Vater und auf Angaben seitens der Frau und Bekannten angewiesen, von denen die Biographen sie übernommen haben.«[371]

Seine Beschreibung der Alkoholanamnese bot keine neuen Erkenntnisse und stimmte mit meiner Schilderung weitgehend überein. Lediglich hinsichtlich der konsumierten Trinkmengen ging *Albrecht* von kleineren Mengen aus.

»Sein täglicher Gebrauch an Spirituosen kann um diese Zeit nicht groß gewesen sein, das schließt die Strenge der Untersuchungshaft aus und geht zudem aus einem Zettel hervor mit Angabe über Lebensmittel, wonach er

---

370 AaO., 4.
371 AaO., 11.

täglich zwei Flaschen Bier, etwas Tee, aber sonst keine Spirituosen oder Wein berechnet.«[372]

Zu dem Aufenthalt in *Heidelberg* gab *Albrecht* einen interessanten diagnostischen Hinweis auf die Schwere des Krankheitsbildes *Reuters.*

»Zu seinem Vetter kam *Reuter* nur, wenn er das Nahen solcher Zustände, die *Engel* als Delirien bezeichnet, fühlte; dann ließ sich *Reuter* von jenem ruhig in seine Wohnung führen, jener sorgte für Arzt, Wache und dergleichen; er hatte dann >Erscheinungen, die sich nicht wiedergeben lassen<.«[373]

Zur Häufigkeit des Alkoholkonsums *Reuters* zitierte *Albrecht* den Bericht eines Schulfreundes.

»Nach Auskunft meines Schulfreundes *Behm*, dessen vor wenigen Jahren verstorbener Großvater zu *Reuters* engerem Bekanntenkreis gehörte und zu seinem Enkel wiederholt von *Reuter* gesprochen hat, war *Reuter* eine, weichliche Natur und trank in der Zwischenzeit wie ein vernünftiger Mensch: in unregelmäßigen Zwischenräumen jedoch von vier bis acht Wochen trank er sich einen gehörigen Rausch, der manchmal drei bis fünf Tage anhielt, und in dem er fortgesetzt zur Flasche griff, worauf jedes Mal ein großer moralischer Katzenjammer erfolgte, in dem er sich aufs Arbeiten legte'.«[374]

Den Erfolg der >Behandlungen< in den verschiedenen Kurorten beurteilte *Albrecht* realistisch.

»Wiederholte Kuren in *Stuer*, *Elgersburg*, *Liebenstein* und *Laubbach*, die *Reuter* nicht selten über Monate ausdehnte, brachten nur Linderung, keine dauernde Heilung des Übels. Dass *Reuter* sowohl in *Treptow* wie in *Neubrandenburg*, *Eisenach* einen Trunk in fröhlicher Tafelrunde nicht abhold war, ist bekannt, ebenso dass er Weißwein bevorzugte vor dem Bier, in dem Glauben, er sei ihm weniger schädlich.«[375]

---

[372] AaO., 13f.
[373] AaO., 22f.
[374] AaO., 25.
[375] AaO., 31.
[375] Vgl. ALBRECHT Fritz Reuters Krankheit, 31.

Obwohl *Albrecht Reuter* längere Abstinenzzeiten einräumte, musste er feststellen:

»Immerhin ist nicht von der Hand zu weisen, dass die zeitweiligen Alkoholexzesse *Reuters* neben einem für gewöhnlich mäßigen Genuss beigetragen haben zur Entwicklung des Herzleidens, welches zu seinem Tode führte, und zur Entstehung einer Schlagaderwandverkalkung (Arteriosklerose), welche kurz vor dem Tode zu einem Schlaganfall führte. In wie weit seine vielfachen, rheumatischen Beschwerden als auf alkoholische Entzündung der Nerven beruhend zu deuten sind, wie sie vielfach bei Trinkern nach langem Alkoholmissbrauch beobachtet werden, ist nicht zu entscheiden.«[376]

Im III. Teil seiner Ausführungen beurteilte *Albrecht Reuters* Erkrankung.

Albrecht hielt *Fritz Reuter* nicht für einen Gewohnheits-, sondern Gelegenheitstrinker, da dieser seiner Meinung nach keinen »dauernden, unmäßigen Genuss von Spirituosen« betrieben hatte. Zur Abwehr *Reuters* gegenüber seiner Krankheit führte *Albrecht* aus:

»Nun ist allerdings einzuwenden, dass erfahrungsgemäß Versicherungen von Trinkern bezüglich ihrer Leidenschaft mit Vorsicht aufzunehmen und oft direkt unglaubwürdig sind. Wenn *Reuter* jedoch bald darauf seinem in dieser Hinsicht misstrauischem Vater versichert: ›wer ihn einen Trinker nenne, der lüge, der wisse nicht, dass er ganze Monate Ekel vor dem Wein empfinde und ihn nicht koste und deshalb seine Gesundheit noch so gut sei, weil er das Trinken nicht dauernd getrieben habe und bedeutende Pausen dabei eingetreten seien‹, so haben wir solchen, in ernsten Lebensmomenten abgegebenen Versicherungen *Reuters* gegenüber kein Recht zu begründeten Zweifeln an ihrer Richtigkeit. Sein ganzes späteres, jedem Schein und Unwahren abholdes Leben bietet uns eine Gewähr für die Wahrhaftigkeit dieser Angaben, und sein makelloser Charakter, sein liebevolles und herzliches Verhältnis zu seiner Frau sind uns eine weitere Gewähr dafür, denn gerade die ethischen Bestätigungen, die Rücksichtnahme auf Familie und Umgebung leiden am ehesten und empfindlichsten bei professionellen Trinkern

[376] AaO, 32.

(sogenannte ethische Charakterdegeneration der Trinker), und diese fehlt bei *Reuter.*«[377]

Mit dieser Äußerung ließ *Albrecht* erkennen, dass er mit dem Zeitgeist und den damaligen Auffassungen sehr eng verknüpft war. Für ihn existierten zwei Typen von Trinkern: Den einen Typ beschrieb er als den Professionellen mit »ethischer Charakterdegeneration«, den anderen als Menschen mit »dauerndem, erheblichem Alkoholmissbrauch«, der Gefahr lief, dem chronischen Alkoholismus zu verfallen. Etwas später räumte er ein:

»Hierfür sprechen die Bekundungen eines seiner *Graudenzer* Schüler, seines Verwandten aus der *Heidelberger* Zeit und in gewissem Sinne das Verbot des Verkaufs von Spirituosen an ihn in *Dömitz,* welches doch schwerlich ohne Häufung alkoholischer Exzesse von Seiten *Reuters* ergangen wäre. Wenn auch zu beachten ist, dass Laien damals ebenso wenig wie heute die Kenntnis eines Unterschieds zwischen Trunksucht im allgemeinen und periodischer, auf krankhafter Grundlage erwachsener Trunksucht oder Dipsomanie haben konnten, infolgedessen beide Zustände in diesen Beschreibungen nicht genau voneinander getrennt werden konnten, so sprechen auch andere Gründe dafür, dass in jenen Zeiten bei *Reuter* ein stärkerer regelmäßiger Genuss von Alkohol stattgefunden hat. Denn erfahrungsgemäß entwickeln sich solche Zustände, wie sie von *Falk* und *Engel* als Delirium tremens bei *Reuter* bezeichnet sind, nur auf der Grundlage eines länger andauernden Alkoholmissbrauchs, nicht eines einmaligen, auch noch so starken Rausches. Sie sind anzusprechen als vorübergehende, bei chronisch alkoholischer Vergiftung des Körpers auftretende Seelenstörungen mit Wahnvorstellungen, Verworrenheit und illusionärer oder halluzinatorischer Verfälschung der Wirklichkeit.«[378]

Albrechts Bewertung der vorliegenden Fakten hinsichtlich der Diagnostizierung eines Delirium tremens und der damit verbundenen Symptomatik ist auch aus heutiger Sicht zu bestätigen. Die weiteren Schlussfolgerungen von *Albrecht* zum Verlauf der Krankheit sind nicht akzeptabel.

---

[377] AaO., 33f.
[378] AaO., 34f.

»Es ist umso höher anzuerkennen, dass es *Reuter* trotz dieser zeitweiligen, schweren Erscheinungen des Alkoholismus gelungen ist, sich vor einem haltlosen Hinabgleiten auf der schiefen Ebene der chronischen Trunksucht zu bewahren, wie es leider das Los der meisten Trinker ist.
Nicht gelungen ist ihm dieser Sieg über den anderen Feind, die periodischen Trinkausschreitungen. Diese stellen eben allgemein wie bei *Reuter* keineswegs bloße Steigerungen einer chronischen Alkoholsucht dar, sondern sind im inneren, krankhaften Vorgängen des Körpers begründet, deren Endursache uns nicht bekannt ist, deren Wirkungen aber nicht minder ausgesprochen sind.
Hiermit habe ich bereits die krankhafte, außerhalb der menschlichen Macht liegende Grundlage der anfallsweise auftretenden Trinkexzesse *Reuters* oder der sogenannten Dipsomanie berührt. «[379]

Nach heutiger Auffassung ist bei einem Menschen, der mehrfach an einem Delirium tremens erkrankt war, mit Sicherheit die chronische Phase der Alkoholabhängigkeit (entsprechend den diagnostischen Klassifikationssystemen (ICD-10 und DMS-IV) zu diagnostizieren. Auch in der chronischen Phase der Alkoholabhängigkeit und ihren Folgekrankheiten besteht mit therapeutischer Unterstützung die Möglichkeit, die Abstinenz und damit eine Besserung des Krankheitszustandes zu erreichen.

Am Ende seiner Studie ging *Albrecht* sehr ausführlich auf die Dipsomanie ein. Seine Feststellungen sind im Kapitel über die Dipsomanie enthalten. Interessant sind die Darlegungen zu den Ursachen für *Reuters* Erkrankung.

»Es war wahrscheinlich die Haft nur ein auslösendes Moment für schweres Auftreten der Krankheit, und die letzte Endursache bildet, wie früher ausgeführt, die endogene Veranlagung, wie sie sich als erbliche Belastung am häufigsten durch bereits vorangegangene geistige Anomalien der Vorfahren bedingt wird. Bei *Reuter* ist uns in dieser Beziehung nichts Sicheres überliefert, dies schließt jedoch ein tatsächliches Vorhandensein einer erblichen Belastung nicht aus. Nach dem uns überkommenen Material wäre einzig daran zu denken, dass die Belastung von seitens der Mutter *Reuters* stamme und ihre Lähmung nach der Geburt des zweiten Sohnes eine hysterische gewesen sei. Gegen diese Annahme spricht jedoch die Charakterschilderung

[379] AaO., 35.

der Mutter *Reuters* als einer sanften, geduldigen, verzeihenden, milden Frau …«[380]

Resümierend ist zu der Arbeit *Albrechts* festzustellen, dass er alle vorhandenen wesentlichen Quellen für seine Pathographie *Reuters* genutzt hat. Von nicht geringer Bedeutung ist, dass *Albrecht* die Monographie von *Gaupp* »*Über die Dipsomanie*« aus dem Jahre 1901 bekannt war. Obwohl *Albrecht* an die Zeit der Jahrhundertwende gebunden und damit in dem damaligen Kenntnisstand verhaftet war, verdient er aus heutiger Sicht große Anerkennung, da er die künstlerische Leistung von *Fritz Reuter* nicht herabsetzte, sondern durch eine im wesentlichen zeitgemäße Beurteilung der Fakten eine, aus psychiatrischer Sicht, richtige Diagnose stellte.

Karola Roth
Aus dem Jahre 1947 lag mir eine Dissertation von *Karola Roth* zum Thema »*Über die zyklothyme Verstimmung bei Fritz Reuter*« vor. In dieser Arbeit bezog sich *Frau Roth* zunächst ebenfalls auf das im Jahre 1907 erschienene Buch von *Albrecht.* Ziel ihrer Arbeit war es zu untersuchen, welcher Gruppe der geistig-seelischen Erkrankungen die Dipsomanie *Reuters* zuzuordnen war. In ihrer Arbeit schränkte sie ein, dass diese Untersuchung nur für den Fall *Reuter* gelte und sonst keine Allgemeingültigkeit habe, weil dann mehr Fälle hätten untersucht werden müssen.

Zur Familienanamnese führte sie aus:

»Die Erforschung der Deszendenz des Dichters zeigt nur ein spärliches Ergebnis. Hinweise auf irgend eine Geisteskrankheit finden sich überhaupt nicht. Soweit verfolgbar, finden sich bei den Vorfahren des Dichters Berufe wie Pastoren, Richter, Lehrer Bürgermeister. Näheres ist nur über die Eltern *Reuters* zu erfahren. Der Vater zeigt bei leptosomem Körperbau vom üblichen *mecklenburger* Menschenschlag gewisse Abweichungen. Er wird als hart, aber gerecht, meist sehr schweigsam, bei Gelegenheit aber stark aufbrausend, im Beruf erfolgreich, geschildert. Als völlig amusischer Mensch hat er kein Verständnis für die Entwicklung des Sohnes. Aber all seine Reaktionen liegen noch durchaus im Bereiche des Normalen. Von der

[380] AaO., 45.

Mutter heißt es, dass sie eine kleine Blondine, geistig sehr rege und interessiert war und wegen ihrer charakterlichen Vorzüge allgemein verehrt wurde. Nach der Geburt von *Reuters* Bruder 1812 blieb sie bis zu ihrem Tode gelähmt. Leider ist über den Charakter dieser Lähmung nichts Näheres zu erfahren. Ihrem Tode 1826 sollen mehrmalige heftigste Krämpfe vorausgegangen sein.« [381]

Nach weiteren Ausführungen zum Lebenslauf *Fritz Reuters* kam *Karola Roth* zu folgender Einschätzung:

»Schon diese knappe Schilderung zeigt, dass es sich um ein ungewöhnliches Schicksal handelt. Auch ein psychisch durchaus normaler Mensch beantwortet Eindrücke, wie sie eine so lange Haft mit ihrem Wechsel von Furcht und Hoffnung mit sich bringt, mit Reaktionen, die depressiven bzw. manischen Verstimmungen ähnlich sein können. Wie steht es hier mit dem Dichter? Die Dipsomanie erscheint nach Andeutungen aus späteren Briefen zu schließen, erstmalig in den ersten Festungsjahren, um den Dichter durch das ganze spätere Leben zu verfolgen.« [382]

Frau *Roth* beschrieb dann anhand verschiedener Quellen die Stimmungsschwankungen *Reuters*.

»Versuchen wir nun aus dem Gesagten die intellektuellen und affektiven Seiten von *Reuters* Persönlichkeit zu erschließen, so kommen wir zu folgendem Ergebnis: Es geht klar daraus hervor, dass grobe Störungen der Orientierung, das Gedächtnisses, der Auffassung hier nicht vorliegen. Dem Ideenreichtum einerseits steht eine gewisse Hemmung der Gedankenwelt und des Willens zu anderen Zeiten gegenüber, wenn sich beide auch nie zu höheren Graden, etwa Erregungszuständen und Logorrhoe, oder Stupor andererseits steigern. Hierher wären dann auch Bewusstseinsstörungen leichteren Grades vor und nach den dipsomanischen Anfällen, auf die *Albrecht* aus Äußerungen *Reuters* Gattin schloss, zu rechnen.« [383]

Am Ende ihrer Arbeit kam sie zu folgender Erkenntnis:

[381] Vgl. ROTH Über die zyklothyme Verstimmung bei Fritz Reuter, 2.
[382] AaO., 5.
[383] AaO., 11.

»Da die dipsomanischen Anfälle als Kardinalsymptom gelten müssen, kommen hier drei Erkrankungen in Frage: die Epilepsie, das manisch-depressive Irresein, oder eine psychopathische Veranlagung.«[384]

Die Epilepsie ist hiervon als erstes auszuschließen. Abgesehen davon, dass niemals von einem echten epileptischen Anfall berichtet wurde, handelte es sich bei den periodischen Trinkexzessen kaum um epileptische Äquivalente, denn keinerlei andere Symptome wiesen auf die Epilepsie hin.

Frau Roth begründete das damit, dass es zu keinerlei Veränderungen in der Persönlichkeit *Reuters* gekommen sei, wie sie das für die Epilepsie annahm. Im weiteren ging sie auf die Frage ein, ob es sich bei *Fritz Reuter* um eine manisch-depressive Erkrankung gehandelt haben könnte.

»Charakteristisch für diese Psychose ist auch der periodische Verlauf, meist, jedoch nicht obligat, im Wechsel von Manie und Depression. Hervorgehoben wird, dass die Krankheit nie zu solchen Graden von Verblödung, wie es bei der Epilepsie und Schizophrenie die Regel ist, führt. Wenn außerdem zu betonen ist, dass sich unter Manisch-depressiven relativ häufig künstlerisch oder wissenschaftlich Begabte finden, so ist man offensichtlich berechtigt, bei *Reuter* an diese Psychose zu denken. Die von *Bleuler* angeführten Kardinalsymptome finden sich zumindestens angedeutet.«[385]

Eine psychopathische Veranlagung schloss Frau *Roth* für *Fritz Reuter* aus.

»*Reuter*, ein Mensch von typisch pyknischem Körperbau, zeigte in Leben und Werk einen überdurchschnittlichen Wechsel der Gemütslage und zwar häufig mit plötzlichem Wechsel der Stimmungen, sogar von einem Tag zum anderen, wie *Bleuler* es bei zyklischen Typen als charakteristisch schildert. Der Gegensatz von Ideenflucht, diese nicht ganz ausgeprägt, und Hemmung wird aus den angeführten Briefen und seinen Werken deutlich. Die in den echten psychotischen Fällen natürlich unfruchtbaren Symptome Betätigungsdrang während der Manie und Willenshemmung als Merkmal der

[384] AaO., 15.
[385] AaO., 16.

Depression, zeigen sich hier im ersten Fall positiv als dichterische Schöpfungsgabe, um sich in der melancholischen Phase mehr auf Unlustgefühle und körperliches Missbehagen, eine Neigung zur Hypochondrie, wie es *Reuter* selbst ausdrückt, zu beschränken. Als ausgesprochen krankhaftes Symptom kommt die dipsomanische Veranlagung dazu, die also in diesem Fall als Bestandteil einer zyklothymen Verstimmung zu gelten hat.«[386]

Beutin

Die aktuellste Arbeit zum Alkoholproblem *Fritz Reuters* stammt von *Wolfgang Beutin* aus dem Jahre 1997. Es handelt sich um einen auf dem Symposium »*Fritz Reuter in Thüringen*« in *Bad Liebenstein* im Mai 1997 unter dem Titel »*Die Wunde brennt mir so heftig, als dass sie ein öfteres Aufdecken ertragen könnte*« gehaltenen Vortrag.[387]

Beutin ist kein Mediziner, so dass einige Fachtermini sowie ein Teil der Schlussfolgerungen nicht dem aktuellen Erkenntnisstand der Psychiatrie, insbesondere nicht der Suchtmedizin, entsprachen. Trotzdem waren seine Gedanken und Ausführungen zur psychoanalytischen Analyse der Entwicklung des Alkoholproblems *Fritz Reuters* unter dem Aspekt des frühen Todes der Mutter originell, anregend und diskussionswürdig. Bei der Deutung des Traumes sollte man jedoch davon ausgehen, dass es sich hier wahrscheinlich nicht um einen Traum, sondern um eine illusionäre Verkennung im Rahmen eines Delirium tremens handelte.[388]

Die Argumentation hinsichtlich der Bedeutung des Todes der Mutter für die Entwicklung *Reuters* leitete *Beutin* wie folgt ein:

»Ich versuche im folgenden, teils mit Übernahme von *Albrechts* Befunden, teils kontrastiv dazu, *Reuters* Alkoholismus-Problem zu sichten, indem ich neuere Ergebnissee der einschlägigen Fachdisziplinen heranziehe, mit Favorisierung der tiefenpsychologischen. Vorweg zwei methodologische Hinweise:
I: Der Alkoholismus einer Person sollte nicht außerhalb des Zusammenhangs ihrer Lebensgeschichte analysiert werden. Mit einem Ausdruck *Alexander Mitscherlichs*: Es ist zu ermitteln, ob vielleicht dem Alkoholismus

[386] AaO., 18.
[387] AaO., 611.

eine >Erlebniskatastrophe< vorangegangen ist, unter Umständen: in einer weiter, sogar sehr weit zurückliegenden Lebensphase, wodurch dessen psychische Basis entstand, eine erhebliche Schädigung der seelischen Befindlichkeit.
II: Alkoholismus ist nicht deutbar als eine Krankheit oder Krankheitssyndrom mit seelischen und körperlichen Symptomen. Vielmehr der Ursprung, das psychische >Leiden<, liegt zeitlich davor, und der Alkoholismus bildet die Reaktion darauf: ein Selbstheilungsversuch des Menschen, freilich kein mit Bewusstsein unternommener, sondern quasi >hinter dem eignen Rükken< stattfindender, gänzlich unbewusster ...
Welches, >lebensgeschichtliche Ereignis<, sprich: welche Erlebniskatastrophe in *Reuters* Biographie muss für seinen Alkoholismus verantwortlich gemacht werden? ...
Die Katastrophe in der Vater-Sohn-Beziehung indes trat niemals, wie man hätte spekulieren können, durch einen völligen Bruch ein, aber sie trat ein: durch den Tod des Vaters, am 22. März 1845. Dem folgte nach einem dreiviertel Jahr, zu Weihnachten, des Sohnes psychischer Zusammenbruch. Dieser kann indes nicht für *Reuters* Alkoholprobleme verantwortlich gewesen sein, waren sie doch schon lange Zeit davor akut.
Die Festungshaft und der Tod des Vaters mit der bezeichneten Folge - für *Reuter* bestand damals die reale Gefahr des Eintauchens in die Psychose -, bildeten zwei starke Zäsuren in der Biographie des Sohnes und sind gewiss als lebensgeschichtlich bedeutsam anzusehen, jedoch keineswegs als die Ursache der Dipsomanie.
In der Vergangenheit, lange vor beiden, müsste als entscheidende lebensgeschichtliche Katastrophe eine andere, erste zu nominieren sein. Gibt es Spuren dafür in *Reuters* Biographie?
Man braucht nicht lange zu suchen: es kann nur der Verlust der Mutter gewesen sein (19. Mai 1826, nach langem Siechtum, seit 1812).«[389]

Es ist sicher nicht ohne Bedeutung, dass in der Familiensituation der *Reuters*, in der ein sehr starrer, autoritärer Vater das Regiment führte, die Mutter als emotionaler Partner, als ein verzeihender, annehmender Mensch, zur Verfügung stand. *Hückstädt* bestätigte dies in seinem Diskussionsbeitrag zu *Beutins* Vortrag.

---

[389] Vgl. BEUTIN Die Wunde brennt mir zu heftig, als dass sie ein öfteres Aufdecken ertragen könnte, Zum Alkoholismus-Problem in der Biographie Fritz Reuters, 130ff.

»*Hückstädt* verdeutlicht den Einbruch in *Fritz Reuters* Jugend durch den Tod der Mutter an Hand von Briefen. *Reuters* erster überlieferter Brief an den Vater datiert vom März 1827. Dabei besuchte er die Schule in *Friedland* aber schon seit 1824. Jedoch lebte bis 1826 die Mutter. Bis dahin hatte der junge *Reuter* offenbar sein zu Hause gehabt, die Wärme des Elternhauses, die Güte der Mutter, die immer an ihn glaubte, die ihm alle jugendlichen Fehler verzieh. Da brauchte er nicht Briefe zu schreiben, um sich zu rechtfertigen.«[390]

Eine unmittelbare Reaktion auf den Tod der Mutter ist mir, von dokumentarischer Seite her, nicht bekannt.[391] In einem Brief gab es Äußerungen seines Bruders *August* über die letzten Tage der Mutter. Vollkommen überraschend kam der Tod der Mutter für *Fritz Reuter* jedoch nicht, denn ihr Leiden zog sich schon über mehrere Jahre hin. Wie bereits zitiert, sah *Beutin* in dem Tod der Mutter, ›das lebensgeschichtliche Ereignis‹, das unbewusst zu depressiven Verstimmungen *Reuters* führte. Zur Abwehr der Depression habe *Reuter* dann den Alkohol, sozusagen als Selbstheilungsversuch, eingesetzt.

»Das Grundproblem bei alledem blieb doch der Alkohol (notabene: oder blieb, was sich dahinter verbarg, jenes periodisch überstark auftretende depressive Verstimmtsein wegen des Mutterverlustes).«[392]

Unabhängig von den Ursachen der Entwicklung des Alkoholproblems ging *Beutin* von einem chronischen Krankheitsprozess aus, der durch die folgenden Faktoren, zumindest zeitweise, gebessert oder gar unterbrochen werden konnte.

»Dabei war entscheidend, dass er sich verlässlich auf das Prinzip Weiblichkeit stützen konnte, und dies in doppelter Weise: gleich zweifach erhielt er Hilfe von Frauen.

---

[390] HÜCKSTÄDT, Diskussion des Vortrages von Beutin, in »Fritz Reuter in Eisenach«, 135f.

[391] Hückstädt bestätigte mir mündlich, dass ihm keine Quellen bekannt sind, die eine Reaktion Reuters auf den Tod der Mutter erkennen lassen.

[392] Vgl. BEUTIN ›Die Wunde brennt mir zu heftig, als dass sie ein öfteres Aufdecken ertragen könnte‹, Zum Alkoholismus-Problem in der Biographie Fritz Reuters, 135f.

Die eine von ihnen war schon tot, die Mutter. Doch die Befassung mit Literatur und Literaturproduktion bot ihm einen Wiederanschluss an die einstmalige Lebenssphäre der Mutter, die ihn mit Liebe in die Welt der Dichtung eingeführt hatte.
Und die zweite: Luise. Sie erwies sich als unentbehrlicher Schutzengel des neuen, diesmal gelingenden Lebensentwurfs ihres Fritz.
Die wichtigsten Faktoren der Stabilisation seiner seelischen und in der Folge auch lebenspraktischen Situation waren also: 1. Das ›Überwechseln in das Land der Musen‹ als Besetzung mütterlichen Terrains (Dichten und der Erfolg des Dichtens), 2. Die geglückte Ehe mit Luise, der Frau, die seine dichterische Existenz mit sicherer Hand abschirmte.«[393]

Dipsomanie

Seit dem Erscheinen der Studie »*Fritz Reuters Krankheit*« von *Dr. Paul Albrecht* im Jahre 1907 bis zu der Biographie von *Kurt Batt* aus dem Jahre 1967 wurde das Alkoholproblem *Fritz Reuters* diagnostisch als eine Dipsomanie beschrieben. Vor *Albrecht* und nach *Batt* wurde der Begriff Dipsomanie nicht mehr direkt verwendet, sondern es war die Rede von einem periodischen, anfallsartigen Trinken.

In der sehr umfangreichen, fachlich sehr gut fundierten, mit vielen eindrücklichen Fallbeispielen versehenen, klinischen Studie »*Die Dipsomanie*« von *Robert Gaupp*[394] aus dem Jahre 1901 steht in der Einleitung:

»Wenn wir die geschichtliche Entwicklung der Lehre von der Dipsomanie in ungewöhnlicher Ausführlichkeit darstellen, so liegt diesem Vorgehen nicht eine besondere Vorliebe für historische Erörterungen zu Grunde, eine Vorliebe, von der wir an sich weit entfernt sind; allein es will uns scheinen, dass die ganze Dipsomaniefrage nur dann klar vor Augen geführt werden kann, wenn man sich die Mühe nicht verdrießen lässt, all den Ursachen und Umständen nachzuforschen, die bisher einer einheitlichen Auffassung des Leidens im Wege standen und noch stehen.«[395]

---

[393] AaO., 136.

[394] Robert Gaupp (1970-1953), seit 1906 Professor für Psychiatrie in Tübingen, Schüler von Wernicke und Kraepelin, trat vor allem mit Arbeiten zur Paranoia-Frage hervor, die er an dem berühmten Fall des Massenmörders Hauptlehrer Wagner studierte.

[395] Vgl. GAUPP Die Dipsomanie, 3.

Diese von *Gaupp* an den Anfang gestellte Bemerkung traf den Nagel auf den Kopf, denn bis zum heutigen Tag wurde das Krankheitsbild der Dipsomanie nie klar und eindeutig definiert.

Nicolai stellte in seiner Monographie »*Von der Natur und dem physischen Ursprunge der Besoffenheit*«[396] zunächst Hypothesen als Erklärung für das sich in Abständen wiederholende, zwangsmäßige Trinken großer Alkoholmengen auf.

Magnus Huss · Constantin von Brühl-Cramer

Verwirrung entstand dadurch, dass für die gleichen alkoholassoziierten Folgezustände verschiedene Termini benutzt wurden. Das Wort ›Ebrietas‹ gebrauchte man sowohl für den Rausch, als auch für die Trunkenheit und das periodenhafte Trinken. Der russische Psychiater *Salvatori* erörterte 1817 in *Moskau* in einem Vortrag, dass sich bei Alkoholabhängigen ein periodischer Trieb zu reichlichem Alkoholgenuss ausbilden könne. Er nannte diesen Trieb ›furor bibendi‹ oder ›Oinomania‹. 1819 erschien das Buch »*Über die Trunksucht*« von *Brühl-Cramer*.[397] *Wilhelm Hufeland* verfasste die Vorrede.

»Die böse Gewohnheit bringt am Ende eine eigene Krankheit, die Trunksucht hervor, welche die meiste Analogie mit der Nymphomanie hat und daher nicht unpassend nosologisch Dipsomanie genannt werden könnte.«[398]

Gaupp kritisierte diese Wortschöpfung mit der Begründung, dass ›dipsos‹ nicht der Trunk, sondern Durst bedeute. Dessen ungeachtet blieb aber der Begriff Dipsomanie für das periodische oder Quartalstrinken bis heute bestehen.

Das erste grundlegende Werk zur Alkoholabhängigkeit stammte von *Magnus Huss* und erschien im Jahre 1849 unter dem Titel »*Alcoholismus chronicus*«[399]. Mit dem neu geschaffenen Terminus »*Alcoho-*

---

[396] AaO., 2.

[397] Vgl. WASSENBERG Die historischen Wurzeln moderner Suchtmedizin, 50.

[398] AaO., 3.

[399] Magnus Huss (1807-1890), schwedischer Arzt, durch ihn wurde der Begriff Alkoholismus in Sprache der Medizin eingeführt »Alkoholismus chronicus. Chronisk alkojolisjukdom: Ett bidrag till dyskrasiarnas känndom«, Stockholm 1849, deutsche Übersetzung 1852 von Gerhard von dem Busch (1791-1868).

lismus chronicus« bezeichnete *Huss* die Gesamtheit der Veränderungen, die durch den übermäßigen Genuss alkoholischer Getränke zustande kommen können.

Die >Unmäßigkeit< galt noch bis Ende des 19. Jahrhunderts als Laster, obwohl *Trotter* (1780) die Trunksucht als einen krankhaften Zustand bezeichnete. *Gaupp* formulierte 1901:

»... , dass Menschen, welche lange Zeit regelmäßig größere Mengen alkoholischer Getränke genossen haben, schließlich vom Alkohol nicht mehr lassen können: Die liebgewordene Gewohnheit ist allmählich zum dringenden Bedürfnis, zum unwiderstehlichen Zwang geworden.
Dieser Zwang wurde als etwas Krankhaftes erkannt; schon *Trotter* sprach von der Trunksucht als einem Zustand geistiger Unzurechnungsfähigkeit. Man versuchte, diese Umwandlung der Trinkfreudigkeit in eine Trunksucht aus den Veränderungen zu erklären, welche der Alkohol im Körper erzeugt.«[400]

Diese von *Robert Gaupp* gemachte Feststellung wirkt im Vergleich mit unseren derzeitigen Klassifikationssystemen modern, da sie wesentliche Diagnosekriterien enthält, die bis heute Gültigkeit haben.
Von *Brühl-Cramer*, der als Arzt in *Moskau* tätig war und dort seine Fallbeobachtungen über die Alkoholkrankheit machte, stammen die ersten Fallbeschreibungen, die man einer Dipsomanie zuordnen könnte. Entsprechend den damaligen pathologischen Anschauungen teilte er einen solchen Anfall, der zwischen 3 und 21 Tagen dauerte, in ein Stadium >Prodromorum<, ein Stadium >Initium morbi<, ein Stadium >Incrementi<, in ein Stadium >Crisos< und in ein letztes Stadium der Rekonvaleszenz ein.

Der Anfall beginne mit Ängstlichkeit, Unruhe, mürrischer Laune, gesteigerter Reizbarkeit und unmotivierten Wutausbrüchen. Gebe der Trinker dann seinem Trieb nach, käme es für einen gewissen Zeitraum zu einer Erleichterung, dann trete aber sehr schnell eine Verschlimmerung des Zustandes ein. In dem Stadium der Rekonvaleszenz trete dann Schlaflosigkeit, Unruhe, Tremor, Sinnestäuschungen und Unbehagen auf.

[400] AaO., 2.

Bewertet man die in den folgenden Jahren erschienenen Arbeiten zu der Problematik der sogenannten periodischen Trunksucht kritisch, so kann man eindeutig davon ausgehen, dass es sich nach Betrachtung der Fallbeispiele ganz eindeutig um die chronische Form einer Alkoholabhängigkeit handelt.

Ähnlich wie *Brühl-Cramer* nahm auch *Huss* an, dass die Dipsomanie nur bei »alten Säufern zu finden sei, welche jahrelang den Brandwein missbrauchten. Der Kranke fühlte instinktmäßig, dass sich das Missbehagen durch Brandwein rasch beseitigen lässt.« Interessanterweise rückte *Huss* das Auftreten epileptischer Anfälle in den Zusammenhang mit Entzugssymptomen. Es folgt seine Auffassung über den Charakter der periodischen Trunksucht:

»Die körperliche Begierde, sich zu berauschen, also die üble Angewohnheit, zu saufen, ist das Primitive; diese erzeugt eine körperliche Krankheit, eine krankhafte Umstimmung im ganzen Lebensprozesse, besonders im Blut- und Nervenleben; das Vorhandensein dieser körperlichen Krankheit ist es gerade, welche die Entstehung der Geisteskrankheit bedingt; ohne dass jene vorausgeht oder noch fortdauert, kann diese nicht auftreten ... Während dagegen die Erstere (Dipsomanie) sich allein bei solchen finden kann, welche sich früher dem Laster der Trunkenheit ergeben hatten.«[401]

Carl With

Eine »*Inaugural-Dissertation zur Erlangung der Doktorwürde in der Medizin und Chirurgie vorgelegt der Medicinischen Fakultät der Friedrich-Wilhelms-Universität zu Berlin und öffentlich zu verteidigen am 10. August 1869 von Carl With aus Oldesloe*« »*Über Dipsomanie*« griff in *Deutschland* die Diskussion um dieses alkoholbedingte Krankheitsbild auf. *With* beschrieb in seiner 34 Seiten umfassenden Dissertation eigene Fälle. Er schlussfolgerte:

»In beiden Fällen vereinigt sich sonach die krankhafte Begierde, Branntwein in enormen Quantitäten zu trinken, mit ausgesprochenen Zeichen einer tiefen gemütlichen Verstimmung; - die Kranken sind sonach als periodische Geisteskranke zu betrachten, wenngleich sich Irrereden, Sinnestäuschungen

[401] AaO., 4.

etc. nicht vorfinden. - Die Frage nach der Ätiologie dieser Störung bietet keine Schwierigkeit, wenn man in Betracht zieht, in wie mannigfacher Weise langdauernder Missbrauch des Alkohols, wie er hier vorliegt, Prädisposition für psychische Erkrankungen schafft. In doppelter Beziehung übt er eine gewaltige Wirkung auf das Zentral-Nervensystem; einmal führt die Trunksucht zu chronischen Ernährungsstörungen im Gehirn und zu einer allgemeinen Umwandlung aller normalen Lebensäußerungen des Organismus, der >Säufer-Dyscrasie<; anderseits bedingt sie wichtige psychische Ursachen, teils in den Aufregungen, denen sich der Trinker fortwährend aussetzt, teils in den traurigen Folgen der Trunksucht, Störung des häuslichen Friedens, Ruin der Geschäfte etc.«[402]

Withs Schlussfolgerung, diese Patienten >mit ausgesprochenen Zeichen tiefer Verstimmung< als >periodische Geisteskranke< einzuordnen, ist aktuell nicht mehr vertretbar. Denn beleuchtet man emotionale Auslöser von Rückfällen bei Alkoholabhängigen, so geben 30,9% Depressionen und 29,3% Einsamkeit an.[403]

Später, besonders seit *Wilhelm Griesinger*, wurde die Dipsomanie im Gegensatz zu *Huss* Auffassung als ein Symptom des periodischen Irreseins angesehen. Damit näherte man sich den diagnostischen Erwägungen, die über auf *Fritz Reuter* angestellt wurden. Denn man sah jetzt die Ursache für die Dipsomanie in einer sich langsam entwickelnden Schwermut, der sich dann ein Anfall anschließe, aus dem der Patient nach einem mehrtägigen Saufgelage aus tiefer Apathie erwache.

Sehr ausführlich beschrieb *With* 1869 einen Epileptiker mit dipsomanischen Anfällen und ist auf Grund dieser Fallstudie zu der Auffassung gelangt, dass diese Dipsomanen als epileptisch Kranke anzusehen seien.

Robert Gaupp

Bevor ich auf die ausführliche Monographie von *Gaupp* eingehe möchte ich erwähnen, dass besonders die französischen Psychiater, unter ihnen *Trelat* (1861), die Auffassung vertraten, dass die Dipsomanen nur dann Alkohol konsumieren würden, wenn ein Anfall über

402 Vgl. WITH Über Dipsomanie, 13f.

403 Vgl. KEYSERLINGK · SANDER Katamnese - Evaluation der Behandlung alkohol- und medikamentenabhängiger Patienten der Klinik Schweriner See, 25.

sie käme. Sie rechneten die Dipsomanen keinesfalls zu den chronischen Alkoholikern, wie das *Huss* und von *Brühl-Cramer* taten.

Die klinische Studie von *Robert Gaupp* ist besonders durch die sehr ausführlichen Fallbeschreibungen wertvoll. Er unterschied seine Fälle in drei Gruppen. Die erste befasste sich mit den Fällen reiner Dipsomanie, und diese sind für den Vergleich mit dem Krankheitsbild *Fritz Reuters* von besonderem Interesse.

Fünf Fälle reiner Dipsomanie wurden von *Gaupp* beschrieben. Besonders aufschlussreich war der Fall 2, der die Krankheitsentwicklung eines 1856 geborenen Landwirts beschrieb. Nicht allein wegen des Verlaufes, sondern auch, weil in *Kraepelins* Lehrbuch »Einführung in die psychiatrische Klinik« der gleiche Fall geschildert wurde. Der Patient stammte aus einer gesunden Familie, lernte in der Schule gut, genügte seiner Militärpflicht, verheiratete sich 1880. Aus der Ehe gingen zwei gesunde Kinder hervor.

Schon mit 18 Jahren fiel der Patient dadurch auf, dass er unmäßig trank. Seit 1876 galt er als periodischer Trinker. Die sogenannten Anfälle traten zunächst in Abständen von einem Vierteljahr auf. Dann wurden die Zwischenräume immer kürzer und die Anfälle heftiger und dauerten länger. 1882 ging er nach Amerika, arbeitete dort unregelmäßig. Er verlor an Ansehen und kehrte nach Europa zurück. Gegenüber seiner Frau war er im betrunkenen Zustand gewalttätig. Wegen seiner Trinkausschweifungen wurde er schließlich entmündigt.

»Während Fremde ihn für einen Lumpen und Säufer hielten, war seine Frau schon sehr früh zu der Überzeugung gekommen, dass er krank sei. Es war ihr aufgefallen, dass B., bevor er zu trinken anfängt, scheu und verdrießlich wird, dass er sie im Trinkanfall oft anstarre und sie dabei doch nicht sehe, auch manchmal wie geistesabwesend vor sich hin schaue. Krämpfe oder Ohnmachten hatte sie nie an ihm beobachtet.«

Ein Trinkanfall, in dem B. für seine Umgebung gefährlich geworden war, gab die Veranlassung zu seiner erstmaligen Aufnahme in der *Heidelberger* Klinik im Februar 1893.

Nach seiner Entlassung im Oktober 1893 blieb er längere Zeit abstinent. Insgesamt wurde der Patient in den nächsten acht Jahren siebzehnmal in der *Heidelberger* Klinik aufgenommen. Die Aufnahmen erfolgten häufig in einem Erregungszustand. Resümierend stellte *Gaupp* zu den Fällen reiner Dipsomanie fest:

»Wir haben bisher fünf Fälle reiner Dipsomanie geschildert, die, trotz mancher Verschiedenheiten im einzelnen, doch in den Hauptpunkten sich glichen: Kranke, welche keine zweifellosen Zeichen von Epilepsie bieten, erleiden von Zeit zu Zeit gemütliche Verstimmungen, welche sie zu mehr oder weniger heftigen Trinkausschweifungen veranlassen. Die alkoholischen Exzesse gewähren nur momentan eine gewisse Erleichterung, steigern alsdann die Unruhe, Angst und die Missempfindungen und lösen allmählich heftige Erregungszustände aus. Die mitgeteilten Krankengeschichten zeigen deutlich, dass die spontane Verstimmung das Wesentliche des dipsomanischen Anfalls darstellt und dass diese Verstimmung bei Dipsomanen auch dann auftreten, wenn die Kranken ... wie z. B. im Schutze der Irrenanstalt - völlig alkoholfrei leben; dabei wurde jedoch nachgewiesen, dass die Gemütsverstimmung als dann leichter vorübergehe und dass bei lange durchgeführter Abstinenz die Anfälle von Verstimmung allmählich leichter und seltener werden, während das Leiden mit der Häufigkeit der Trinkausschweifungen an Schwere zunimmt.«[404]

Vergleicht man die Schilderung des klinischen Bildes, die Diagnosenstellung und den Verlauf der Dipsomanie mit den Angaben von *Ludwig Pietsch* zu einem >Anfall< von *Fritz Reuter*, so ist es verständlich, dass *Albrecht* für *Reuter* die Diagnose Dipsomanie stellte.

»Wenn ich meine Ausführungen über *Reuters* Krankheit zusammenfasse, so glaube ich mit Recht sagen zu können, es handelt sich bei ihr um Dipsomanie oder periodische Trunksucht, welche gekennzeichnet ist durch periodisches anfallsweises Auftreten eigenartiger Zustände, in welchen nach Vorausgehen und während des Bestehens einer gemütlichen Verstimmung der unwiderstehliche Trieb nach Genuss berauschender Getränke erscheint, zu heftigen Ausschreitungen treibt, mit einer leichteren oder tieferen Bewusstseinseintrübung einhergeht, bis nach Stunden oder Tagen der Anfall von selbst sein Ende findet und nach Überwindung der alkoholischen Vergiftungserscheinungen einem mehr oder weniger gesunden Verhalten Platz macht.«[405]

---

[404] AaO., 48.
[405] Vgl., ALBRECHT Fritz Reuters Krankheit, 44.

Die diagnostische Einschätzung *Albrechts* war mit derjenigen von *Gaupp* fast identisch. Auf die sehr aufschlussreichen Schlussfolgerungen *Gaupps* zur Prognose der Dipsomanie ging *Albrecht* jedoch nicht ein.

»Die Prognose der Dipsomanie muss wohl ungünstiger bezeichnet werden, wie die der gewöhnlichen Epilepsie, weil das Leiden häufig, man kann wohl sagen meist, zum Alkoholismus führt. Auch birgt der Anfall selbst eine Reihe von Gefahren. Die Angst führt manchmal zum Suizid, die unsinnigen Trinkexzesse richten den Körper zu Grunde, vernichten nicht selten Ehre und guten Namen des Kranken, lassen ihn seiner Stellung verlustig gehen. Hat die Dipsomanie bei allmählicher Häufung der Anfälle Alkoholismus herbeigeführt, so gefährden Delirium tremens, schwere Dämmerzustände mit sinnlosen Handlungen das Leben des Dipsomanen; auch pflegt sich dann ein deutlicher intellektueller und moralischer Schwachsinn auszubilden. In solchen Fällen kann dauernde Anstaltsbehandlung notwendig werden.«[406]

Während *Gaupp* den Dipsomanen eine schlechte Prognose zuschrieb, sah *Kraepelin* die Verläufe wesentlich günstiger und unterschied sie klar von der ›gewöhnlichen Trunksucht‹.

»Daraus geht hervor, dass die Dipsomanie von der gewöhnlichen Trunksucht trotz mancher Ähnlichkeiten grundsätzlich abzutrennen ist. In der Tat pflegt auch die alkoholische Schädigung des gesamten Menschen bei der Dipsomanie meist geringer zu sein, wohl wegen der kurzen Dauer der einzelnen, freilich oft sehr schweren Anfälle. Aus diesem Grunde bietet die Dipsomanie im allgemeinen auch günstigere Aussichten für die Beseitigung des Alkoholismus, als die gewöhnliche Trunksucht.«[407]

Wilhelm Stekel

Wilhelm Stekel[408] beschrieb die Alkoholabhängigkeit und die Dipsomanie sehr ausführlich in seinem 1922 erschienen Buch »*Impuls-*

[406] Vgl. GAUPP Die Dipsomanie, 144.
[407] Vgl. KRAEPELIN Einführung in die psychiatrische Klinik, 194.
[408] Wilhelm Stekel (1868-1940), Medizinstudium in Wien, von 1898 bis 1938

handlungen - Wandertrieb, Dipsomanie, Kleptomanie, Pyromanie und verwandte Zustände« aus psychoanalytischer Sicht. Das Kapitel »*Narkotomanie*« beginnt:

»Wir haben gesehen, dass das Streben der Menschen nach Lust dazu führt, sich auch auf verbotenen Wegen Lust zu verschaffen. Oft wird die verbotene Handlung allein schon infolge der Überwindung des Verbotes zur Lust. Wir haben diese Lust als Äußerung des Lebenstriebes angesprochen. Sinkt der Lebenstrieb, so kommt es zu einem Zustande verringerter Vitalität und Lebensfreude, welchen wir als Depression bezeichnen. Nun ist das Leben eigentlich ein permanenter Wechsel zwischen Lust und Unlust, zwischen Spannung und Entspannung, zwischen Euphorie und Dysphorie. Es ist selbstverständlich, dass die Menschen immer wieder versucht haben, sich die Euphorie, das gesteigerte Vitalitätsgefühl, die Freude am Leben durch Genussmittel zu verschaffen. Genuss ist schon ein Lustgefühl.«[409]

Stekel unterschied zwei Typen von Trinkern: Den Gewohnheitstrinker und den Quartalssäufer. Zum Gewohnheitstrinker führte er aus:

»Der Ursprung des Trinkens liegt in der Parapathie.[410] Es besteht immer ein schwerer psychischer Konflikt, das betreffende Individuum ist im Konflikte mit sich selbst, mit dem Milieu oder mit der ganzen Gesellschaft. Die Ursachen dieses Konfliktes sind verschiedene. Neben dem enttäuschten Ehrgeiz spielt ein krankes Sexualleben die Hauptrolle. Trinker leiden an einer schweren Paraphilie (Sadismus, Nekrophilie, Pädophilie Zoophilie usw.), sie sind fast alle latent Homosexuelle, sie haben eine Inzestfixierung (Eltern, Kinder), ... in leichteren Fällen leiden sie an unglücklicher Liebe. Sie haben ihr Sexualziel nicht erreichen können ...
Sehr bezeichnend ist, dass viele Trinker an ›dem Gefühl der Vereinsamung‹ leiden. Sie haben niemanden, mit dem sie sprechen können,[411] sie

Allgemeinarzt in Wien, gehörte unter die vier ersten Mitglieder der Mittwochsgesellschaft bei Freud, war einer der ersten Psychoanalytiker, trennte sich 1913 von Freud, emigrierte 1938 nach London und verstarb 1940 durch Suizid, seine 10bändige Abhandlung über die »Störungen des Affekt- und Trieblebens« hatten die größte Bedeutung, die »Impulshandlungen« sind Band VI dieses Werkes.

409 Vgl. STEKEL Impulshandlungen, 160.

410 Parapathie, ein von Stekel als Synonym vorgeschlagen für den Begriff Neurose.

411 Vgl. den Brief REUTERS an seinen Vater vom 24. Juli 1840, Werke und Briefe, Band VIII 209f.

werden nicht verstanden, niemand habe eine Ahnung von ihrem Innern. Das Gefühl der Vereinsamung geht oft dem Trinken voraus. Die Gesellschaft wird gesucht, um das Einsamkeitsgefühl zu überwinden ... Es gibt zwei Typen der Trinker: Den Einsamen und den Geselligen. Der Einsame kommt oft unter den Dipsomanen vor.«[412]

Zu den Ursachen der Dipsomanie stellte er fest:

»Meistens tritt der Impuls zu trinken nach einer Depression auf. Der Trinker hat die besten Vorsätze, er nimmt sich vor, nie mehr zu trinken, er gibt feierliche Versprechen und Eide. Da verfällt er in eine tiefe Depression, welche mit einer inneren Unruhe verbunden ist. Es ist als ob eine Stimme in ihm laut werden wollte, die er um jeden Preis ersticken muss. Er flüchtet vor der Trostlosigkeit des Daseins in den Rausch. Er fürchtet die Klarheit der Erkenntnis, er läuft vor der Wahrheit davon. Er sucht Vergessen - er trinkt Lethe.[413]
Das eine steht fest: Die Ursache der Dipsomanie ist nicht das Verlangen nach Alkohol, sondern eine tiefe Verstimmung, ein dysphorischer Zustand. Der eine sucht den Zustand dadurch zu beheben, dass er davonläuft (Flucht vor sich selbst), der andere sucht Vergessen im Alkohol oder in einem anderen Narkotikum. Bekannte Beispiele sind der Opiomane *de Quincy*, dessen Träume und Opiumvisionen ich in »*Träume der Dichter*« analysiert habe, *Baudelaire*, *Verlaine*, *Grabbe*, *Leuthold*, *Edgar Poe* und *Fritz Reuter*, um nur einige Namen zu nennen.«[414]

Stekel ging dann direkt auf *Fritz Reuter* und dessen Alkoholabhängigkeit ein:

»Man tut den Dipsomanen entschieden unrecht, wenn man die Trunksucht als Ursache ihrer sozialen Verkommenheit ansieht. *Birnbaum*[415] hat vollkommen recht, wenn er als das Primäre bei *Fritz Reuter* nicht Leichtsinn, Charakterschwäche, Haltlosigkeit anspricht. 'Diese ist vielmehr', führt er

[412] AaO., 164.
[413] Lethe, griechisch Vergessen, in der griechischen Sage Fluss des Vergessens in der Unterwelt. Aus ihm mussten die ins Totenreich kommenden Verstorbenen trinken, um die Erinnerung an ihr früheres Leben zu vergessen.
[414] Vgl. STEKEL Impulsstörungen, 166.
[415] Karl Birnbaum (1878-1950), Psychiater in Berlin, Direktor der Irrenanstalt Berlin, A. o. Professor in Berlin, 1933 seines Amtes enthoben, emigrierte in die USA.

aus, 'durch sich wiederholende Krankheitsfälle, durch periodische, ihn überfallende und überwältigende pathologische Verstimmungen gegeben. Diese Verstimmungen haben gelegentlich auch zu jener anderen Form der seelischen Befreiungstendenz, zum triebartigen Davonlaufen geführt. Und es passt durchaus auf den Gemütszustand, der *Reuters* Trinkperioden einzuleiten pflegte, was er in der landwirtschaftlichen Lehrzeit 1845 an seinen Lehrherrn schrieb.«[416]

Franz Aengenheyster · Oswald Bumke

In der Dissertation »Über die Dipsomanie« von *Franz Aengenheyster* an der Universität *Bonn* aus dem Jahre 1931 heißt es:

»Die periodische Trunksucht oder Dipsomanie, im Volksmunde auch wohl Quartalssuff genannt, ist als Krankheit in kurzen Strichen wohl folgendermaßen zu charakterisieren:
Der Dipsomane wird plötzlich aus vollem Wohlbefinden von einer inneren unangenehmen Zuständen begleiten sehr oft die Verstimmung. Der eigentliche Trinkanfall ist zeitlich verschieden bemessen. Er erstreckt sich in seltenen Fällen nur über Stunden, meist über Tage, nicht selten über Wochen. Dem Alkoholgenus, gleich in welcher Form, wird sinnlos gehuldigt. Meist besteht ein starkes Geselligkeitsbedürfnis. Dem Dipsomanen ist es vollständig nebensächlich, wer mit ihm die Geselligkeit teilt, und es nimmt nicht Wunder, wenn wir den Quartalstrinker mit allen möglichen Elementen in zweifelhaften, seiner vollständig unwürdigen Wirtshäusern, Kneipen und Spelunken beim Umtrunk sehen ...
Der Zustand endet meist mit tiefem Schlaf, dem beim Erwachen ein starker körperlicher und zugleich auch seelischer Katzenjammer' folgt. Selbstvorwürfe und heilige Versprechen zur Besserung sind die Regel. Aber die heiligsten Schwüre sind gegenstandslos beim nächsten Anfall, der sich mit einer gewissen Regelmäßigkeit nach Wochen oder Monaten wiederholt. In der Zwischenzeit ist der Dipsomane sehr oft ein nüchterner arbeitsamer Mensch, der sich mühelos in die soziale Ordnung einpasst.«[417]

Aengenheyster brachte in seiner Arbeit vier Fallbeispiele, die sich aber ohne weiteres als chronische Krankheitsprozesse einer Alkoho-

[416] AaO., 166. Stekel und Birnbaum zitieren den Brief von Reuter an Franz Rust vom 26. Dezember 1845 und den Brief an den Vater vom 23. Mai 1840.
[417] Vgl. AENGENHEYSTER Über die Dipsomanie, 1f.

labhängigkeit interpretieren lassen. Interessant ist, wie er *Fritz Reuter* einordnete:

»Die neueren Veröffentlichungen nehmen zumeist eine Mittelstellung ein, und zwar in der Weise, dass man die Dipsomanie als selbstständige Krankheit nicht mehr gelten lässt, sondern sie als Symptom irgendeiner geistigen Erkrankung, der sie dann im Einzelfalle zugeteilt wird, betrachtet. Diese Anschauung hat den Vorzug, dass der Streit um die Natur der Verstimmung gegenstandslos geworden ist und die Therapie sich nach der Grundkrankheit, sei dies nun eine endogene oder exogene Psychose, einrichten wird. Andererseits wird man oft große Schwierigkeiten haben, das Krankheitsbild eines Dipsomanen mit einer ihrer Natur nach nicht festzustellende Verstimmung, ohne sonstige Anzeichen irgendeiner krankhaften Veränderung, unterzubringen. Denn in vielen Fällen, in denen nur der dipsomanische Symptomenkomplex vorliegt, kann von einer Entartung oder Psychopathie oder einer anderen geistigen Erkrankung keine Rede sein. Soweit die Literaturgeschichte erkennen lässt, ließe sich in letztere Rubrik das Bild des plattdeutschen Dichters *Fritz Reuter* einreihen.«[418]

Oswald Bumke beschrieb die Dipsomanie unter den symptomatischen epileptischen Zuständen. Er stellte die Auffassungen von *Gaupp*, die Dipsomanie als ein rein epileptisches Symptom aufzufassen, jedoch in Frage.

»Fraglich ist nur, ob diese Anfälle nicht sehr selten und ob die *Gaupp* zu seiner Auffassung geführt haben, nicht zum großen Teil erregbare hysterische Psychopathen oder Manisch-Depressive gewesen sind. Zuweilen wird die >Epilepsie< des Dipsomanen auch erst durch die Trunksucht hervorgerufen.«[419]

Diese Auffassung von *Bumke* stimmt mit dem heutigen Wissensstand zu der Problematik Alkohol und Krampfanfälle überein. Denn durch den ständigen Konsum von Alkohol kommt es zu selektiven Wirkungen auf bestimmte neuronale Mechanismen mit der Folge, dass die Krampfschwelle zunächst erhöht, im Alkoholentzug dann

[418] AaO., 15.
[419] Vgl. BUMKE Lehrbuch der Geisteskrankheiten, 507.

jedoch erniedrigt wird. Dieses kann dann letztendlich zur Ausbildung alkoholtoxisch bedingter zerebraler Krampfanfälle führen.

In dem Lehrbuch von *Lemke* und *Rennert* »Neurologie und Psychiatrie« aus dem Jahre 1960 wurde, ähnlich wie bei *Stekel*, die Dipsomanie den Monomanien zugeordnet.

»Die Dipsomanie ist ein dranghaftes, süchtiges, periodisches Alkoholtrinken. Ähnliche Zusammenhänge wie bei den Monomanien (Poriomanie, Kleptomanie, Pyromanie). Die Dipsomanie ist aber seltener und als Syndrom umstrittener.«[420]

Eugen Bleuler · Reinhard Niemann

Erstaunlich ist, dass sich *Eugen Bleuler*[421] in seinem Lehrbuch der Psychiatrie in der 14. Auflage (Neubearbeitung durch den Sohn *Manfred Bleuler* und anderen) 1979 zur Dipsomanie noch ganz ähnlich äußerte wie *Gaupp* 1901. Denn er schrieb:

»Als Dipsomanie oder Quartals-Trunksucht bezeichnet man eine besondere Form des Alkoholismus: Dipsomane ergeben sich im Zusammenhang mit Verstimmungen schwersten Trinkexzessen von einigen Tagen Dauer, während sie dazwischen keinen Alkoholmissbrauch treiben. Verstimmungen und Exzesse treten in unregelmäßigen Abständen auf.«[422]

Im Einzelnen beschrieb *Bleuler* die Entwicklung und den Verlauf der Dipsomanie so:

»Es gibt Menschen, die von Zeit zu Zeit Verstimmungen verschiedenen Wesens bekommen. Suchen sie nun, sich mit Alkohol darüber hinwegzuhelfen, so werden die Symptome mit der Zeit intensiver und häufiger und zugleich mit der Vorstellung von Alkohol so innig verbunden, dass die Kranken in solchen Zeiten einen unwiderstehlichen Zwang zum Trunk unterliegen. Die Verstimmungen lassen sich schwer schildern, sind auch bei verschiedenen Kranken durchaus nicht identisch, ein gewisser Weltschmerz,

---

[420] Vgl. LEMKE RENNERT Neurologie und Psychiatrie, 258.

[421] Eugen Bleuler (1857-1939), Professor für Psychiatrie in Zürich, prägte den Ausdruck »Schizophrenie« anstelle der Bezeichnung »Dementia praecox« von Kraepelin, unterstützte die Psychoanalyse Freuds, der er dadurch Eingang zur Universitätspsychiatrie verschaffte.

[422] Vgl. BLEULER, Lehrbuch der Psychiatrie, 297.

eine Art Angst, Reizbarkeit gegenüber allem, was begegnet, fehlen selten, bilden aber nicht das Wesentliche; ein unbeschreibbares Gefühl entsetzlichen Unbehagens, ein Zustand, >den man eben nicht aushält<, bemächtigt sich des Patienten. Das Denken wird eingeengt, vielleicht auch etwas unklar. Gegen diesen Zustand wird nun in großen Massen Alkohol in den verschiedensten Formen, am liebsten konzentrierter, getrunken, gelegentlich auch noch anderes, Äther oder Petroleum. In Wirklichkeit wird der Zustand durch den Alkoholgenus wenig oder gar nicht besser. Einzelne lassen sich das Getränk zu Hause ins Zimmer bringen, die meisten gehen ins Wirtshaus, diejenigen, deren Schamgefühle noch erhalten sind, in irgendein entlegenes oder verborgenes, wo sie keine Bekannten treffen; andere ziehen auch von Kneipe zu Kneipe ... Ein eigentlicher Rausch tritt nicht ein. Nach etwa 2-8 Tagen ist der Anfall vorbei ... in den Zwischenzeiten, die mehrere Wochen, aber auch viele Monate dauern können, sind die meisten dieser Kranken mäßig, einzelne abstinent; doch gibt es auch chronische Alkoholiker, die zugleich Dipsomane sind, oder die, wie es scheint, durch den Alkoholismus zu Dipsomanen geworden sind.«[423]

Bei solch einer Darstellung, in der die einzelnen Symptome so miteinander vermischt werden und alle Möglichkeiten offen bleiben, wird es für den Fachmann, noch mehr für den medizinischen Laien, unmöglich, differentialdiagnostische Erwägungen anzustellen. Diese Charakterisierung unterscheidet sich in nichts von der eines schwer abhängigen Alkoholkranken, der sich aus einem Verstimmungszustand heraus berauscht. Spätestens bei *Bleuler* ist von einem eigenständigen, klar umrissenen Krankheitsbild nichts mehr zu erkennen. Heutzutage findet man diese Beschreibung der Dipsomanie nur noch im Zusammenhang mit der Alkoholismustypologie nach *Jellinek*.[424]

[423] AaO., 297f.

[424] Elton Morton Jellinek (1890-1963) studierte 1913-1914 in Leipzig Philosophie, später als Biostatistiker und Soziologe im Auftrage der Weltgesundheitsorganisation tätig, in seinem »Expert Committee on Mental Health, World Health Organization. Report of the first session of the Alcoholism Subcommitee. Annex 2: Jellinek estimation formula«, Genf 1951. entwickelt er die Phasen des Alkoholismus für fünf verschiedene Typen, die er mit den Anfangsbuchstaben des griechischen Alphabets bezeichnete, am ausführlichsten und am besten ist der Gamma-Alkoholismus und der Delta-Alkoholismus beschrieben.

Der Epsilon-Alkoholismus in der Typologie *Jellineks* entspricht der Dipsomanie oder dem periodisch-exzessiven Trinken. Allgemein gilt, dass der Epsilon-Alkoholismus umstritten ist und innerhalb der *Jellinek*-Typologie nicht angewandt wird. Einer der bekanntesten Alkoholexperten der ehemaligen *DDR*, *Hubertus Windischmann*, charakterisierte den Epsilon-Alkoholismus folgendermaßen:

»Das Trinkverhalten mutet wie ein Kontrollverlusttrinken an, ›Ich konnte nicht aufhören, wurde gar nicht mehr nüchtern‹. Die Trinkperioden kündigen sich häufig durch Reizbarkeit, Unlust, Schlafstörungen usw. an, können aber auch ohne Vorboten auftreten und genauso plötzlich wieder aufhören. Während der Trinkperioden kommt es zur Vernachlässigung der Arbeit, zu Fehlschichten. Nach den Exzessen schämen sich die Betroffenen häufig so, dass sie aus Angst und Hemmungen nicht zur Arbeitsstelle gehen. Bei Zunahme der Trinkperioden können auch organische Folgekrankheiten auftreten. Beim Epsilontrinker besteht ein hoher krimineller Gefährdungsgrad durch Landstreicherei, Betrugshandlungen, Diebstahlshandlungen und Arbeitsbummelei. Er bietet also in der Trinkperiode Verhaltensweisen, die häufig persönlichkeitsfremd anmuten.«[425]

Jellinek beschrieb mit dem Epsilonalkoholiker kein eigenständiges Krankheitsbild, da der Epsilon-Alkoholismus, und damit die Dipsomanie, sich zwanglos in den phasenhaften Verlauf der Alkoholabhängigkeit einordnen lässt.

Die letzte größere Arbeit zur Dipsomanie stammte aus dem Jahre 1968. Es handelt sich um die Promotion von *Reinhard Niemann* *»Dipsomanie und andere Formen phasisch-episodischen Trinkens – Nosologie, klinische und forensische Aspekte«*.

Wesentlich neue Aspekte waren in der Arbeit nicht enthalten. In der Zusammenfassung schrieb *Niemann*:

»Die ätiologischen und nomenklatorischen Unklarheiten beim Krankheitsbild der Dipsomanie zwingen dazu, entweder die klinische Entität dieses Leidens aufzugeben oder exakter zu definieren.

---

[425] Vgl. WINDISCHMANN Die Alkoholismustypologie nach Jellinek und ihre Bedeutung für unsere tägliche Arbeit, 114.

Eine bestimmte Form phasischen Alkoholtrinkens auf der Grundlage endoreaktiver Dysthymie, die als funktionelles Psychosyndrom aufgefasst werden muss, sollte allein zur Diagnose >Dipsomanie< berechtigen ...
Die Persönlichkeit der Dipsomanen ist häufig durch eine neurotische Fehlentwicklung gekennzeichnet.«[426]

Die Klassifikationssysteme die ICD-10 und das DSM IV kennen den Begriff der Dipsomanie nicht. In den neueren Lehrbüchern, besonders in der »*Psychiatrie der Gegenwart*« in der vierten Auflage aus dem Jahre 2000, die den aktuellen Stand des wissenschaftlich kontrollierten psychiatrischen Wissens und den der erfahrungsbegründeten ärztlich-psychiatrischen Heilkunst vermittelt, existiert dieser Begriff nicht mehr.

Diagnose der Alkoholabhängigkeit

Die Frage, ob Fritz Reuter alkoholabhängig war, lässt sich eindeutig mit ja beantworten

Dass die Diagnostik einer Alkoholabhängigkeit und eines Alkoholmissbrauchs[427] heute noch, trotz moderner diagnostischer Möglichkeiten, selbst für Ärzte, nicht einfach ist, zeigt die Tatsache, dass von Krankenhausärzten bei weniger als 50% der Fälle die richtige Diagnose Alkoholabhängigkeit gestellt wird.[428]

Die psychiatrische Diagnostik des Alkoholmissbrauches und der Alkoholabhängigkeit unterliegt einem ständigen Entwicklungsprozess. Aber mit der Internationalen Klassifikation psychischer Krankheiten ICD-10 der WHO (International Statistical Classification of Diseases) und dem DSM-IV (Diagnostic and Statistical Manual of Mental Disorders) der American Psychiatric Association (APA)[429] sind fast vollständig übereinstimmende Klassifikationsinstrumente

[426] Vgl. NIEMANN Dipsomanie und andere Formen phasisch-episodischen Trinkens, 71.
[427] Vgl. WETTERLING · VELTRUP Diagnostik und Therapie von Alkoholproblemen.
[428] Vgl. MOORE, Prevalence, detection and treatment of alcoholism in hospitalized patients.
[429] Die amerikanische psychiatrische Gesellschaft wurde 1844 als Verein der Leiter von psychiatrischen Heilanstalten gegründet, sie ist die bedeutendste Vereinigung amerikanischer Psychiater, die eine eigene Zeitschrift »The American Journal of Psychiatry« und das diagnostische Handbuch DSM-IV herausgibt.

entwickelt worden, die eine international anerkannte und anwendbare Diagnostik ermöglichen.

Hauptkriterien entsprechend der ICD-10 sind die psychische (das übermächtige Verlangen nach Alkohol) und die körperliche (Entzugsvermeidung und Toleranzentwicklung) Abhängigkeit, sowie die Konsumfolgen (somatische Erkrankungen und psychosoziale Beeinträchtigungen) und der beeinträchtigte Umgang mit dem Suchtmittel im Sinne von Kontrollverlust (*Bardeleben* 2000).

Die Diagnosenstellung erfolgt nach dem Vorliegen aller aktuell vorhandenen Daten eines Patienten, einschließlich der eigen- und fremd-anamnestischen, sowie der psychopathologischen, somatomedizinischen und den Laborbefunden. Neben der freien Exploration durch den Arzt stehen heute eine ganze Reihe von standardisierten Befragungsmanualen zur Verfügung.

CAGE

Einer der einfachsten und kürzesten ist der CAGE (Mayefield et al., 1974)[430] (Wird mehr als eine Frage bejaht besteht der dringende Verdacht auf eine Alkoholabhängigkeit).
Aus dem Kontext der vorhandenen Quellen versuche ich, die Fragen anstelle *Fritz Reuters* zu beantworten.

Haben Sie jemals das Gefühl gehabt, Sie müssten Ihren Alkoholkonsum vermindern? (Cut down)

»... ‚dass ich früher mehr geistige Getränke getrunken habe, als mir dienlich war, obgleich ich nie in grober Trunkenheit gewesen bin.« (20. Januar 1836 an den Vater)
»Du hast wohl keine Leidenschaft zu bekämpfen gehabt oder doch keine so tief eingewurzelte? Sonst würdest Du Dich gratulieren, dass ich schon soweit bin, keinen Brandwein zu trinken ... aber sicher kannst Du darauf bauen, dass es bei mir abnehmen wird.« (8.März 1840 an den Vater)
»Lass mir nur Zeit, in mir sitzt so eine Art Spinne, ... sie setzte sechsmal vergebens an, und zum 7. Male erreichte sie doch ihren Zweck; und ich erreiche ihn auch.« (21. Januar 1867 an *Vincke*)«

[430] CAGE enthält die Anfangsbuchstaben der Fragen in Englisch,
C steht für cut down, A für annoyed, G für guilty und E für eyeopener.

Haben andere Personen Sie geärgert, dass diese Ihr Trinkverhalten kritisiert haben? (annoyed)

Forderung des Vaters »nicht wieder in das Laster des Trunkes zu verfallen» (4.3.1840 an den Vater.)
Anweisung des Festungskommandanten *von Toll* für den Transport von *Graudenz* nach *Dömitz* »... , ihm den Genuss spirituöser Getränke so viel als möglich zu untersagen.«
»... Es ist herzzerreißend zu sehen, wie eine reiche Dichternatur sich selbst zerstört, indem sie den rohen Trieb an Stelle der sittlichen Gewalt treten lässt ...« (Brief von *Vincke* an *Reuter* vom 19. Juni 1865)
»... Du kennst meine zähe leichtfertige Natur im Abschütteln, aber ich war doch über *Reuters* Unwohlsein innerlich so verstimmt, dass ich das Schreiben scheute.« (Brief Frau *Reuter* an *Marie Peters.*)

Haben Sie jemals Schuldgefühle wegen Ihres Alkoholkonsums gehabt? (guilty)

»Ich bin auf dem Wege mir einen passiven Mut zu verschaffen, dessen Höhepunkt völlige Apathie sein wird ...« (16.August 1836 an den Vater.)
»Ach das ist schlimm, so lange habe ich mich gut gehalten, so lange bin ich mutig geblieben, und nun, so kurz vor dem Ziele, so kurz vor dem jahrelang ersehnten Ziele!« (Mai 1851 an *Luise Kuntze.*)

Haben Sie jemals als erstes am Morgen ein alkoholhaltiges Getränk getrunken, um Ihre Nerven zu beruhigen? (eyeopener)

»Es bleibt keine andere Wahl; man müsse ihm Wein bringen, so viel er verlange. An solchen Tagen, die zum Glück höchstens einmal während drei bis vier Monaten einträten, habe er schon bis zu 30, ja 36 Flaschen ohne Pause hintereinander geleert.« (*Luise Reuter* gegenüber dem Maler *Pietsch*)

Bewertet man diesen Kurztest, so ist davon auszugehen, dass *Fritz Reuter* wahrscheinlich alle vier Fragen mit 'Ja' hätte beantworten müssen, und somit gibt es einen ernsten Hinweis auf eine Alkoholabhängigkeit bei ihm.

Weltgesundheitsorganisation ICD-10
Entsprechend der Internationalen Klassifikation psychischer Störungen der Weltgesundheitsorganisation (ICD-10) kann ein Alkoholabhängigkeitssyndrom (F10.2) dann diagnostiziert werden, wenn irgendwann während des letzten Jahres drei oder mehr der folgenden Kriterien gleichzeitig vorhanden waren. Ich werde nun auch hier, anhand der mir bekannten Quellen, auf die einzelnen typischen Symptome im Zusammenhang mit *Reuters* Person eingehen:

> Ein starker Wunsch oder eine Art Zwang, psychotrope Substanzen zu konsumieren.

Zweifelsfrei lässt sich bei *Reuter*, mindestens seit seiner Studentenzeit in *Jena*, während seiner Festungshaft, bei dem erneuten Studienversuch in *Heidelberg*, in seinen Landwirtschaftsjahren und in seiner Ehezeit durch eigene Aussagen und Fremdzeugnisse nachweisen, dass ein solcher starker Wunsch, Alkohol zu konsumieren, mit großer Wahrscheinlichkeit vorhanden gewesen ist.

In die gleiche Richtung weist der auf Dauer gesehene unzureichende Behandlungserfolg, der regelmäßig von *Reuter* absolvierten Kuren in *Elgersburg*, *Laubbach*, *Liebenstein* und *Stuer*.
Verminderte Kontrollfähigkeit bezüglich des Beginns, der Beendigung und der Menge des Konsums.

Die immer wiederkehrenden Kontrollverluste beim Alkoholkonsum *Reuters* lassen sich während seiner Festungshaft für die Zeit zwischen Weihnachten und Neujahr dadurch wahrscheinlich machen, dass er das regelmäßige Briefeschreiben an seinen Vater über längere Zeit einstellte. Später versuchte er, diese Trinkphasen durch umständliche Krankheitsbeschreibungen zu entschuldigen.

Reisen waren durch immer wieder auftretende mehrtägige krankheitsbedingte Unterbrechungen (*Camburg, Quedlinburg*) gekennzeichnet, die sich nur mit einem Kontrollverlust erklären lassen.

Dass *Fritz Reuter* die Kontrollfähigkeit über den Konsum alkoholischer Getränke verloren hatte, wurde in der Zeit vor seiner Hochzeit deutlich. Obwohl für ihn außerordentlich viel, eigentlich seine weitere Existenz, davon abhing, ob er in der Lage sei, zu abstinieren oder nicht, traten aufgrund des Kontrollverlustes immer wieder mehrtägige Alkoholexzesse auf.

Ein körperliches Entzugssyndrom bei Beendigung oder Reduktion des Konsums, nachgewiesen durch substanzspezifische Entzugssymptome oder durch die Aufnahme der gleichen oder einer nahe verwandten Substanz, um Entzugssymptome zu mildern oder zu vermeiden.

Meist entstehen Entzugssymptome, wenn ein langjähriger Alkoholkonsum plötzlich unterbrochen wird. Sei es durch Einweisung in ein Krankenhaus oder aber, wie bei *Reuter*, die Inhaftierung in ein *Berliner* Gefängnis. Während eines Entzuges können eine Vielzahl körperlicher und psychischer Symptome auftreten. Zunächst lassen sich vorwiegend vegetative Symptome nachweisen; dazu gehören das Händezittern, das vermehrte Schwitzen, Übelkeit, Würgen, Erbrechen und Durchfall, Herzrasen und Blutdruckanstieg. Die psychische Symptomatik ist gekennzeichnet durch psychomotorische Unruhe, Ängstlichkeit, Krankheitsgefühl, Schwäche und Schlafstörungen. Sehr schwer verlaufende Entzugssyndrome können mit Krampfanfällen, Desorientiertheit, Sinnestäuschungen optischer, taktiler und akustischer Art, sowie Wahnsymptomen einhergehen. Diese schwerste Form ist das Entzugssyndrom mit Delir - Delirium tremens oder auch Säuferwahnsinn genannt (ICD-10 F10.4).

Erstmalig ergeben sich aus der Schilderung des Kriminalrichters *Dambach* Hinweise auf ein Entzugssyndrom bei *Fritz Reuter*. Direkt ausgesprochen wurde das Wort durch den Festungskommandanten in *Graudenz von Toll*: »... der Arrestant einen starken Anfall von Delirium erleidet ...«

Inwieweit *von Toll* damit einen Krankheitszustand, wie er in der ICD-10 beschrieben ist, meinte, ist nicht klärbar. Aber dass es sich bei ihm um Befürchtungen um das Auftreten von Entzugserscheinungen handelte, scheint mir sicher zu sein. In den ersten Briefen aus den verschiedenen Kurorten könnte auch von *Reuter* selbst andeutungsweise eine Entzugsymptomatik geschildert worden sein. Wie zum Beispiel in einem Brief *Reuters* aus *Liebenstein* an seine Frau:

»Liebe Louise, ... Ich fühle mich hier gar so einsam ... Die erste Nacht habe ich sehr schlecht geschlafen, da ich vom Durchfall heimgesucht wurde.«[431]

Bei seinem Aufenthalt vom 5. bis 30. Mai 1848 in einem *Schweriner* Krankenhaus, möglicherweise handelte es sich um das Stadtkrankenhaus *Schwerin*[432], ist der diagnostische Hinweis gegeben, dass er wegen >Säuferwahnsinns< stationär eingewiesen werden musste.

Nachweis einer Toleranz. Um die ursprünglich durch niedrige Dosen erreichten Wirkungen der psychotropen Substanz hervorzurufen, sind zunehmend höhere Dosen erforderlich.

Ein direkter Hinweis auf eine sehr hohe Alkoholtoleranz *Fritz Reuters* ist durch die Schilderung des Malers *Pietsch* gegeben. Wenn ein Mensch in der Lage ist, 30 - 36 Flaschen Wein hintereinander zu trinken, ohne dabei zu Tode zu kommen, ist schon eine sehr hohe Alkoholverträglichkeit die Vorraussetzung.

Sanitätsrat *Dr. Witthauer* aus *Eisenach* bestätigte die hohen Trinkmengen *Reuters* in einem im Jahre 1895 geschriebenen Brief an *Karl-Theodor Gaedertz.*

»... nachdem er etwa 8 Tage lang jeden Tag flott Wein gezecht hatte (bis zu 8 Flaschen am Tag) so stellte sich eine Kumulation des Katzenjammers ein ... Kolossales Erbrechen, Würgen, selbst blutiges Erbrechen, und das entsetzliche Finale von 8 tägigem Weingenuss ...«[433]

Fortschreitende Vernachlässigung anderer Vergnügen oder Interessen zugunsten des Substanzkonsums, erhöhter Zeitaufwand, um die Substanz zu beschaffen, zu konsumieren oder sich von den Folgen zu erholen.

---

431 Zitiert bei NENZ Auf immer und ewig Dein Fritz Reuter, 62.

432 Nach Auskunft des Archivverwalters und Datenschutzbeauftragten des Klinikums Schwerin Herrn Mesal befand sich Fritz Reuter zu diesem Zeitpunkt nicht in der Nervenklinik Schwerin.

433 zitiert bei NENZ Luise Reuter. >Dat Winglas hett sei all bisid bröcht<, 114.

Dieses diagnostische Kriterium bedarf keiner ausführlichen Begründung, denn in dem von mir beschriebenen Lebenslauf und der Entwicklung des alkoholischen Krankheitsprozesses ergeben sich eine Vielzahl von Hinweisen auf die Vernachlässigung seines Studiums und der landwirtschaftlichen Tätigkeit.

In den Briefen aus der Festungszeit ist immer wieder die Rede von den Erschöpfungs- und Krankheitszuständen und die sich anschließende längere Erholungszeit. Es lässt sich heute nicht mehr genau trennen, welche Krankheitszustände durch die teilweise sehr schlechten Haftbedingungen allein oder im Zusammenwirken mit dem Alkoholmissbrauch verursacht wurden. Eine ganze Reihe vegetativer und gastro-intestinaler Beschwerden sprechen für Folgekrankheiten seiner Alkoholabhängigkeit.

Anhaltender Substanzkonsum trotz Nachweises eindeutiger schädlicher Folgen, wie z.B. Leberschädigung durch exzessives Trinken, depressive Verstimmungen infolge starken Substanzkonsums.

Es steht völlig außer Frage, dass Alkoholexzesse nicht selten dyspeptische Beschwerden (Appetitlosigkeit, Magenschmerzen, Übelkeit, Erbrechen) und auch Hämatemesis (Bluterbrechen) verursachen können.

Eine weitere nicht ungefährliche Alkoholfolgekrankheit ist die Alkoholpankreatitis. Einen Hinweis auf eine Bauchspeicheldrüsenentzündung gibt ein Brief *Reuters*, den er am Anfang seiner Kur in *Bad Liebenstein* am 11. April an *Felix Eberty* schrieb:[434]

»... Ich bin in der letzten Zeit nicht wohl und sehr verstimmt gewesen, und in dieser Stimmung wollte ich doch nicht Ihren herzlichen Brief als ein Undankbarer beantworten. - Man hat nämlich meine unschuldige Bauchspeicheldrüse in dem schauderhaften Verdacht, dass sie auf demselben Standpunkte steht wie die Luxemburger Frage, d. h. dass sich etwas entspinnen könnte.«[435]

[434] Georg Friedrich Eberty (1812-1884), Dr. jur. seit 1860 Titular-Professor für Kriminal- und Naturrecht an der Universität Breslau, Schriftsteller.

[435] Vgl. REUTER Werke und Briefe, Band VIII, 620.

Aus *Graudenz* berichtete er über Hämorrhoidalbeschwerden[436]. Später war mehrfach von seinem Herz- und Leberleiden die Rede.

Wie oben erwähnt, starb *Fritz Reuter* an den Folgen eines Schlaganfalls. Nach *Burger* et al. 2000 konnte eine starke Risikoerhöhung für einen Apoplex sowie für die einzelnen Schlaganfallunterarten bei einem Konsum oberhalb von 43g/d (>300 g/Woche) verzeichnet werden. Eine Flasche Wein enthält in der Regel 60 Gramm reinen Alkohol. Es ist also davon auszugehen, dass *Fritz Reuter* häufig mehr als 43 Gramm Alkohol pro Tag konsumierte und somit das Risiko, einen Schlaganfall zu erleiden, erhöht war.

Zusätzlich sei festgestellt, dass die Gesamtmortalitätskurve in Abhängigkeit von der Alkoholmenge kurvlinear verläuft.[437]

Trotz dieser schädlichen Folgen seines Alkoholkonsums setzte er diesen fort und schädigte sich weiterhin.

Die Kriterien für die Diagnose einer Alkoholabhängigkeit gemäß ICD-10 sind bei *Fritz Reuter* erfüllt, so dass kein Zweifel besteht, dass er an einem Alkoholabhängigkeitssyndrom erkrankt war.

Komorbidität

Unter Komorbidität versteht man das gleichzeitige Auftreten verschiedener Störungen bei einem Patienten. Über die Komorbidität von *Reuters* Alkoholabhängigkeit und körperlichen Erkrankungen habe ich bereits unter dem Punkt Diagnostik berichtet.

Eine hohe Komorbidität verschiedener Diagnosen mit der Alkoholabhängigkeit findet man sowohl in klinischen Stichproben als auch unter der Allgemeinbevölkerung (*Maier* et. al. 1999, *Sander* 2002, *Basdekis-Jozsa* et al. 2002). Patienten mit einer Abhängigkeitserkrankung neigen dazu, auch von anderen Substanzen abhängig zu werden.

Bei *Fritz Reuter* gibt es zahlreiche Hinweise, dass er mindestens einen Tabakmissbrauch betrieb, möglicherweise sogar tabakabhängig war.

---

436 AaO., 164.

437 Vgl. BURGER Alkoholkonsum und Krankheiten, 158.

Unumstritten ist, dass die Alkoholabhängigkeit besonders eng mit depressiven Störungen verbunden ist. Dies trat wohl auch bei *Fritz Reuter* zu. Er klagte immer wieder über trübe Gedanken, Verstimmungen, Traurigkeit, Furcht und Kummer sowie über eine gedrückte und ängstliche Stimmung.

Die nachträgliche Diagnose einer komorbiden psychischen Störung ist jedoch problematisch, denn der Alkoholmissbrauch selbst kann eine depressive Symptomatik verursachen und während der Phase des Entzuges treten gehäuft depressive Zustandsbilder auf. Wie schon beschrieben, waren auch bei *Reuter* solche rezedivierend auftretenden depressiven Episoden zu beobachten. Diesen ging jedoch im Vorfeld häufig eine Phase der gehobenen Stimmung und eines gesteigerten Aktivitätsniveaus voraus. Es ist davon auszugehen, dass es sich mit großer Wahrscheinlichkeit um zwei eigenständige Störungen handelte, denn auch in Abstinenzphasen war die depressive Symptomatik nachweisbar. Das gleichzeitige Bestehen einer depressiven Störung und einer Abhängigkeitserkrankung hat für den Verlauf und den Behandlungserfolg weitreichende Konsequenzen, denn die Rückfälle treten in kürzeren Intervallen und höher frequentiert auf. Mit Sicherheit ist zu sagen, dass einer der Gründe, der bei *Reuter* diesen so chronischen und mit vielen Rückfällen verbundenen Krankheitsverlauf, die zusätzlich bestehende komorbide psychische Symptomatik war.

Verlauf der Krankheit und Abwehr

Wann *Fritz Reuter* den ersten Alkohol konsumierte ist nicht bekannt. Sicher ist, dass er als 17Jähriger bereits während seiner Schulzeit in *Friedland* und *Parchim* Alkohol trank und seinen ersten Rausch hatte.

Während seiner Studentenzeit in *Rostock* und *Jena* betrieb er einen Alkoholmissbrauch, der bereits erste körperliche Beeinträchtigen und soziale Auffälligkeiten zur Folge hatte.

Die Alkoholabhängigkeit entwickelte sich während der Festungszeit mit häufigen Kontrollverlusten, einer zunehmenden Alkoholtoleranz und Entwicklung von Entzugssymptomen bis hin zu deliranten Zustandsbildern.

Nach dieser Zeit wechselten Perioden der Remission und des Rückfalls. Der häufig als Reaktion auf Krisen getroffenen Entscheidung, das Trinken zu beenden, folgten Wochen der Abstinenz. Danach schlossen sich zeitlich begrenzte Perioden von kontrolliertem oder unproblematischen Trinken an, die bei *Fritz Reuter* sehr schnell ins Trinken hoher Alkoholmengen übergingen und zu den entsprechenden Folgen führten.

Wie ist aus aktueller suchtmedizinischer Sicht der Verlauf der Alkoholabhängigkeit bei *Fritz Reuter* nach dem Kennenlernen von *Luise Kuntze* und der Ehe mit ihr zu beurteilen?

Der Wandel von der Abhängigkeit in Richtung Abstinenz ohne formelle therapeutische Stützen ist eindeutig durch Verlaufsstudien belegt. Die Ursachen für eine Remission werden übereinstimmend in den Veränderungen sozialer Beziehungen oder mit dem Auftreten besonderer Ereignisse wie Krankheit oder Unfall gesehen.

Eine adäquate psychotherapeutische Behandlung für Suchtkrankheiten gab es zur Zeit *Reuters* nicht. Die wesentliche Auseinandersetzung mit der Krankheit erfolgte durch den Hausarzt und in schwierigen Fällen durch eine Einweisung in eine Irrenanstalt.

Dass *Fritz Reuter* längere Abstinenzphasen hatte und dadurch in die Lage war, zu schreiben, ist seiner Ehefrau Luise[438] sowie seinen Freunden, besonders der Familie *Peters*, zu verdanken. Nicht umsonst hat *Fritz Reuter* einmal geschrieben: >Dat Winglas hett sei all bisid bröcht ...< Die von Frau *Reuter* bei ihrem Ehemann angewandten >Behandlungsstrategien< sind aus heutiger Sicht durchaus geeignet gewesen, die Abstinenz zu fördern oder zumindest die trinkfreien Zeiten zu verlängern. Dies gilt trotz eines bei *Luise Reuter*, ähnlich wie beim Vater, zu beobachtenden co-abhängigen Verhaltens, das sich bei ihr, durch ein besonders starkes Bedürfnis gebraucht zu werden, auszeichnete. Positiv ist für Frau *Reuter* festzustellen, dass sie ihren Mann bei dem Willen, sich zu ändern, unterstützte und diesen verstärkte und dass sie selbst nicht vermehrt Alkohol konsumierte. Als eine gute präventive Maßnahme zur Verhinderung einer Mangel- und Fehlernährung ist die permanente adäquate, wahrscheinlich auch

---

[438] Vgl. Meyer-Bothling Fritz Reuters >Lowising<. Zur Biographie Luise Reuters, 210-225.

vitaminreiche Kost, durch regelmäßige und täglich warme Mahlzeiten anzusehen, die seine Frau selbst oder entsprechendes Personal zubereitete. Frau *Reuter* war stets bemüht, ihn von Risikosituationen fernzuhalten, so dass der Umzug von *Neubrandenburg* nach *Eisenach* durchaus unter einem therapeutisch positiven Aspekt zu interpretieren ist.

Die sozialen Verführungen (›peer-pressure‹) nahmen mit seinem Erfolg als Schriftsteller ganz erheblich zu. Seine Frau betrachtete diese Veränderungen jedoch kritisch. Deshalb unternahm *Luise Reuter* mit ihm möglichst viele ›alkoholfreie Aktivitäten‹ und motivierte ihren Mann zu ›Entwöhnungsbehandlungen‹. Gelang es ihr nicht, ihn für eine neue Behandlung zu gewinnen, verstand sie es, ihre Freunde zur Motivation mit einzubeziehen, wie ein Brief an *Julian Schmidt* vom 20. Mai 1865 beweist.

»Eisenach, 20. Mai. Lieber verehrter Herr Doktor, Sie müssen mir beistehen, meinen Fritz zu erhalten ... Mein armer *Reuter* ist sehr herunter, augenblicklich sogar recht krank; wenn er sich zu keiner ernstlichen Kur entschließt, fürchte ich für ihn, und ich allein habe trotz seiner Liebe für mich nicht den Einfluss, ihn zu diesem Entschluss zu bewegen. Er müsste auf längere Zeit sich einer strengen Diät unterwerfen -... in einer Kaltwasseranstalt würde es leichter sein, die Kur konsequent durchzuführen ... Sie sind sein Freund, und er liebt und schätzt Sie gleich hoch. Wenn Sie ihm ernstlich vorschlügen ... dieses Opfer zu bringen - ich glaube, Sie würden auf seinen Entschluss einwirken, mich wesentlich dabei unterstützen und sein Leben verlängern. Denn mir ist bange um ihn ...«[439]

Tatsächlich gelang es *Schmidt*, gemeinsam mit Frau *Reuter*, ihn von einer Kur in *Bad Laubbach* zu überzeugen, denn bereits am 1. Juni konnte sie ihrer Freundin *Marie Peters* berichten:

»Meine liebe *Marie*, Mein *Reuter* ist sehr krank gewesen; ich konnte nicht länger ruhig sein, habe von fernher ärztliche Kapazitäten befragt und das Resultat ist, dass wir so bald wie möglich nach *Laubbach* bei *Koblenz* gehen, an einen berühmten Arzt adressiert. Ich sage nichts über meine Angst, sie lässt sich nur empfinden. Fritz ist noch sehr angegriffen, obgleich schon fünf Tage außer Bette ... Ich bin nur froh, dass Fritz sich zu einer ersten Kur

[439] zitiert bei NENZ Auf immer und ewig Dein Fritz Reuter, 51f.

entschlossen. *Laubbach* ist eine Kaltwasseranstalt. So gehen wir denn wieder einem Nomadenleben entgegen ... wenn wir gesund wären, fehlte uns nichts zu unserem Glücke ... aber nichts ist vollkommen hienieden ...«[440]

Diese Kaltwasserkuren wurden besonders durch das Wirken des katholischen *Pfarrers Sebastian Kneipp* (1821-1897) in *Bad Wörishofen* seit 1848 bekannt. Es handelte sich nicht um Entwöhnungsheilbehandlungen wie sie heute in der medizinischen Rehabilitation durchgeführt werden, sondern um eine Art Wasser- und Abhärtungskur: Barfußgehen im nassen Gras, Nichtabtrocknen nach dem Bad, kalte Übergießungen und gleichzeitige Tee- und Kräuterverabreichungen sowie andere naturgemäße Heilmethoden. In der Regel musste auch Alkoholabstinenz eingehalten werden, aber durchaus nicht immer.

Der Leitende Arzt der Kaltwasseranstalt *Dr. Petri* fiel bei *Luise Reuter* mit Recht in Ungnade, denn zu seinem Geburtstag setzte er die Hausordnung außer Kraft. Im »*Cottaschen Morgenblatt für gebildete Leser*« war am 24. September 1865 ein anonymer Artikel mit der Überschrift »*Aus Laubbach im August*« gedruckt worden.

»Von angesehenen Deutschen ist besonders *Fritz Reuter*, der berühmte Verfasser von ›Olle Kamellen‹, zu nennen, der sein *Eisenacher* Schweizerhäuschen für die Dauer des Sommers mit dem hiesigen vertauscht hat. Ein eigentümlicher Zufall war es, dass der ausgezeichnete Humorist hier mit einem seiner Jugendleidensgefährten, *Grashof*, zusammentraf ... Zu einem besonderen Feste gibt alljährlich der in der letzten Hälfte des August fallende Geburtstag des *Dr. Petri* Veranlassung, bei dem zur Ehre des sorgsamen ›Genesherrn‹, wie ihn die Holländer nennen, aber auch ebenso sehr zum eigenen Vergnügen alle Speise- und Trinkvorschriften der ›Hausordnung‹ auf kurze Zeit außer Acht gesetzt werden. In glänzender Weise werden dann von den Badegästen die Gebäude mit Fahnen verziert, die Säle mit Kränzen und Laubgewinden geschmückt, die Anlagen erleuchtet, die Badewärter und Wärterinnen gastlich bewirtet. Das heiterste Leben entwickelt sich beim Festmahl, zu dem der Doktor und seine Familie geladen werden. Besonders verherrlicht wurde das diesjährige ›Doktorfest‹ durch einen liebenswürdigen humoristischen Trinkspruch *Reuters*, welcher den alten Vater Rhein, müde des ewigen Wein- und Liebegedudels, sich erinnern lässt, dass er von

[440] AaO., 51.

Rechtswegen ein Wassergott ist; einen Wassertempel will er sich erbaut und einen Hohenpriester darin bestellt haben: der Tempel ist *Laubbach*, der Hohepriester *Dr. Petri.*«[441]

Beim Umgang mit Menschen, die ein Alkoholproblem haben, fällt häufig zuallererst auf, dass sie dieses nicht wahrhaben wollen und es leugnen, obwohl alle Fakten dafür sprechen.

Die Abwehr ist aus der Sicht der Psychoanalyse im umfassendsten Sinne ein mentaler Vorgang, mit dessen Hilfe ein Individuum schmerzliche Erinnerungen, Gefühle, Phantasien und Konflikte vom Bewusstsein fernhält. Während *Freuds*[442] Aufmerksamkeit sich primär auf die Abwehr von innerpsychischen Konflikten richtete, befasste sich *Adler*[443] aus Sicht der Individualpsychologie mit dem Verlangen von Menschen, sich vor dem bewussten Gewahrwerden von Minderwertigkeitsgefühlen zu schützen.

Fritz Reuter, der süchtige Mensch, war gezwungen, Abwehrmechanismen zu entwickeln, um sein gefährdetes psychosoziales Gleichgewicht zu erhalten. Sein Abwehrsystem richtete sich gegen die subjektive Bedrohung durch den Entzug des Suchtmittels, gegen Gefühle der Angst, Schuld und Scham, gegen unerträgliche und scheinbar unabwendbare Spannungszustände, vor allem gegen das körperliche Missbehagen. *Fritz Reuter* bediente sich, wie fast alle Alkoholabhängigen, einfacher Abwehrmechanismen, wie zum Beispiel der Verleugnung, des Ungeschehenmachens. *Fenichel*[444] stellte fest, dass:

»Die Tendenz, schmerzhafte Empfindungen und Tatsachen zu verleugnen, so alt ist wie das Gefühl des Schmerzes selbst. Bei kleinen Kindern findet

[441] Cottasches Morgenblatt für gebildete Leser 24.9.1865

[442] Sigmund Freud (1856-1939), Nervenarzt in Wien, seit 1902 außerordentlicher Professor in Wien, seit 1938 als Emigrant in London, Schöpfer der Psychoanalyse, als bedeutendste Leistung gilt die Entdeckung des Unbewussten und die darin herrschenden Gesetzmäßigkeiten, die »Gesammelten Werke« erschienen in 18 Bänden 1940-1952 im Imago Verlag London.

[443] Alfred Adler (1870-1937), Psychiater in Wien, Schüler von Freud, später mit ihm zerstritten, Begründer der Individualpsychologie.

[444] Otto Fenichel (1897-1946), bedeutender Psychoanalytiker mit Lehrtätigkeit in Oslo, Prag und Los Angeles, Hauptwerke »The Outline of Clinical Psychoanalysis«, 1934, »Problems of Psychoanalytic Technique«, 1939.

man die wunscherfüllende Verleugnung einer unangenehmen Realität sehr häufig; sie ist ein einfacher Ausdruck der Wirksamkeit des Lustprinzips. Frühkindliche Verleugnungen und spätere pathologische Lügenhaftigkeit verfolgen das Ziel, Tatsachen aus der Welt zu schaffen, die sich auf einen Kastrationskomplex beziehen, der das Kind narzisstisch beschädigt hat. «
»Gelegentlich können gewisse Arten des Verhaltens anderen gegenüber als Versuche interpretiert werden, die Verleugnung unangenehmer Tatsachen zu erleichtern. So ist es zum Beispiel das offensichtliche Ziel des Lügens, jemanden Glauben zu machen, dass etwas unwahr ist, oder seinen Glauben an Wahres zu erschüttern. Das Ziel gewohnheitsmäßigen Lügens kann unbewusst darin bestehen, den gleichen Effekt beim Lügner selbst hervorzurufen. Der Versuch, jemanden von der Realität dessen zu überzeugen, was tatsächlich nicht vorhanden ist, wird als Beweis für die Möglichkeit genommen, dass Erinnerungsdaten falsch sein können. Der Getäuschte dient als Zeuge in der Auseinandersetzung zwischen dem eigenen Gedächtnis und der Bestrebung, etwas zu verleugnen. «[445]

Sehr häufig benutzte *Reuter* dem Vater gegenüber die Abwehrform der Bagatellisierung, um sein ›alkoholisches‹ Lebenssystem aufrecht erhalten zu können. Er reagierte damit auf die permanente Bedrohung seines Selbstwertes durch den Vater, indem er sich sagte, wenn ich nicht soviel trinke, wie mein Vater von mir annimmt, bin ich nicht ein so schlechter Mensch.

»Ich habe wieder gefehlt, jedoch nicht in dem Maße wie früher, zwar bin ich unwohl darnach geworden, doch nicht bedeutend, und ich bin ganz wieder hergestellt.«[446]

»Ich habe wiederum zu viel Wein getrunken und bin krank gewesen, doch durchaus nicht bedeutend und mehr von Erkältung herrührend.«[447]

»Nun aber, mein lieber Vater, will ich Dir selbst das Bekenntnis ablegen, dass ich früher mehr geistige Getränkegetrunken habe als mir dienlich war, obgleich ich nie in grober Trunkenheit gewesen bin.«[448]

[445] Vgl. FENICHEL Psychoanalytische Neurosenlehre«, Band I, 206f.
[446] Vgl. REUTER Werke und Briefe, Band VIII, S. 161.
[447] AaO., 196.
[448] AaO., 81.

Außer der Alkoholabhängigkeit gibt es keine psychische Erkrankung, in der die Wahrheitsfindung eine so große Rolle spielt. Deutlich wird das bei Treffen von Selbsthilfegruppen. Im Mittelpunkt des Interesses steht hier häufig die Frage, wie bei den einzelnen Betroffenen der erfolgreiche >Abriss des Lügengebäudes<, das heißt die Auseinandersetzung mit dem Suchtgeschehen, zur Abstinenz geführt hat. Der Prozess der Annäherung an die Wahrheit des Alkoholkranken an seine Alkoholabhängigkeit ist auch bei *Reuter* in den Briefen an den Vater gut zu verfolgen.

Typische Äußerungen von abstinenten Abhängigkeitskranken auf Treffen von Selbsthilfegruppen sind: >Das Lügenhaus brach zusammen<, >Die Unehrlichkeit, die er sich angesoffen hatte<, >Die Wahrheit wurde erst am Ende an das Tageslicht gebracht<, >Ich hatte tausend Lügen, um weiter trinken zu können<, >Ich bin dankbar und glücklich, dass ich nicht mehr lügen muss<, >Man kann sich am Anfang nicht ehrlich äußern<, >Die Ehrlichkeit kehrte schneller zurück, weil man unter Gleichgesinnten war.<

Ein erstaunliches Phänomen. Warum messen langjährig abstinente Patienten der Wahrheitsfindung innerhalb ihres Therapieprozesses eine so hohe Bedeutung bei? Die Antwort ist einfach. Der Prozess der Auseinandersetzung mit der Abwehr ist ein guter Gradmesser für den Therapiefortschritt.

Die Abwehr der Patienten ist der Ausdruck massiver Ängste vor der Tatsache, als alkoholabhängig angesehen zu werden und vor dem Image, zu einer Personengruppe zu gehören, die als labil, willensschwach oder asozial angesehen wird. Dazu muss man bedenken, dass im 19. Jahrhundert die Alkoholabhängigkeit noch vielmehr als ein Makel und Laster angesehen wurde, als es heute der Fall ist. Der Erkrankte hat Angst vor Veränderung, vor dem Verlust seines Suchtmittels, das dann nicht mehr zur Problemlösung zur Verfügung stehen würde. *Reuter* beherrschte eine existentielle Angst. Alles konnte er eingestehen, nur >seine Lebenslüge<, dass er alkoholkrank war, nicht. Er war nur unzureichend in der Lage, Eingeständnisse zu machen, obwohl er durch den Alkoholmissbrauch beinahe seine zukünftige Ehefrau, Freunde, und seine körperliche und geistige Gesundheit verloren hatte. In solchen Momenten gelang er immer wieder, wie bereits während seiner Haftzeit, an absolute Tiefpunkte seines Lebens. Er war entmutigt und physisch und psychisch geschwächt, sodass er an eine Änderung nur mit erheblichem Selbstbetrug glauben konnte, obwohl ihm daran alles lag.

»Wer Dir sagt, dass ich ein Säufer sei, der lügt, der kennt mich nicht, der weiß nicht, dass ich ohne Ekel vor dem Weine ganze Monate hinbringen kann, ohne ihn zu kosten, und daher kommt es auch, dass Gott sei Dank meine Gesundheit noch gut ist, weil ich es nicht in einem fort getrieben habe und bedeutende Pausen dabei eingetreten sind.«[449]

Das ist beispielhaft für den Abwehrvorgang des Verleugnens. *Reuter* vermied es, sich den schmerzvollen und gefährlichen Gefühlen zu stellen. Er musste diese Abwehrmechanismen wegen seiner besonderen psychosozialen Situation benutzen, um die für ihn existentielle Bedrohung auszuhalten. Der Abhängigkeitskranke befindet sich in einer Situation, in der die Lüge für ihn lebenserhaltend ist. Deshalb sollte die Lüge nicht unter ethisch-moralischen Gesichtspunkten betrachtet werden, denn wird dieser Abwehrmechanismus in Frage gestellt, entwickelt der Patient massive Angst. Gelingt ihm die Verleugnung nicht, trinkt er erneut Alkohol, um seine Angst zu betäuben und sich der Realität zu entziehen.

Die schwierige Aufgabe, im Prozess der Motivierung und in der Therapie besteht darin, die Verleugnung allmählich zu reduzieren und eine langsame Öffnung zu erreichen, ohne die Angst zu aktualisieren. *Reuter* gelang dies phasenweise nur mit äußerster Anstrengung und wahrscheinlich nur in den Auseinandersetzungen mit seiner Ehefrau. Selbst für die heutige ›moderne‹ Therapie Abhängigkeitskranker bedeutet es, dass aufgrund der starken Abwehr keine schnellen spontanen Durchbrüche in der psychotherapeutischen Behandlung bei Alkoholabhängigen zu erwarten sind. Langsame, graduelle Fortschritte sind die Regel. Diese therapeutischen Interventionen im psychotherapeutischen Prozess setzen eine entsprechende Fachkompetenz und eine spezielle Psychotherapieausbildung voraus. Zur Zeit *Reuters* konnte von einer systematischen psychotherapeutischen Ausbildung der Ärzte kaum die Rede sein. Bis heute verfügen

[449] HÜCKSTÄDT zitiert den Originalbrief in Johann Georg Reuter, 72. Der Brief befindet sich im Goethe-Schiller-Archiv Weimar.

viele Allgemeinmediziner nur über eingeschränkte Kenntnisse im Umgang mit suchtkranken Patienten. Es erstaunt deshalb nicht, dass diese Ärzte, bei denen immerhin 70 % aller Abhängigkeitskranken einmal im Jahr in Behandlung sind, die Meinung vertreten, die Behandlung dieser Menschen, die sowieso nur lügen, sei deshalb von vornherein aussichtslos. Der Widerstand der Patienten verstärkt sich und es beginnt ein endloses Tauziehen um Wahrheit und Lüge, das sich bei *Fritz Reuter* in der Auseinandersetzung mit dem Vater über viele Jahre hinzog. Im ersten Kontakt des Therapeuten mit dem Suchtkranken besteht die Notwendigkeit, sich in den Patienten hineinzuversetzen und sich auf dessen Denkweise und Sprache einzustellen. Unglaubhafte Äußerungen der Abhängigkeitskranken sind an dieser Stelle nicht zu hinterfragen. Diese werden lediglich registriert und später erneut eingebracht. Neben der Projektion als archaische Form der Abwehr spielt bei Alkoholkranken die Rationalisierung eine besondere Rolle. Jeder, der jemals oberflächliche Kontakte mit Alkoholkranken gehabt hat, kennt die Rationalisierungskünste dieser Patientengruppe. Dazu einige Beispiele aus den Briefen *Fritz Reuters* an den Vater.

»Ich würde beim Wasser geblieben sein, wenn es in den Kasematten nicht so feuchtkalt wäre in der jetzigen Jahreszeit.«[450]

»... und nichts trinke als Wasser und auch auf der ganzen Reise nichts anderes getrunken habe, mit der Ausnahme eines einzigen Glases Wein, den ich bei einer Verwandten eines anderen Demagogen habe trinken müssen.«[451]

»Der Oheim ist so gütig gewesen, mir bei Tische Wein anzubieten, und ich habe ihn angenommen, obgleich ich glaube, auch ohne denselben sehr gut fertig werden zu können; auch habe ich auf sein Anerbieten zuweilen von dem Stavenhäger Bier getrunken, doch ist auch dies kein Bedürfnis für mich, und so kannst Du wohl versichert sein, dass ich mich dem Übermaße nicht hingegeben habe. Sollte Dir dies nicht gut dünken, so schreibe es mir, und ich werde damit abbrechen.«[452]

---

[450] Vgl. REUTER Werke und Briefe, Band VIII, 161.
[451] AaO., 169.
[452] AaO., 235.

Eine solch groteske, in sich widersprüchliche und ambivalente Feststellung kann nur ein alkoholabhängiger Mensch tätigen. Diese Art von Redewendungen sind in der täglichen Praxis eines Suchttherapeuten durchaus nicht ungewöhnlich.

Die Entwicklung eines Abhängigkeitssyndroms über den Zeitraum von 10 bis 15 Jahren ohne Wunscherfüllung durch Rationalisierung wäre undenkbar. Der Patient braucht sie dringend in seinem Kampf mit den Schuldgefühlen, der Angst und den sozialen Schwierigkeiten. Er benötigt ein Erklärungssystem, um sich und seiner Umgebung das Trinken plausibel zu machen. Beim Abbau der Rationalisierungen muss der Therapeut behutsam vorgehen. Wie das folgende Fallbeispiel zeigt, kann er keine rücksichtslose Ehrlichkeit des Patienten erwarten.

Ein 47jähriger Musiker, der sich wegen einer akuten lebensbedrohenden Bauchspeicheldrüsenentzündung in einer Klinik für Innere Medizin behandeln lassen musste, berichtete über seine Auseinandersetzung mit der Lüge[453]:

»Es war ein Wechselspiel zwischen dem irrsinnigen Verlangen nach dem Alkohol und dem Wissen um die Krankheit. Das Verlangen drängte mit mächtiger Gewalt das Wissen ins Unterbewusstsein. Das Entscheidende und Vorwärtsdrängende war das Begehren trinken zu können. Trinkst du nicht, kannst du nicht weiterleben. Alles hat kein Sinn, wenn du nicht trinkst. Dieses unendliche Wohlgefühl der ersten Phase der Trinkfreude. Obwohl ich die Wahrheit kannte, hatte ich keinen Zugriff auf das Bewusstsein. Nach einem Rückfall und den fürchterlichen Schmerzen hatte die Einsicht Oberhand gewonnen. Ich habe alles bekannt, jede Lüge weggelassen. Ich bin zur Selbsthilfe gegangen und habe alles eingestanden. Es war wie eine Befreiung. Ich habe wieder Luft bekommen. Es wirkte wie eine Absolution für mich, aber als es mir besser ging, bekam der alte Schweinehund Oberwasser und ich hatte einen schweren Rückfall. Bei mir ist es eindeutig ein Lügen gewesen. Das war aus der Not heraus. Lüge oder Tod. Mir war klar, dass ich mich und andere belüge. Die Ärztin auf der Station hatte zu mir gesagt, was ich wohl für ein Idiot sein müsse, nichts gegen meine Krankheit zu tun. Nachdem sie das mehrfach zu mir sagte, hatte ich es kapiert. Ich hatte mich

[453] Vgl. V. KEYSERLINGK Zur Psychopathologie der Lüge, 181-190.

bisher allen Versuchen mir zu helfen widersetzt, aber jetzt hatte ich ein gesteigertes Bewusstsein für mein Problem erlangt.«[454]

Die nachstehenden Ausführungen von *Fenichel* können als Kommentar zu dem zitierten Selbstzeugnis gelesen werden.

»Lügenhaftigkeit kann als Auswirkung einer erhöhten Phantasie bezeichnet werden. Der Umstand, dass in Phantasien der Eindruck zu erwecken versucht wird, eine unumstößliche Realität wiederzugeben, beweist nicht, dass es sich bei ihnen um einen Versuch handelt, zur Objektwelt zurückzufinden, sondern zeigt darüber hinaus, in welchem Ausmaß Lügenhaftigkeit in den Dienst der Abwehr getreten ist. Die Verwendung des infantilen Abwehrmechanismus der Verleugnung führt zur ersten Lüge. Die absolute Verleugnung wird schnell durch eine Verleugnung in der Phantasie ersetzt. Der Verleugnungseffekt wird verstärkt, wenn andere dazu gebracht werden können, an die Wahrheit einer Verleugnungsphantasie zu glauben.«[455]

Ursachen der Abhängigkeit

Die Ätiologie der Alkoholabhängigkeit ist multifaktoriell. Die praktischen Erfahrungen und zahlreiche Studien verweisen auf eine Vielzahl von möglichen Ursachen, die sich an der Person (Mensch), der Umwelt (Milieu), der Droge (Suchtmittel) und der Angebotsseite festmachen lassen.

Genetische Disposition

Eine genetische Disposition zur Entwicklung einer Alkoholabhängigkeit wird durch die Befunde aus der genetischen Epidemiologie nahegelegt. Insgesamt kann nach der neuesten Literatur (*Schumann* 2002) davon ausgegangen werden, dass die Alkoholabhängigkeit zu etwa 40 bis 60% genetisch determiniert ist. So fand man in verschiedene Zwillingsstudien eine Konkordanzrate bei eineiigen Zwillingen von 26 bis 60%, während die Konkordanzrate bei zweieiigen Zwillingen nur etwa 12 bis 32% betrug. Etwa 40% der Kinder und Jugendlichen, deren Eltern eine Alkoholstörung aufwiesen, entwickelten später selbst eine Alkoholabhängigkeit. Unwahrscheinlich ist,

---

[454] Krankenunterlagen Klinik Schweriner See, Patient W. G. 1999.
[455] Vgl FINICHEL Psychoanalytische Neurosenlehre, Band III, 113.

dass ein einheitliches Einzelgen (>major single locus<) für alle familiären Varianten der Alkoholabhängigkeit verantwortlich ist. Bei *Fritz Reuter* ergaben sich seitens der Eltern keine Hinweise auf eine genetische Disposition für eine Alkoholstörung. *Finger-Hain*[456] wies darauf hin, dass möglicherweise in der aus *Triebsees* stammenden Familie der Mutter *Reuters* Alkoholprobleme eine Rolle gespielt haben könnten.

Familiensituation

Unumstritten ist die Tatsache, dass der Qualität der emotionalen Beziehung in der Familie eine besondere Bedeutung bei der Entwicklung eines Alkoholmissbrauches zukommt. Gemäß den psychodynamischen Theorien wird angenommen, dass besonders strenge Über-Ich-Anforderungen[457] durch den Konsum von Alkohol abgeschwächt werden können.

Die psychoanalytischen Konzepte[458] gehen, zumindest bei einem Teil der späteren Alkoholabhängigen davon aus, dass eine frühkindliche Fixierung in der oralen Phase der psychischen Entwicklung stattgefunden habe und dass das Trinken von Alkohol Frustrationen erträglicher mache, sowie depressive Gefühle mildere.[459] Jede Art defizitären Selbstwerterlebens kann eine erhöhte Suchtanfälligkeit bewirken. Wie kann man sich den Einfluss der Familiensituation bei *Reuter* auf den späteren Alkoholmissbrauch vorstellen?

Fritz Reuter wuchs in einer dysfunktionalen Familienstruktur auf. Von seinem Vater gingen Doppelbotschaften aus, die einen sehr

---

456 Vgl. DE VOSS in Diskussion zum Vortrag von Beutin, Fritz Reuter in Eisenach, 138.

457 Über-Ich bezeichnet den Bereich der internalisierten Regeln, Gebote, Verbote.

458 Vgl. KUNZKE · STRAUß · BURTSCHEIDT. Zur Wirksamkeit der psychoanalytisch orientierten Gruppenpsychotherapie des Alkoholismus, »Die Psychoanalyse hat im Lauf ihrer Geschichte die unterschiedlichsten Theorien der Suchtentstehung formuliert, die auf jeweils verschiedene biographische Konstellationen, Konflikte und Strukturen fokussieren. So wurde Alkoholismus konzeptualisiert als Ausdruck eines Triebkonflikts, als Begleiterscheinung latenter oder manifester Homosexualität, als Folge einer oralen Fixierung, als Kompensation defizitärer Affektregulation und Impulskontrolle, als Erscheinungsform einer schweren narzisstischen Störung mit defizitärer Regulation des Selbstwerts und mangelnder Kohäsion des Selbst oder als Manifestation.«, 53.

459 Vgl. ROST Psychoanalyse des Alkoholismus, 88f.

guten Nährboden für die Entwicklung einer Psychopathologie gaben. Der Vater, einerseits prinzipienfest, hart, durchsetzungsfähig, zum Drill neigend, mit übertriebener Strenge, andererseits, trotz der kranken Ehefrau[460] oder vielleicht sogar wegen ihr, ging er und suchte sich sexuelle Entspannung bei anderen Frauen. Mindestens in vier Fällen schwängerte er diese. Es ist nur schwer vorstellbar und aus den uns vorliegenden Informationen über die Familiensituation im Hause der Eltern *Reuters* auch nicht beweisbar. Aber aus den Erfahrungen, die wir heute über die Entwicklung von Kindern in solchen Familien haben, lassen sich durchaus Analogien herstellen.

Fritz Reuter hatte unter dem ambivalenten, widersprüchlichen Verhalten des Vaters gelitten. Dieses Wechselbad der Gefühle ihm gegenüber, zwischen Liebe, Aggression und Desinteresse, das in ihm eine innere Orientierungslosigkeit und Verwirrung hervorrief, überforderte ihn. Sehr gut vorstellbar ist, dass die Mutter versuchte, ihren Sohn durch besondere Zuwendung und vielleicht auch Verwöhnung für die Härten des Vaters zu entschädigen. Aber sowohl das Versagen als auch die Verwöhnung können gleichermaßen die Ich-Entwicklung behindern und damit die Eigenständigkeit und Unabhängigkeit. Das Verlusterlebnis des Todes der Mutter und damit der Wegfall emotionaler Zuwendung hatte trotz des schon jugendlichen Alters, auf *Fritz Reuter* eine besondere Bedeutung, denn bei Nichterfüllung der Grundbedürfnisse nach Liebe, Sicherheit, Wärme, Geborgenheit entwickeln sich Gefühle der Wut, des Ärgers, der Enttäuschung, Ohnmacht, Schmerz und Trauer. Die Gefühle konnte er nach dem Tod der Mutter dem Vater gegenüber nicht mehr äußern, denn von ihm wurden Angepasstheit, Funktionieren und Leistung verlangt. Allgemein erstaunt es dann nicht, dass Ersatzbedürfnisse wie

---

[460] Vgl. ALBRECHT zur Krankheit der Mutter: »Ein zweiter Knabe erblickte im Jahre 1812 das Licht der Welt, starb jedoch bereits ein Jahr später. Seit dieser Geburt blieb die Mutter Reuters gelähmt und an den Stuhl, respektive das Bett gefesselt. Ihr Zustand schwankte weiterhin nur in gewissen Grenzen, 1816 nach Gebrauch einer heilkräftigen Quelle konnte sie vorübergehend an Krücken stehen oder ein paar Schritte gehen, dazwischen aber ist die Rede von Fieber und Seitenschmerzen und nach einer vorübergehenden Besserung im Jahre 1821 von einer Wunde in der Brust, welche trieft und zeitweise blutet. 1826 entschlief sie nach mehrmaligen heftigen Krämpfen und langem Todeskampf.«,
Fritz Reuters Krankheit, 6.

Leistung, Ruhm, Konsum und Macht entsprechende Ersatzbefriedigungen wie Zensuren, Lob, Auszeichnung, Prämien und Orden bedingen. Die wirkliche Befriedigung ist dann jedoch bereits weitgehend verdrängt, so dass die wahre Ursache der entstehenden Dysphorie, des Unwohlseins und der Entwicklung von Symptomen und Krankheiten nicht mehr erkannt wird. In dieser Phase entwickelt sich das Suchtverhalten; das heißt, die gereizte Langeweile wird mit zwanghafter Wiederholung durch Essen, Trinken und Rauchen bekämpft. Im oralen Charakter haben Depression und Sucht ihre wesentlichen Gemeinsamkeiten, die in dem unmittelbaren Wunsch nach sofortiger Befriedigung ihrer Bedürfnisse, in hoher Frustrationsintoleranz, dem Gefühl der Minderwertigkeit und schneller Resignation bestehen[461].

Nach meiner Auffassung ist mit großer Wahrscheinlichkeit ein psychosomatisches Leiden bei der Mutter Reuters anzunehmen, das mehrere Ursachen gehabt haben könnte, einerseits war möglicherweise die Geburt so schwer und der Schmerz über den Verlust des Kindes so groß, dass sie sich unbewusst dazu entschloss so etwas schweres nicht noch einmal durchzumachen und sich durch die Lähmung als Sexualpartner ihrem Ehemann entziehen konnte, anderseits war vielleicht auch die Kränkung durch das Fremdgehen des Ehemannes so stark, dass sie sich mit Hilfe der Lähmung glaubhaft verweigern konnte. *Burian*[462] fasste seine Erkenntnisse über die Entwicklung einer Abhängigkeitserkrankung aus psychoanalytischer Sicht zusammen und lieferte uns damit einen Beitrag zum weiteren Verständnis für die Krankheitsentwicklung bei *Fritz Reuter*.

»Die meisten Süchtigen haben massive Traumatisierungen schon in ihrer Kindheit erfahren. Während neurotische Störungen meist ein innerer Konflikt mit Überwiegen der Phantasie auszeichnet, sind bei unseren Patienten oft massive externe Konflikte zu erheben, die von der Kindheit bis in die späte Adoleszenz reichen.
Der Drogenkonsum ist nicht einfach eine Fehlentwicklung der Adoleszenzkrise, sondern wird durch diese kritische Phase ausgelöst.

---

461 Vgl. KEYSERLINGK Zur Psychodynamik der Sucht, In: Behandlungsstrategien bei Alkoholmissbrauch und Alkoholabhängigkeit, 9f.

462 Wilhelm Burian, Facharzt für Psychiatrie, Leiter des Lehrausschusses der Wiener Psychoanalytischen Vereinigung, Leiter der Drogenabteilung des Anton-Proksch-Institutes Wien.

Die archaische Persönlichkeitsstruktur des Süchtigen ist durch einen Mangel innerer Strukturen gekennzeichnet, hervorgerufen durch frühe Traumatisierungen und bestimmte familiäre und gesellschaftliche Pathologien.

Zusammenfassend kann gesagt werden, dass diese Defekte schon vor dem krisenhaften Beginn der Sucht anzutreffen sind und in Verbindung mit den familiären Pathologien ihre Wirkung entfalten.«[463]

Die emotionale Überforderung im Elternhaus und der Tod der Mutter führten dazu, dass *Reuter* in der Schule unkonzentriert und wenig ausdauerfähig sowie trauriger Stimmung war. Er wird in *Friedland* und *Parchim* sehr schnell die Feststellung gespürt haben, dass Alkohol sein Befinden kurzfristig positiv beeinflussen konnte. Sehr treffend drückt diesen Sachverhalt *Kuiper* aus:

»Die Alkoholsucht ist in vielerlei Hinsicht typisch für die orale Regression. Der Alkohol verschafft libidinöse Befriedigung, die oral im engeren aber auch im weiteren Sinne ist. Das Kind findet neben der Sättigung auch noch Wärme bei der Mutter - die Alkoholflasche gibt orale Befriedigung, aber sie vermittelt durch die Erweiterung der Gefäße dem Trinker auch Wärme. Wenn ich im Kolleg sage: Alkohol ist vergiftete Muttermilch, dann wird zwar herzlich gelacht, aber doch auch genau verstanden, worauf es mir ankommt. Der Alkohol gibt genau dasselbe, was die Muttermilch dem Säugling gab, ein Gefühl von Erfüllung, Sicherheit, Vertrauen und Wärme, jedoch nicht zum Vorteil dessen, der ihn trinkt. Sucht ist eine Form der Selbstdestruktion.«[464]

Reuter fühlte sich verlassen, einsam. Seine depressiven Verstimmungen äußerten sich als Sehnsucht, als Heimweh, manchmal auch als die Erinnerung an ein verlorenes Glück, das heißt, die Depression trat auf, als die Beziehung zu seiner Mutter nicht mehr fortgesetzt werden konnte, weil Schutz und Anerkennung wegfielen. Die Bindung an den Vater konnte er nicht brechen, da er materiell von ihm abhängig war. Er versuchte, dem Vater ge-

[463] Vgl. BURIAN Die Psychotherapie des Alkoholismus, 215f.

[464] P. C. Kuiper, niederländischer Professor für Psychiatrie, Psychoanalytiker, »Die seelischen Krankheiten des Menschen – Psychoanalytische Neurosenlehre«, 250.

genüber die Konfliktsituationen durch Unterwerfung zu lösen, produktive Rivalität und gesunde Kampflust fehlten ihm. Wie *Beutin*[465] richtig feststellte, war *Reuter* erst nach dem Tode des Vaters in der Lage, sich aus der Abhängigkeit von diesem zu befreien.

Milieu

Fritz Reuter hatte während seiner Zugehörigkeit zu den Schülern, aber mehr noch in den Studentenverbindungen, einen erleichterten Zugang zum Konsum von Alkohol. Im Kontext dieser Peergroups war es durchaus üblich, auch größere Mengen Alkohol zu trinken. Milieutheoretische Konzepte liefern wohl einen Beitrag zum Verständnis des Gebrauchs, aber nicht des Zustandekommens von Abhängigkeit. Sie erklären nicht, unter welchen Bedingungen es zur Abhängigkeit kommt oder nicht.

Von *Reuter* wissen wir, dass er zum Beispiel während seiner Studentenzeit einen exzessiven Alkoholkonsum betrieben hat. Der exzessive Alkoholkonsum ist ein Verhalten, das den Lerngesetzen folgt. So wurde das Verhalten von *Fritz Reuter*, das, wie oben festgestellt, der Verminderung einer Bedürfnisspannung und dem dann folgenden Erleben der positiven Wirkung diente, verstärkt, indem die Auftretenswahrscheinlichkeit zunahm.

[465] Vgl. BEUTIN, >Die Wunde brennt mir zu heftig, als dass sie ein öfteres Aufdecken ertragen könnte<, Zum Alkoholismus-Problem in der Biographie Fritz Reuters, 136.

BEHANDLUNG DER ALKOHOLKRANKHEIT IM 19. JAHRHUNDERT IN DEUTSCHLAND

Außer den jährlichen Aufenthalten in den verschiedenen Kurorten (*Bad Elgersburg, Bad Laubbach, Bad Liebenstein* und *Bad Stuer*) und den Konsultationen bei niedergelassenen Ärzten wie (*Dr. Brückner* in *Neubrandenburg, Dr. Schwabe* und von 1873 bis 1874 *Dr. Wedemann* in *Eisenach*) nahm *Reuter* keine suchtspezifischen Hilfen in Anspruch.[466]

Falls *Reuter* für eine Entwöhnungsbehandlung motiviert gewesen wäre, welche fachspezifischen Hilfen hätten ihm in *Deutschland* Mitte des 19. Jahrhunderts zur Verfügung gestanden? Zum Verständnis der Entwicklung der stationären Suchtkrankenhilfe, der Trinkerasyle oder Trinkerheilanstalten, wie sie damals genannt wurden, ist einen kurze Schilderung der psychiatrischen Versorgung in *Deutschland* zu damaliger Zeit unerlässlich.

Im Gegensatz zu *Frankreich* und *England* war die Situation der Geisteskranken in *Deutschland* zu Beginn des 19. Jahrhunderts rückständig und insgesamt wesentlich schlechter.

In *England* und *Frankreich* hatte bereits Ende des 18. Jahrhundert eine moderne Betrachtungsweise der Psychiatrie eingesetzt. Für die Therapie in *England* bedeutete dies zum Beispiel eine erhebliche Einschränkung der unmittelbaren Zwangsmaßnahmen[467] in der Therapie der Patienten. Bereits 1823 schränkte man im öffentlichen Lincoln Asylum die Zwangsmaßnahmen ein und schaffte sie zwischen 1834 und 1838 ganz ab. Den Schlusspunkt dieser Entwicklung bildete das ab 1839 in der Anstalt *Hanwell* bei *London* von *John Conollys*[468] geschaffene >No-restraint< System.

---

[466] Vgl. BORCHERT Reuter in Eisenach Die Briefe des Physikus Schwabe, 125ff.

[467] Zwangsmaßnahmen zur Disziplinierung der Geisteskranken waren auch in Deutschland die Autenriethsche Maske, die Mundbirne, das Zwangsstehen, der Zwangsstuhl, Zwangsbett, Tollriemen, Lederhandschuhe, Fußfesseln, Zwangsschrank, auch die Anwendung der Peitsche war durchaus üblich.

[468] John Conolly (1794-1866), englischer Arzt, 1828 Professor of practical medicine an der Londoner Universität, er lehrte klinische Psychiatrie an der Universität,

In Frankreich wurden bis zur französischen Revolution in den >Hôpitaux généraux< Geisteskranke, Bettler, Verbrecher und Asoziale sowie politisch Missliebige aufbewahrt und ausgegrenzt. Mit der französischen Revolution fielen die Mauern dieser >Hôpitaux généraux< und die Irren wurden zu Kranken, die der ärztlichen Fürsorge bedurften. Besonders bekannt wurde die spektakuläre Abnahme ihrer Fesseln durch *Philippe Pinel*[469] im >Bicêtre< in *Paris*. Eine weitere qualitative Veränderung der Versorgung psychisch Kranker erbrachte der Neubau einer Anstalt, des >Maison de Charenton<. In dieser Anstalt wurden die Vorstellungen des großen französischen Psychiaters *Esquirol*[470] verwirklicht. Diese neue Einrichtung ermöglichte es, mit ihren >carrés isolés< die psychisch Kranken nicht nur nach dem Geschlecht, sondern auch den verschiedenen Krankheitsbildern entsprechend, differenziert aufzunehmen und zu behandeln. *Esquirol* war es zu verdanken, dass sich die Psychiatrie im Bereich der Universitätsmedizin ihren Platz sicherte, denn seit 1814 erteilte er an der *Pariser* Universität Unterricht über psychische Krankheiten.

Unter dem Einfluss der Entwicklung in *Frankreich* gewann auch in *Deutschland* die Psychiatrie mehr Anerkennung als medizinische Disziplin. Änderungen im Anstaltswesen wie in >Charenton< scheiterten jedoch an den ökonomischen Begrenzungen. Neubauten nach französischem Muster (wie in *Schleswig* 1820) blieben die absolute Ausnahme. Reine Heilanstalten, wie die im ehemaligen Benediktinerkloster *Siegburg* im Jahr 1825 eröffnete Einrichtung, waren selten. In *Bayreuth* hatte *Langermann*[471] 1805 als einer der Ersten in

---

[469] Philippe Pinel (1745-1826), einer der Gründungsväter der französischen Psychiatrie, studierte Medizin in Toulouse und Montpellier, 1793 in Paris Chef des Bicêdre-Krankenhauses und 1795 Leiter der Salpêtrière, sein Hauptwerk »Traité médico-philosophique sur l'aliènation mentale, ou la manie« erschien 1801 und wurde noch im gleichen Jahr ins Deutsche übersetzt.

[470] Etienne Dominique Esquirol (1772-1840), Schüler von Pinel, seit 1826 Hauptarzt im Maison de Charenton.

[471] Johann Gottfried Langermann (1768-1832), zunächst Jura- dann Medizinstudium, das er mit der Promotion 1797 abschloss, Direktor der »psychischen Heilanstalt für Geisteskranke« in St. Georgen, 1819 wurde er Staatsrat im Ministerium des Inneren in Berlin, später Leiter des gesamten preußischen Medizinalwesens in Berlin, er hatte großen Einfluss auf die Entwicklung der preußischen Psychiatrie.

Deutschland ein altes Zuchthaus in eine ›Psychische Heilanstalt für Geisteskranke‹ umgewandelt.

Am Beispiel von drei deutschen Irren-Heil-Anstalten möchte ich die Entwicklung der deutschen Psychiatrie im 19. Jahrhundert unter der besonderen Berücksichtigung der Integration von Suchtkrankheiten beschreiben.

Die Großherzogliche Irren-Heil-Anstalt Sachsenberg

Vor Beginn des 19. Jahrhunderts gab es im Raum *Mecklenburg-Schwerin* keine zielgerichtet Versorgung Geisteskranker. 1755 wandelte man die bis dahin leer stehende Festung *Dömitz* in ein Zucht-, Werk- und Irrenhaus um. Das Zuchthaus stand unter dem Befehl eines Festungskommandanten und die medizinische Versorgung konnte bestenfalls über den Festungsmedikus erfolgen.

Witte schilderte in seinen »*Kulturbildern aus Alt-Mecklenburg*« sehr anschaulich die Verhältnisse in den Gefängnissen *Mecklenburgs* zu damaliger Zeit, besonders, die der Festung *Dömitz*.

»Ebenso gröblich wird die Reinlichkeit vernachlässigt. In diesen Gefängnissen liegt verfaultes Lagerstroh voll Ungeziefer, schon von fünfzig verschiedenen Gefangenen nacheinander benutzt und beschmutzt. Die Leibwäsche wird erst nach vier Wochen, auch dann erst auf Bitten gewechselt.
War schon das *Bützower* Kriminalgefängnis durch seine Überfüllung und die dadurch unvermeidlich gewordene Zusammensperrung der Gefangenen im Begriff, sich zu einer Hochschule des Verbrechens zu entwickeln, so hatte *Dömitz* diese Rolle schon längst mit größtem Erfolge gespielt. Diese merkwürdige Anstalt, die nicht allein als Zuchthaus zur Aufnahme der schwersten Verbrecher, sondern gleichzeitig als Irrenhaus, als Asyl für Obdach- und Heimatlose, ja sogar als Korrektionsanstalt diente! Diese Anstalt, in der ohne gerichtliches Verfahren aufsässige oder trunkfällige Untertanen, schlechte Hauswirte verschwanden, die ungeratenen Söhnen auf Bitten der Väter gastlich ihre Pforten öffnete.
... Sehr viel anders können die Zustände im *Dömitzer* Zuchthause auch im Jahre 1829 noch nicht gewesen sein. Der *Dömitzer* Festungskommandant *von Bülow* sprach es damals offen aus: ›Wären die Spruchbehörden mit den Verhältnissen der hiesigen Gefängnisse genauer bekannt‹, so würden sie niemals einen Mann wie den Räuberanführer *Mehl* zum Zuchthaus verurteilt haben. Kettengefangene wie *Mehl* gehören nicht ins Zuchthaus, ›des-

sen Gefangene sämtlich fesselfrei sind<. Hier waren auch jetzt noch die weniger Verbrecher seinem Einfluss preisgegeben ...>Selbst wenn man ihn in eine der Tollkojen einsperren wollte, so dürfte dies - auch abgesehen davon, dass er so dann Nacht und Tag dem Toben der Wahnsinnigen preisgegeben wäre -, doch unsicher bleiben< meinte *von Bülow.*«[472]

Hier verbrachte *Reuter* vom 20. Juni 1839 bis zum 25. August 1840 die letzten Monate seiner Festungshaft. Allerdings lebte *Reuter* unter wesentlich besseren Bedingungen, denn er wurde von dem Festungskommandanten freundlich empfangen, und er durfte täglich für einige Stunden die Festung verlassen.[473] *Reuter* wohnte im alten Wachgebäude in einem wohnlichen Zimmer und musste nicht in eine der feuchten, dunklen Kasematten einziehen.

Nachdem der *Großherzog Friedrich Franz I.* dem Generalchirurgus *Dr. Klooss* aus *Ludwigslust* den Befehl erteilt hatte, die Verhältnisse in der Festung *Dömitz* zu überprüfen und dieser in seinem Bericht katastrophale Zustände feststellte, entwickelte der Großherzog Pläne, einen Neubau für eine Irren-Heil-Anstalt zu realisieren.

Auf Initiative des Großherzogs gab es am 22. März 1821 einen Beschluss des Landtages, von dem eine Kommission gebildet wurde, die für die Errichtung der neuen Anstalt zuständig war. Als ärztlicher Direktor wurde im Mai 1824 von *Dr. Ernst Pienitz*[474] aus *Sonnenstein*, der zum damaligen Zeitpunkt 24-jährige Assistenzarzt, *Flemming* vorgeschlagen, welcher noch im gleichen Jahr durch die großherzogliche Kammer zum Direktor der neu zu errichtenden Anstalt berufen wurde. Entgegen früheren Vorschlägen machte *Flemming* deutlich, dass er es für besser hielte, die neue Anstalt in unmittelbarer Nähe zur Stadt *Schwerin* erbauen zu lassen. 1825 verkündete man den Baubeginn auf dem *Sachsenberg*e und im Jahre 1830 war die Errichtung der neuen Anstalt abgeschlossen. Am 7. Januar 1830

---

[472] Vgl. WITTE (Archivrat am Großherzoglichen Geheimen und Hauptarchiv), Kulturbilder aus Alt-Mecklenburg, 162ff. Das Buch entstand auf Anregung von Herrn Oberst und Brigadier v. Weltzien, der sich für das hundertjährige Jubiläum seines Korps ein literarisches Denkmal wünschte.

[473] Vgl. HÜCKSTÄDT Reisen zu Reuter, 70ff.

[474] Dr. Ernst Gottlob Pienitz (1777-1853), erster Direktor der Königlich Sächsischen Heil- und Versorgungsanstalt auf dem Sonnenstein.

konnten die ersten Aufnahmen in der Irrenanstalt erfolgen. Der *Sachsenberg* war damit die erste neu erbaute Irrenanstalt im damaligen *Deutschland* unter ärztlicher Leitung ohne Verbindung mit Zucht-, Arbeits- oder Waisenhaus. Sie gehörte zu den modernsten ihrer Art.

Welche Patienten wurden in die neue Irrenanstalt aufgenommen? Bis 1839 waren folgende Patienten aus den unterschiedlichen Ständen aufgenommen worden:
- aus den höheren gebildeteren Ständen 119
- aus dem gebildeten Handwerkerstand 76
- und aus den niederen arbeitenden Klassen 218.

Damit war der Anteil der Gebildeten und Wohlhabenden im Vergleich zur Gesamtbevölkerung in der Klinik deutlich überrepräsentiert.

Angaben zu den Diagnosegruppen fehlen, so dass wir über die Zahl der Alkoholabhängigen und der Patienten mit anderen psychischen Störungen keine Angaben machen können.

In dem Reglement für die Irren-Heil-Anstalt *Sachsenberg* vom 13. Oktober 1829 hieß es unter

»Behandlung der Kranken und Verhältnis derselben zu den Hausbeamten und zueinander.
§ 1 Die Kranken sind sowohl nach dem Geschlechte als nach dem Grade und der Art ihrer Krankheit voneinander zu trennen. Insbesondere sind die Tobsüchtigen und die Unreinlichen, die Widerspenstigen, die Gebesserten und die Konvaleszenten von einander abzusondern. Sobald ein besonderes Pflegehaus eingerichtet sein wird, sollen die Unheilbaren auf den Vorschlag des Arztes der Anstalt und unter Genehmigung des Direktors dahin versetzt, und den von den als heilbar noch zu Betrachtenden getrennt werden.
§ 2 Hinsichtlich der Beköstigung sind die Kranken in die 1., 2. und 3. Klasse eingeteilt. Welcher von diesen Klassen der Kranke einverleibt wird, hängt von dem darauf zu richtenden Antrage und dem Betrage der eingezahlten Verpflegungsgelder ab.
§ 4 Von dem Augenblicke der Aufnahme an stehen die Kranken unter der alleinigen Aufsicht des Arztes der Anstalt, welcher unabhängig von dem Willen und den Anforderungen der Angehörigen oder anderer Vorgesetzten des Kranken für dessen Wohl Sorge zu tragen, und kein anderen, als den durch das Direktorium an ihn gelangenden Weisungen Gehör zu geben hat. Beschwerden, welche die Kranken, oder deren Angehörige, über das Ver-

fahren des Arztes erheben zu können glauben, haben sie bei dem Direktor anzubringen.
§ 8... es ist ihnen (Wärter und Wärterinnen) alles gewaltsame Verfahren und eine unfreundliche Behandlung der Kranken durchaus verboten; jeder Zwang, der nicht dem Zwecke des Instituts nach nötig wird, soll vermieden werden, und alle Anwendungen nötiger Zwangsmittel, darf nicht nach ihren Gutdünken, sondern nur auf Befehl und unter Aufsicht des Arztes, des Oberwärters oder der Oberwärterin geschehen, welchen letzteren ebenfalls kein anderes Zwangsmittel,
als nötigenfalls das Zwangs-Camisol[475], ohne das Geheiß des Arztes anzuwenden erlaubt ist.«[476]

In der Irrenanstalt *Sachsenberg* waren die Patienten nach Geschlechtern getrennt. Zudem erfolgte eine weitere Separierung nach Schwerkranken und Unruhigen, die zweite für weniger Beruhigte und die dritte für die ruhigen Kranken. In allen Abteilungen waren die Fenster durch eine nicht sichtbare, in die mäßig verstärkten Fenstersprossen eingelegte Eisenstäbe, gesichert und durch eine einfache Vorrichtung geschlossen. Eine Trennung nach den verschiedenen Krankheitsbildern erfolgte nicht. Die Abhängigkeitskranken wurden also entsprechend ihrem Zustand in den einzelnen Stationen aufgenommen.

Neben der medikamentösen Therapie mit Brechmitteln, Salmiak, Brechweinstein evtl. in Verbindung mit Salpeter, in Abständen größere Gaben von Calomel (Quecksilber-I-Chlorid), Einreibungen von Jod und Quecksilber wurden Blutegel und Schröpfköpfe verwandt.

Opium nutzte *Flemming* weniger als andere Psychiater. Das Gleiche galt für das gerade entdeckte Chloroform.

Die Anwendung von Wasser und Kälte spielte in der damaligen Zeit eine besonders große Rolle. Es wurden vor allem zwei- bis dreistündlich wiederholte kalte Waschungen des Kopfes und regenartige Übergießungen im lauen Bad durchgeführt sowie kalte Umschläge des Kopfes verordnet.

---

[475] Zwangs-Camisol (Zwangsjacke), diese bestand aus einer Jacke mit sehr langen geschlossenen Ärmeln, mit Hilfe derer die Arme auf der Brust oder auf dem Rücken fest an den Leib geschnürt werden konnten.

[476] Vgl. LEOPOLDT Carl Friedrich Flemming (1799-1880) – ein Vertreter der deutschen Psychiatrie des neunzehnten Jahrhunderts, 432.

»In den Souterrains hat jeder der beiden Flügel eine Bade-Anstalt. Das Wasser, welches aus einem Brunnen (es sind derer 3 vorhanden) durch Röhren nach einem, in dem unteren Stockwerke befindlichen Bassin geleitet wird, fällt von hier in die Badeheizung, wo es mittels eines einfachen Dampfkessels innerhalb eines hölzernen Kübels erwärmt und in den gegenüber befindlichen Badesaal geleitet wird. Das aus dem erwärmten Bassin herabsteigende kalte Wasser empfängt hinreichenden Druck, um mittels eines an den Hahn des kalten Wasser-Rohres gesetzten Schlauches zur Strom- und Regen-Douge verwendet werden zu können. Auch ist die Vorrichtung zur Anwendung eines Sturzbades vorhanden ... Es können in jeder Bade-Anstalt jeden Vormittag 25 bis 30 Bäder gegeben werden.«[477]

1840 hielt *Flemming* einen Vortrag im Wissenschaftlichen Verein der Ärzte und Apotheker *Mecklenburgs* über *»Die Anwendungen der Wasser-Kur bei Geisteskrankheiten«*.

Trinkkuren, mildere Seebäder und Solbäder wurden besonders im Stadium der Genesung verwandt.

Neben den medikamentösen und physikalischen Therapieformen spielte bei *Flemming* die Arbeitstherapie eine hervorragende Rolle.

»Die Bearbeitung des der Anstalt zugewiesenen Garten- und Feld-Gebietes und die unausgesetzten Forderungen einer ausgedehnten Hauswirtschaft haben stets Jahr aus Jahr ein reichlich Gelegenheit dargeboten, die Kräfte sowohl der verständigeren und umsichtigeren in Tätigkeit zu erhalten. Schon dies ist von großem Nutzen, da man nicht aufgeben darf, wenn auch eingeräumt werden muss, dass die Beschaffenheit solcher Arbeiten den materiellen Ertrag ihrer Tätigkeit nicht mit den von bezahlten Arbeitern völlig gleichkommen lässt, ... zu jenen allgemeinen und stetigen Beschäftigungs-Mitteln kommen noch einige besondere und temporäre, als: die Hinzuziehung von Kranken benutzte Tischler-Werkstelle in welcher fortwährend die nötige Ausbesserung an Meubels und die Vervollständigung des Inventars an solchen beschafft wird, im Winter die Einrichtung eines Lokals zum Flechten von Körben und Binsenmatten usw., während weibliche Kranke durch Spinnen, Nähen, in Tätigkeit erhalten werden.«[478]

---

[477] Vgl. GRAF Geschichte der Nervenklinik, 7ff.

[478] Carl Friedrich Flemming, Irrenanstalt Sachsenberg, Jahresberichte 1830-1839, Staatsarchiv Schwerin, 12f.

Die Arbeitstherapie wurde nur bei Patienten verordnet, die sich bereits auf dem Wege der Besserung befanden.

Psychiatrie in Lübeck

In seiner Dissertation befasste sich *Karl-Heinz Reger* am Beispiel der *Lübecker* Staatsirrenanstalt in der Wakenitzstraße mit dem konkreten Falle einer psychiatrischen Einrichtung des 19. Jahrhunderts. *Reger* führte zur Entwicklung der deutschen Psychiatrie aus:

»Eine psychiatrische Wissenschaft im heutigen Sinne entstand in *Deutschland*, im engen zeitlichen Zusammenhang mit der industriellen Revolution, später als in *England* und *Frankreich* erst zwischen 1800 und 1850. Einfluss hatten u. a. die durch *Napoleon* eingeleiteten Reformen im Gesundheits-, Wohlfahrts- und Erziehungswesen. Dabei schuf die Industrialisierung durch enorme gesellschaftliche Veränderungen eine ganz neue Frage nach der Eignung des Einzelnen für den Arbeitsprozess und damit neue ›Kriterien der Vernunft‹. Neben dieser Entwicklung beeinflusste auch die alle Bereiche ergreifende Welle der Romantik die Psychiatrie.«

Besonders interessant sind die statistischen Angaben zu den Krankheitsformen und deren relative Häufigkeit bei neu aufgenommenen Kranken.

Eine psychiatrische Spezialbehandlung für Alkoholabhängige wurde in der Irrenanstalt Wakenitzstraße nicht durchgeführt. Der damalige Direktor *Reuter* vermerkte bei 108 aufgenommenen Männern in den Jahren 1884 bis 1888 in 31 Fällen eine Alkoholanamnese und in 5 Fällen eine ›reine alkoholische Seelenstörung‹.

Das waren nach damaliger Auffassung die Dipsomanie, die Alkoholmelancholie, die Paralyse und pathologische Affektzustände. Eigene Behandlungsschemata fanden keine Anwendung.

In der Arbeit wurde zur Ätiologie der Geisteskrankheiten festgestellt, dass die wichtigsten Entstehungsursachen der Geisteskrankheiten »gesteigerte Arbeitsanforderung und Genusssucht, Erblichkeit und Alkoholismus« waren. Nach einer von *Wattenberg* aufgestellten Statistik zu den Krankheitsursachen ergab sich für die Jahre 1904 bis 1909, dass bei 27,8 % der Männer und bei 3,5 % der Frauen die Trunksucht als Krankheitsursache zu betrachten war. *Reuter*, ein Direktor der Anstalt, sah in 16 % der Fälle von Geisteskrankheit den

Alkoholismus als wichtigste Ursache an, allerdings war in 7 % der Fälle die >Trunksucht in Folge als Auslöser von Geisteskrankheiten zu nennen<. Er bemerkte 1888 ausdrücklich, dass er unter 24 männlichen Patienten zum ersten Mal eine weibliche Alkoholkranke in die Anstalt aufgenommen hatte. *Wattenberg* forderte damals schon eine spezielle Behandlung der Alkoholkranken und wies auf die durch diese Kranken zeitweise entstehende Überfüllung der Irrenanstalt hin.

Der Alkoholismus spielte in *Lübeck* zur damaligen Zeit eine erhebliche Rolle. Entsprechend den Angaben der >Krankenhausstatistik des kaiserlichen Gesundheitsamtes< war in *Lübeck* die Zahl der >Schenkwirtschaften und Kleinverkaufsstellen< verhältnismäßig hoch. Im Jahre 1883 soll auf 127 Einwohner von *Lübeck* eine Ausschankstelle gekommen sein. Im Jahre 1888 waren es 159 und im Jahr 1894 182 Einwohner pro Wirtschaft.

1904 beklagte *Wattenberg* die Zustände in der Einrichtung, weil aus Platzmangel an >pathologischen Rauschzuständen Leidende, Deliranten etc.< in der Regel nicht in die Irrenanstalt aufgenommen werden konnten. Sie mussten im allgemeinen Krankenhaus untergebracht werden. Im Jahre 1908 wurden im allgemeinen Krankenhaus 75 Alkoholkranke und, 24 Patienten mit einem Delirium tremens, behandelt.

Die Trinkerfürsorgeanstalt *Köppern* bei *Frankfurt*

Ebenso wie in *Lübeck* wurde in der *Frankfurter* >Anstalt für Irre und Epileptische<, die im Volksmund der >Affenstein< genannt wurde, die Therapie des Alkoholismus ein ausführlich diskutiertes Thema. Der dortige Direktor *Dr. Emil Sioli* betrachtete, ebenso wie seine Fachkollegen, die Trunksucht als Geisteskrankheit, die auf eine moralische oder genetische Minderwertigkeit der betreffenden Individuen zurückzuführen sei. Die Alkoholiker wurden in die Irrenanstalten eingewiesen oder auch, wie gleichfalls in *Lübeck*, in allgemeinen Krankenhäusern ohne weitere spezielle Behandlung einfach aufbewahrt. Zwischen 1883 und 1900 entstanden in *Deutschland* mit der Unterstützung der christlichen Kirchen beider Konfessionen etwa 20 Anstalten für Alkoholkranke. Die Entwicklung in der *Frankfurter* Anstalt hinsichtlich der Aufnahmezahlen von Patienten mit einer

Alkoholabhängigkeit war zwischen 1898 bis 1903 dramatisch. Waren im Jahre 1898 15,8 % der aufgenommenen Patienten Alkoholiker, so waren es im Jahre 1902 bereits 44 %. Der Grund des rapiden Anstiegs der aufgenommenen Patienten mit Alkoholproblemen war, dass die Stadt *Frankfurt* im Jahre 1900 eine Verordnung erlassen hatte, in der es hieß, dass alle Personen, die betrunken oder bewusstlos auf der Straße aufgegriffen wurden, durch die Polizei direkt in die Anstalt zu bringen waren. Der *Direktor Sioli* sah in der Gründung einer Filiale der *Frankfurter* Anstalt einen zweifachen Nutzen. Einmal konnte er so die Überbelegung der Betten abbauen, andererseits den Alkoholkranken eine adäquatere Behandlung ermöglichen. Im *Frankfurter* Umland wurde dann im *Köpperner Tal* ein 31 Hektar großes Gebiet mit einer alten Mühle gekauft. Hier sollte die spezielle Behandlung, besonders bei der Feld- und Gartenarbeit, durchgeführt werden. Bereits kurz nach dem Kauf des Geländes zogen zehn Patienten nach *Köppern* um. Im April 1902 befanden sich bereits 37 Patienten dort, unter denen 22 chronisch Kranke, aber inzwischen rekonvaleszente >Alkoholisten<, waren.

Die Aufnahme in die neue Einrichtung war von der Freiwilligkeit des Patienten abhängig, und er hatte die Pflicht, sich der Hausordnung zu unterwerfen. Im wesentlichen bestimmten drei Regeln den Alltag:

Die Patienten mussten abstinent leben. Sie durften das Gelände des Krankenhauses ohne ausdrückliche Erlaubnis des Direktors nicht verlassen. Alle mussten die ihnen zugewiesenen Arbeiten übernehmen.

Vor der Aufnahme in *Köppern* wurde eine Art Vorgespräch mit dem Alkoholabhängigen geführt. Interessanterweise galt die Alkoholabstinenz auch für die in der Anstalt *Köppern* angestellten Mitarbeiter. Wer während der Behandlung rückfällig wurde, musste in die geschlossene Heil- und Pflegeanstalt auf dem *Eichberg* zur Weiterbehandlung überwiesen werden.

In den Jahren 1901 bis 1913 wurden jährlich durchschnittlich 60 bis 80 Patienten aufgenommen. Die durchschnittliche Behandlungsdauer in *Köppern* betrug zwischen drei und fünf Monaten. Nach Entlassung aus der Einrichtung versuchte die Klinikleitung, die Anbindung an eine Abstinenzgruppe zu organisieren.

Trinkerasyle (1879 - 1900)

Alfred Grotjahn[479] hat in seinem über 400 Seiten umfassenden Buch »*Der Alkoholismus nach Wesen, Wirkung und Verbreitung*« aus dem Jahre 1898 eine sehr zeitgemäße Schilderung zur Heilung der Trunksucht gegeben.

»So lange die Trunksucht lediglich als eine moralische Verfehlung galt, für die das Individuum persönlich verantwortlich zu machen sei, konnte von einer rationellen Behandlung der Trunksüchtigen keine Rede sein. Die früher beliebten feierlichen Verpflichtungen der Trunkenbolde, sich zur Mäßigkeit zu bekehren, mussten ohne Erfolg bleiben, da es ja gerade für den Zustand charakteristisch ist, dass das betreffende Individuum die Selbstbeherrschung und damit die Fähigkeit dem mächtigen Drange widerstehen zu können verliert. Erst allmählich brach sich die Anschauung Bahn, dass man es beim Trunksüchtigen mit einem psychisch Kranken zu tun hat, und an der Stelle des Appells, an den durch Alkoholmissbrauch willensschwach gewordenen Trinker die Entwöhnung treten muss, durch welche die Trunksüchtigen in einer Anzahl von Fällen zu einem psychisch normalen Verhalten zurückgebracht werden können.«[480]

Diese Aussage von *Grotjahn* trifft auf *Reuter* vollkommen zu, denn auch *Glagau*, sein erster Biograph, vertrat genau diese Ansicht. Der Vater hatte immer wieder versucht, durch moralische Appelle den Sohn auf die Abstinenz zu verpflichten, allerdings ohne Erfolg. Ganz modern, im Sinne der neuen Klassifikationen, sind die Begriffe Drang, Selbstbeherrschung (Kontrollverlust) und Entwöhnung.

Grotjahn hatte zum damaligen Zeitpunkt der medikamentösen Behandlung der Trunksucht keinerlei Bedeutung mehr beige-

[479] Alfred Grotjahn (1869-1931), entstammt einer Landarztfamilie im Harz, studierte Medizin und wurde 1920 der erste Direktor des neu gegründeten Instituts für Sozialhygiene, Leben und Werk von Grotjahn werden bis heute kontrovers diskutiert, ihm wurden Attribute, wie marxistischer und sozialistischer Sozialhygieniker angehängt, mit seinen rassenpolitischen Auffassungen geriet er in gefährliche Nähe zu den Wegbereitern der Rassenhygiene des Faschismus.

[480] Vgl. GROTJAHN Der Alkoholismus nach Wesen, Wirkung und Verbreitung, 308f.

messen. Dies galt auch für die Anwendung sogenannter Ekelkuren mit Brechweinstein und Kalmus.

»Als einzig rationelle Therapie hat sich in neuerer Zeit die Entziehungskur in geschlossenen Anstalten erwiesen; hier werden die Patienten entweder plötzlich oder allmählich vom Alkohol entwöhnt, zugleich von ihren physischen Beschwerden geheilt und einem psychischen normalen Verhalten zugeführt, das sie befähigt, später auch außerhalb der Anstalt sich der alkoholischen Getränke zu enthalten.«[481]

Auch hier erweist sich *Grotjahn* ganz zeitgemäß, indem er die Entgiftung, die körperliche Wiederherstellung und eine Art Psychotherapie voneinander unterschied und beschrieb.

Grotjahn führte zum Behandlungserfolg eine Statistik der Trinkerheilanstalt *Ellikon* im Kanton *Zürich* aus dem Jahre 1895 an.

»... waren im Jahre 1895 noch vollkommen enthaltsam 117 = 46,1%, noch gebessert 59 = 23,2%, also zusammen bei 69,3% ein günstiges Heilresultat durch die Anstaltsbehandlung erzielt; rückfällig waren 48; von 30 Pfleglingen konnte keine genügende Nachricht eingezogen werden; rechnet man sie, um jeden Optimismus auszuschließen, zu den Rückfälligen, so erhält man bei 30,7% aller Pfleglinge ungünstige Resultate. Schlechter waren die Resultate bei trunksüchtigen Frauen. Von 30 Patientinnen blieben nur 8 enthaltsam, 3 wurden gebessert, dagegen waren 18 = 63,4% rückfällig.«[482]

Liest man diese katamnestische Untersuchung, so käme man nicht auf die Idee, dass diese aus dem Jahre 1895 stammt, denn das Ergebnis und die Berechnungsmethoden stimmen weitgehend mit den heutigen überein.

Zur Behandlung der Trunksüchtigen sah *Grotjahn* die Irrenanstalten nicht als geeignete Orte an. Er favorisierte eigenständige Trinkerheilanstalten.

---

[481] AaO., 309.
[482] AaO., 310.

»Da die Trunksucht jedoch so häufig ist, und ihre Behandlung die Erfüllung ganz bestimmter Vorbedingungen erfordert, machte sich frühzeitig ein Bedürfnis nach besonderen Trinkerheilanstalten geltend. Die ersten Trinkerasyle entstanden in dem Lande, in dem man schon von jeher dem Alkoholismus und seiner Bekämpfung das größte öffentliche Interesse entgegenbrachte, in den Vereinigten Staaten von Nord-Amerika. Im Jahre 1854 wurde als erste Anstalt *Binghampton im Staate New-York* und 1857 das *Bostoner Trinkerasyl* gegründet.«[483]

Zur Behandlungssituation in *Deutschland* berichtete *Grotjahn*:

»In *Deutschland* liegt das Asylwesen ebenfalls noch sehr im Argen; es ist, soweit es sich um die Behandlung unbemittelter Trinker handelt, fast ganz in den Händen der Geistlichen und der inneren Mission. Bei dem begreiflichen Misstrauen, das in der öffentlichen Meinung gegen die Verquickung von Religion und Behandlung psychisch erkrankter Individuen besteht, erfreuen sich die Trinkerheilanstalten keiner besonderen Beliebtheit. Die unter rein ärztlicher Leitung stehenden Trinkerheilanstalten sind als Privatinstitute wegen ihrer teueren Pensionen nur den Angehörigen der bemittelten Stände zugänglich.«[484]

Cordula Hölzer ging in ihrer Monographie »*Die Antialkoholbewegung in den deutschsprachigen Ländern (1860-1930)*« aus dem Jahre 1988 etwas näher auf einzelne Trinkerasyle ein.

»Die Trinkerasyle oder Trinkerheilanstalten, wie man sie auch - neutraler und weniger wertend - nannte, standen für die eigentliche Verwirklichung dessen, was zu jener Zeit unter Fachleuten und engagierten Laien die Debatte den Alkoholismus erfüllte. Hier sollte die Heilung oder doch zumindest die Besserung des Kranken stattfinden. Schon bevor die Auseinandersetzungen zwischen >Mäßigen< und >Abstinenten<, die Differenzen in der Arbeiterbewegung, in der Psychiatrie und zwischen Guttemplern, Protestanten und Katholiken ihren Höhepunkt erreicht hatten, begann mit der Gründung des *Lintorfer* Asyls 1879 eine neue Ära der Suchtkrankenhilfe.«[485]

[483] AaO., 311.
[484] AaO., 312.
[485] Vgl. VERBAND DER FACHKRANKENHÄUSER FÜR SUCHTKRANKE Wege zum

Werner Nasse[486] und die »Rheinisch-Westfälische Diakonen-Anstalt« zu *Duisburg* eröffneten im Jahre 1851 das erste und damit älteste Trinkerasyl in *Deutschland*.[487] Das Asyl nahm nur Alkoholkranke auf, die sich freiwillig für eine Therapie entschieden hatten. Sie mussten sich verpflichten, für ein Jahr in der Einrichtung zu bleiben. Die vollständige Abstinenz war das oberste Gebot, übrigens auch für die Angestellten der Einrichtung. Die Patienten mussten nur einen geringen Pensionspreis bezahlen. Für wohlhabende Patienten wurde 1879 in der Nähe des Trinkerasyls eine zweite Einrichtung geschaffen. Die Ausstattung der Zimmer war wesentlich komfortabler und die Patienten mussten nicht an den Arbeitstherapien teilnehmen.

1900 erschien das erste Verzeichnis der Trinkerheilanstalten in *Deutschland*. Darin wurden 27 Heilanstalten aufgeführt.

Georg Weerth

Georg Weerth hatte mit *Grabbe* den Geburtsort *Detmold* gemeinsam. Er wurde hier am 17. Februar1822 als Sohn eines Generalsuperintendenten geboren. Nach der Schule absolvierte er eine kaufmännische Lehre in *Elberfeld* und arbeitete mehrere Jahre als Buchhalter. Seine Erfahrungen aus dieser Zeit verarbeitete er in den *»Skizzen aus dem deutschen Handelsleben«*.

»Der Buchhalter«

In der dritten Skizze *»Der Buchhalter«* beschrieb *Georg Weerth* den alkoholabhängigen Buchhalter Lenz. Dieser fiel besonders durch eine alkoholbedingte Hautveränderung der Nase auf. Es handelte sich um ein sogenanntes Rhinophym[488].

Suchtkranken Beiträge zum 80jährigen Bestehen des Verbandes der Fachkrankenhäuser für Suchtkranke. 17.

[486] Carl-Friedrich Nasse stammt aus einer Ärztedynastie, denn Vater, Großvater und Urgroßvater waren Ärzte. Die letzte Arbeit des Vaters zur Therapie des Brandweinmissbrauches wurde von ihm beendet. Von 1854-1863 war er Ärztlicher Direktor der großherzoglichen Irren-Heil-Anstalt Sachsenberg bei Schwerin.

[487] Gehört heute zur Theodor-Fliedner-Stiftung, die 1600 Mitarbeiter, zur Betreuung von über 2000 alten, behinderten und kranken Menschen, beschäftigt.

[488] Rosazea ist eine entzündliche, papulopustöse Erkrankung des Gesichts,

Die Erzählung beginnt unmittelbar mit der Beschreibung dieser Nase.

»Der Buchhalter Lenz besaß eine rote Nase. Dies ist sehr wichtig. Er besaß nicht die Nase *Bardolphs*[489], jenes flammende Meteor, bei dessen Strahl der gute *Falstaff* stets an das Feuer eines schlimmen Jenseits denken musste, - er besaß auch nicht die Nase *Wahls*[490], welche drei Tage lang zur Welt kam, während der junge Herr Wahl selbst erst am vierten erschien, - und er besaß auch nicht die Nase Lord Henrys, jene berühmte rötliche Kartoffel, welche nach der Versicherung eines frivolen Franzosen einzig und allein von der großen Erdäpfelseuche des Jahres 1845 verschont geblieben sein soll - nein, der Buchhalter Lenz besaß seine eigene Nase, er konnte sich bei seiner eigenen Nase ziehen.
Die rote Nase, welche Herr Lenz von Gottes und Rechts wegen mitten im Gesichte trug, war das kostspieligste Kleinod seines Leibes. Sie war das Resultat eines langjährigen, ernstlichen Trinkens, das Produkt eines sorgfältig gelöschten Durstes, die Konsequenz einer nie ruhenden Niersteiner und Piesporter vertilgenden Leidenschaft; - sie hatte weder den erschrekkenden Karfunkelglanz der *Bardolphschen* noch den erheiternden Strahl der Wahlschen noch die mystische Couleur der Nase Sr. großbritannischen Lordschaft - nein, mit einem stillen, wehmütigen Abendrot beschien sie das feierliche Antlitz des dürr aufgeschossenen Besitzers; man sah, der Herr Lenz hatte aus Wehmut getrunken, der Trunk war ihm eine Sache des Trostes gewesen.«[491]

---

die in 7-10% zu einem Rhinophym führt, das Wort stammt aus dem Griechischen und bedeutet Gewächs, Pfundnase, Knollennase. Das Rhinophym ist eine Epidermis- und Talgdrüsenhyperplasie, die zu einer knollenartigen Verdickung der Nase führt. Vgl. RZANY und JUNG, Alkohol und Haut, 426.

489 Bardolph Gestalt aus Shakespeares »Lustigen Weibern von Winsor«.

490 Die Nase Wahls: diese Riesennase 1822 in 200 Hyperbeln von (Johann Christoph) Friedrich Haug, auch F. Hophthalmos, Frauenlob d. J., besungen.

Die bestaunenswerte Nase
Nase, würdig, dass für und für
Ehrfurcht der Menschheit Dir zugestehe!
Adler nisten auf Deiner Höhe;
Wetter verhallen unter Dir.

Auf Wahls Nase
Wer Deine Nase misst
Stirbt, eh' er fertig ist.

Vgl. www. Gutenberg2000.de/haug

491 Vgl. Weerth Der Buchhalter, 22f.

Für die Entwicklung des erhöhten Alkoholkonsums und der sich daraus ergebenden Alkoholabhängigkeit des Buchhalters Lenz machte *Georg Weerth* »einen großen ökonomischen Fehler« seinerseits für dessen erhöhten Alkoholkonsum und die daraus resultierende Abhängigkeit verantwortlich.

...

»Herr Lenz hatte, es ist bedauerlich zu erzählen, er hatte einst in seinem zweiundzwanzigsten Jahre - oh, wie unvorsichtig! ja, es ist entsetzlich zu melden - er hatte geheiratet. Armer Lenz -!«[492]

...

»Er hatte nie daran gedacht, dass die Summe seiner Nachkommenschaft einst den Betrag seines Saläres überwiegen könnte, und er begriff deswegen nicht den Widerspruch seines Daseins, welcher sich dadurch immer schärfer und bedenklicher ausgeprägt hatte, dass sich die Zahl seiner Kinder allmählich verachtfachte und dass sich die Summe seines Gehaltes in derselben Zeit nur verdoppelte. War es daher ein Wunder, dass der gute Herr Lenz oft eine halbe Nacht in die harmonische Öffnung eines grünen Römers hinabstierte, eifrig bemüht, das große ökonomische Rätsel seines Lebens zu erforschen und zu erraten? War es ein Wunder, dass sich das Morgenrot auf den Wangen seiner armen Kinder immer mehr verlor, während das Abendrot seiner eignen Nase immer flammender emporstieg?«[493]

Trotz seines erheblichen Alkoholkonsums, auch während der Arbeitszeit, wurde Lenz als ›trefflicher Arbeiter‹ beschrieben, der »... seine Arbeit mit Liebe erfüllte.«

Am Ende der kurzen Erzählung ergriff den Buchhalter Lenz, nach mehreren Stunden fleißiger Arbeit, ein Verlangen.

»... da wandelte ihn plötzlich ein gewisses Etwas an, das mit einer leisen Sehnsucht nach einem kühlen, erfrischenden Trunke entfernte Ähnlichkeit hatte. Er sah sich nach den jüngern Comptoirarbeitern um - sie waren in ihre Beschäftigung vertieft. Er schaute hinüber nach dem Herrn Preiss - der unterhielt sich gerade mit dem Makler. Der Augenblick war günstig. „Sei mir gegrüßt, du einzige Phiole, die ich mit Andacht aus der Tasche hole!" und da steckte Herr Lenz den langen Arm mit den noch längern Fingern in den Schlitz seiner dürftigen Frackzipfel, den Kopf zwischen die Schultern

[492] AaO., 23.
[493] AaO., 23.

zurückziehend, den Rücken zu einem Katzenbuckel krümmend und die langen, dürren Beine schlotternd vor Angst zu einem blitzähnlichen Zickzack zusammenbiegend. Da war´s geschehen. Sie schaute ihn an, die liebliche Flasche mit dem schimmernden Getränk, mit dem flüssigen Feuer - er hätte jetzt nicht mehr widerstehen können, und wäre auch die Welt darüber zugrunde gegangen - es blitzte, es funkelte - ein Ruck, und der Pfropfen war gelöst - wie ein Sechzehnender legte der Buchhalter Lenz sein Haupt in den Nacken, und Mann und Flasche schwelgten auch in dem selben Momente in der Wollust eines glühenden, unendlichen Kusses. -
>Haben Sie unsre drei Schuldner gemahnt?< klang es da plötzlich von der anderen Seite des Zimmers herüber. Zornfunkelnden Blickes stand Herr Preiss vor seinem Buchhalter - es war ein entsetzlicher Augenblick.
Die Nase des armen Lenz entfärbte sich - die Phiole entsank seiner Hand - in Stücke brach sie, in tausend Stücke, und durch das Comptoir des Herrn Preiss wogte ambrosischen Duftes der Geist des vergossenen Wacholders.«[494]

Damit endete die kurze Geschichte des alkoholabhängigen Buchhalters in einem dramatischen Höhepunkt. Wir wissen nicht was aus ihm wurde. *Weerth* überließ es uns die Geschichte zu Ende zu denken. Vergleicht man aber die Einstellung seines Vorgesetzten Herrn Preis, die er in den anderen Geschichten zum Beispiel in der »*Ein verschlissener Kommis*« an den Tag legte, so können wir davon ausgehen, dass der Buchhalter nach diesem Ereignis mit seiner Entlassung rechnen musste. *Georg Weerth* gelang es in seiner Erzählung ausgezeichnet uns die schwierige Situation eines Alkoholkranken, der auf Grund seiner psychischen und physischen Abhängigkeit zur Vermeidung von Entzugssymptomen auch während der Arbeitszeit trinken muss, vor Augen zu führen. Nicht einmal acht Seiten brauchte *Weerth* um die Gründe für die Alkoholabhängigkeit des Buchhalters Lenz, seine Trinkgewohnheiten und die körperlich-psychischen und sozialen Folgeschäden darzustellen.

[494] AaO., 29f.

DEUTSCHER NATURALISMUS

Zu den erfolgreichsten Autoren der zweiten Hälfte des 19. Jahrhunderts gehörten *Eugenie Marlitt*[495] mit ihren *»Gartenlaube*[496]*-Romanen«*, *Viktor Scheffel*[497] und *Friedrich Wilhelm Weber*[498]. Auch die Erzähler *Friedrich Spielhagen* und *Paul Heyse*[499] genossen damals hohes Ansehen. An den deutschen Theatern wurden, um den breiten Publikumsgeschmack zu befriedigen, vorwiegend rührselig-pomphafte Dramen von *Iffland*, *Halm*[500] und *Kotzebue* [501]gespielt.

Vor diesem Hintergrund der zeitgenössischen Literatur kann man nur die große literaturgeschichtliche Bedeutung der Naturalisten[502], wie *Arno Holz*, *Johannes Schlaf* und *Gerhart Hauptmanns* verstehen.

[495] Eugenie Marlitt (1825-1887) »Goldelse« (1867) und »Das Geheimnis der alten Mamsell« (1868) erschienen in der »Gartenlaube«.

[496] Die »Gartenlaube« wurde 1853 von Ernst Keil als Familienblatt gegründet, in der Blütezeit um die Jahre 1875-1878 hatte sie eine Auflage von 382 000 Exemplaren pro Ausgabe. In dem Vorwort zur ersten Ausgabe umriss Keil die Zielgruppe »An unsere Leser und Freunde...So wollen wir unterhalten und unterhaltend belehren. Über das Ganze aber soll der Hauch der Poesie schweben wie der Duft der blühenden Blume, und es soll Euch anheimeln in unsrer Gartenlaube, in der Ihr gut-deutsche Gemütlichkeit findet, die zu Herzen spricht.«

[497] Joseph Viktor von Scheffel (1826-1886), Schriftsteller, »Ekkehard« mit wissenschaftlichen Anmerkungen versehener kulturhistorischer Roman, bis zu Scheffels Tod 90 Auflagen, »Der Trompeter von Säckingen«, romantisierendes Versepos mit 140 Auflagen.

[498] Friedrich Wilhelm Weber (1813-1894), Arzt und Schriftsteller, Epos »Dreizehnlinden«.

[499] Paul Heyse (1830-1914), Studium der klassischen Philologie, Romanistik und Kunstgeschichte, ab 1854 als Hofdichter am bayerischen Königshof in München. Im Jahre 1910 hatte er den Nobelpreis für Literatur erhalten, »La Rabbiata«, diese Verleihung an Heyse wurde als Affront gegen die moderne Literatur aufgefasst.

[500] Friedrich Halm (1806-1871), eigentlich Freiherr von Münch-Bellinghausen, Dramatiker, »Griseldis«, »König und Bauer«.

[501] August Friedrich Kotzebue (1761-1819), »Menschenhaß und Reue«, er wurde Opfer eines Attentates durch den Theologiestudenten Karl Ludwig Sand.

[502] Vgl. COWEN Das deutsche Drama im 19. Jahrhundert.

Arno Holz und Johannes Schlaf

»Papa Hamlet«

Im Winter 1887 traf der 24jährige *Arno Holz* den gleichaltrigen Literaten *Johannes Schlaf*. Die beiden Freunde, die aufs engste zusammenarbeiteten, ergänzten sich gegenseitig sehr gut. *Holz* übernahm in der Schaffensgemeinschaft die mehr formale Durcharbeitung der Stoffe während *Schlaf* die inhaltlichen Motive beisteuerte.
In einem Nachwort zu *»Papa Hamlet«* schrieb *Martini* :

»Die Technik der Erzählweise lässt keine Distanzierung zu. So wird die Gefangenschaft dieser engen, kleinen Menschen in ihrem Milieu und in ihrem Geschick deutlich. Sie sind alle in eine Passivität eingesperrt, die bei der Frau Amalie Thienwiebel sich bis zum Stumpfsinn steigert. Auch das Fühlen und Denken dieser Menschen ist punktuell geworden. Ihre Unfähig keit, überhaupt einen Gedanken ganz und in ihm etwas Aktivität, die nicht nur animalisch ist, zu entwickeln, zeigt sich in der Art ihrer Redeweise.«[503]

Ebenso wie *Zola* benutzte *Holz* alle Möglichkeiten der Alltagssprache, den Jargon, unartikulierte Nebengeräusche und Pausen, um der Wirklichkeit möglichst nahe zu kommen.

»Die eigentliche Wirklichkeit der hier dargestellten Menschen, ihre Hilflosigkeit gegenüber dem Leben und gegenüber sich selbst, dokumentiert sich in der Art des Sprechens. Deshalb das abgebrochene Stammeln, Seufzen, Stöhnen, diese Ausrufe und Fragen, die immer wieder in das Leere hineinfallen; deshalb auch diese vielen Wiederholungen, die sachlich nichts aussagen, aber umso deutlicher stimmungshaft wirken und charakterisieren, diese Parallelismen, Hervorhebungen, Anakoluthe und die durch Satzzeichen unterstrichene mimische Rhythmisierung.«[504]

Wegen der Beliebtheit skandinavischer Autoren hatten sich die beiden Autoren entschlossen die Erstausgabe unter dem Pseudonym *Bjarne P. Holmsen* herauszubringen.

In diesem Stück, *»Papa Hamlet«*, das in dem niederen Künstlerboheme spielt, agieren der herabgekommene Schauspieler Thienwie-

[503] Vgl. MARTINI, Nachwort zu Holz und Schlaf, Papa Hamlet, 112.
[504] AaO., 113.

bel, seine schwindsüchtige Frau und der sechs Monate alte Sohn Fortinbras. Ewig renommierend und *Shakespeare* zitierend wartete der Schauspieler auf ein Engagement. Das kam nicht, so dass großer Mangel herrschte. Es fehlte am nötigsten und am meisten hatte das Kind zu leiden.

»Von aufgeweichten Brotkrusten ließ sich nicht satt werden.
Der alten, lieben, guten Frau Wachtel aber war damit ein sehr großer Stein vom Herzen gefallen. Sie hatte nämlich die niedliche kleine Mieze einmal dabei ertappt, als sie dem abscheulichen Ole grade Modell stand, und da sie hierfür wirklich auch nicht das mindeste Verständnis besaß, ein gewisses, kleines Vorurteil gegen sie gefasst.
Ihr gutes Herz zu betätigen hatte sie in letzter Zeit leider nur zu wenig Gelegenheit gehabt. Am unzufriedensten aber war sie jedenfalls mit den dummen Thienwiebels. Was bei der alten Schlamperei dort schließlich rauskommen musste, konnte man sich ja an den Fingern abzählen. Der alte, alberne Kerl flozte sich den ganzen Tag auf dem Sofa rum und trieb Faxen, das faule, schwindsüchtige Frauenzimmer hatte nicht einmal Zeit, seinem Schreisack das bisschen blaue Milch zu geben, zu fressen hatten sie alle drei nichts, und die Miete - ach, du lieber Gott! Wenn man nicht wenigstens noch die paar Sparkreeten gehabt hätte...
- - Ja! Es war Wermut! Sein Verstand war krank! Es fehlte ihm an Beforderung! Im Schoße des Glückes? Oh, sehr war! Sie ist eine Metze! Was gibt es Neues? Als Roscius noch ein Schauspieler in Rom war...Geharnischt, sagt Ihr? Sehr glaublich!--Ein Mann, der Stöß' und Gaben mit gleichen Dank genommen...«[505]

»Der gute, kleine Ole Nissen war unendlich zarter besaitet. Da Frau Wachtel so freundlich gewesen war und ihm nach so vielen andern geliebten Gegenständen kürzlich auch noch seine schonen leberwurstfarbenen Pantalons ins Leihhaus getragen hatte, war er jetzt dazu verdammt, die ganzen Tage über in seinem Bett zu liegen und durch die dünnen Bretterwände durch die ganze Wirtschaft mit anzuhören.«[506]

»Zwölf! ...
Erschöpft hatte sie sich wieder auf ihrem Flussbänkchen zurücksinken lassen. Der Ofen hinter ihr war eiskalt. Durch ihre Nachtjacke durch fühlte

---

[505] Vgl. HOLZ, SCHLAF Papa Hamlet, 37.
[506] AaO., 53f.

sie deutlich seine Kacheln Sie fröstelte! Die letzten Tone draußen brummten und zitterten noch, das kleine Talglicht, das in eine leere, grüne Bierflasche gesteckt dicht vor ihr auf dem umgekippten Kistchen mitten zwischen dem Nahzeug stand, knitterte in der Kalte.
Frau Wachtel nebenan schnarchte, der kleine Fortinbras hatte sich drüben in seinem Korb wieder unruhig auf die andere Seite gewalzt. Sein Atem ging rasselnd, stoßweis, als ob etwas in ihm zerbrochen war.
Draußen auf das Fensterblech war eben wieder ein Eiszapfen geprasselt. Dicht davor, unterm Bett, jetzt deutlich das scharfe Nagen einer Maus.
Zwölf! «[507]
...

»Unter dem Deckbett drüben lag es jetzt wie ein Klumpen. An einer Stelle sah noch ihr Unterrock vor.
...
>Still, Hund! ... Ae!<
Er hatte sich jetzt seinen alten Zylinder, auf dem noch der dicke Schnee lag, vom Kopf gerissen und feuerte ihn nun wütend drüben in die dunkle, schreiende Ecke, wo der Korb stand. Die Tür hinter ihm war dröhnend ins Schloss gekracht.
>Niels!!<
Das Deckbett, das jetzt quer auf den Dielen lag, hatte zur Hälfte den Stuhl mitgerissen. Sie kniete aufrecht mitten im Bett. Ihre Nachtjacke vorn hatte sich ihr bis oben unter die Arme verschoben, ihr Haar hing in Strähnen um ihr Gesicht.
>Halt's Maul! Fang nicht auch noch an!<
Er hatte sich jetzt auch seinen alten, abgeschabten Rock runtergezerrt. Das kleine Spiegelchen über der Kommode, gegen das er ihn geschleudert hatte, war runtergeschurrt und lag nun zersplittert auf dem blinkernden Wachstuch.
>Na, wird's bald?!<
Der kleine Fortinbras jappte nur noch.
>Na?!...Dein Glück, Kanaille!...<
Seine Stiefeln waren jetzt dumpf gegen die kleine Kiste neben dem Ofen gebullert. Der aufgeschlammte Schnee dran war nass gegen die Kacheln geplatscht. Er suchte jetzt nach den Pantoffeln.
>Ach was! Halt dein Maul, sag ich!...Die Ohren vollplärren...Konnte mir noch grade passen!...

[507] AaO., 56.

Sind die Sachen gepackt?!< «[508]

»>Natürlich! Keen Fippschen mehr! Für deine Schwindsucht hast du ja noch'n janz juten Appetit! ... Herrlich Das tut immer, als ob es Poten saugt, und frisst ein'm die Haare vom Kopp runter!<
Er hatte sich seine Fauste in die Hosentaschen gestopft und schnaubte nun im Zimmer auf und ab. >So'ne Zucht! So eine--Zucht!!< Er hatte mit dem Fuß in die kleine, hohle Kiste mit dem Nähzeug gestoßen. Die Flasche war auf den Boden geschlagen, das Licht bis unters Bett gekullert. >Lächerlich!<
Er hatte jetzt auch noch die Flasche druntergestoßen.
>Lächerlich!!...Wirst du still sein?!!<
Der kleine Fortinbras hatte wieder laut zu schreien angefangen. „Bestie!"
Mit einem Satz war er auf den Korb zu.
>Bestie!!<[509]

»Er war jetzt zu ihr unter die Decke gekrochen, die Unterhosen hatte er anbehalten.
>Nicht mal Platz genug zum Schlafen hat man!<
Er reckte und dehnte sich.
>So'n Hundeleben! Nicht mal schlafen kann man!<
Er hatte sich wieder auf die andre Seite gewälzt. Die Decke von ihrer Schulter hatte er mit sich gedreht, sie lag jetzt fast bloß da.«[510]
...

»>Du sagst ja gar nichts!<
Sie schluchzte nur wieder.
>Ach Gott, ja! So'n...Ae!!<
...
Er hatte sich jetzt noch mehr auf die Kante zu gerückt.
>Is ja noch Platz da! Was druckste dich denn so an die Wand! Hast du ja gar nicht nötig!< Sie schüttelte sich. Ein fader Schnapsgeruch hatte sich allmählich über das ganze Bett hin verbreitet. >So ein Leben! Man hat's wirklich weit gebracht!< ...
>Nu sich noch von so'ner alten Hexe rausschmeißen lassen! Reizend!! Na, was macht man nu? Liegt man morgen auf der Strasse!...Nu sag doch?<«[511]

---

[508] AaO., 58.
[509] AaO., 58.
[510] AaO., 59
[511] AaO., 59f.

»>Ach, nich doch Niels! Nich doch! Das Kind--ist ja schon wieder auf! Das--Kind schreit ja! Das--Kind, Niels!...Geh doch mal hin! Um Gottes willen!!< Ihre Ellbogen hinten hatte sie jetzt fest in die Kissen gestemmt, ihre Nachtjacke vorn stand weit auf.
Durch das dumpfe Gegurgel drüben war es jetzt wie ein dünnes, heisres Gebell gebrochen. Aus den Lappen her wühlte es, der ganze Korb war in ein Knacken geraten.
>Sieh doch mal nach!!< >Natürlich! Das hat auch grade noch gefehlt! Wenn das Balg doch der Deuwel holte! ...<
Er war jetzt wieder in die Pantoffeln gefahren.
>Nicht mal die Nacht mehr hat man Ruhe! Nicht mal die Nacht mehr!!<
Das Geschirr auf dem Tisch hatte wieder zu klirren begonnen, die Schatten oben über die Wand hin schaukelten. -
>Na? Du!! Was gibt's denn nu schon wieder?
Na?...Wo ist er denn?...Ae, Schweinerei!<
Er hatte den Lutschpfropfen gefunden und wischte ihn sich nun an den Unterhosen ab.
>So'ne Kälte! Na? Wird's nu bald? Na? Nimm's doch, Kamel! Nimm's doch! Na?!<
Der kleine Fortinbras jappte! Sein Köpfchen hatte sich ihm hinten ins Genick gekrampft, er bohrte es jetzt verzweifelt nach allen Seiten.
>Na? Willst du nu, oder nich?!--- Bestie!!<
>Aber--Niels! Um Gottes willen! Er hat ja wieder den--Anfall!<
>Ach was! Anfall!--- Da! Friss!!<
>Herrgott, Niels...<
>Friss!!!<
>Niels!<
>Na? Bist du--nu still? Na?--Bist du--nu still? Na?! Na?!<
>Ach Gott! Ach Gott, Niels, was, was--machst du denn bloß?! Er, er--schreit ja gar nicht mehr! Er...Niels!!<«[512]

»Es hatte gerade fünf geschlagen. Vor dem neuen, großen Schnapsladen an der Ecke der Petrikirche stolperte er. Jesus! Seine Semmeln waren ihm in den Rinnstein geflogen, er war mitten in den Schnee geschlagen, Aber er nahm sich nicht einmal die Zeit, sie wieder aufzulesen. Er kam erst wieder zur Besinnung, als er sich bereits drüben am Jakobiplatz mit beiden Händen an die große, dick beeiste Glocke gehangt hatte, die denn auch sofort oben

[512] AaO., 61.

die ganze Polizeiwache alarmierte. Jesus! Jesus!! Als der dicke Sieversen dann endlich angestapft kam, konstatierte er, dass der Mann erfroren war. "Erfroren durch Suff!" Seinen zerbeulten Zylinder hatte ihm der kleine, buckelige Tille vorhin grade gegen die Laterne gequetscht. Aus seinen zerlumpten, apfelgrünen Frackschossen sah noch die Flasche.«[513]

Die Auswirkungen der Suchterkrankung auf die Kinder der Abhängigen wurden von *Holz* und *Schlaf* nicht nur in *»Papa Hamlet«* sondern auch in der *»Familie Selicke«* eindrucksvoll beschrieben. Schon viele Jahre ist es unbestritten, dass die Suchterkrankung eines Familienmitgliedes neben dem Partner auch die Kinder betrifft und prägt. Wie entscheidend die primäre Sozialisation für die Entwicklung und Persönlichkeitsreifung der Nachkommen ist, beschrieb ich bereits unter dem Kapitel über *Fritz Reuter*.

Die Kinder abhängigkeitskranker Eltern werden oft schon in schwer gestörte Familiensysteme hineingeboren und erfahren während ihrer Sozialisation die Realität des Alkoholabhängigen. Je jünger ein Kind zum Zeitpunkt des Erkrankungsbeginns ist, um so stärker wirkt sich die Suchterkrankung auf dessen Entwicklung aus.

In beiden literarischen Arbeiten von *Holz* und *Schlaf* kommt ein Kind zu Tode. In *»Papa Hamlet«* ist der alkoholabhängige Vater unmittelbarer Täter, indem er aus Frustration und in Wut, die unter starker alkoholischer Beeinflussung entstanden, gegen sein kleines Kind mit brachialer Gewalt vorging.

»Die Familie Selicke«

Am 8. April 1890 schrieb *Theodor Fontane* in der *»Vossischen Zeitung«* über das am Vortage auf der *»Freien Bühne«* in *Berlin* aufgeführte Stück *»Familie Selicke«*.

»Die gestrige Vorstellung der »Freien Bühne« brachte das dreiaktige Drama der Herren *Arno Holz* und *Johannes Schlaf*: Die *Familie Selicke*. Diese Vorstellung wuchs in soweit über alles Vorhergegangene an Interesse hinaus, als wir hier eigentlichstes Neuland haben. Hier scheiden sich die Wege, hier trennt sich Alt und Neu. Die beiden am härtesten angefochtenen Stükke, die die »Freie Bühne« bisher brachte: *G. Hauptmanns*: *»Vor Sonnenauf-*

[513] AaO., 63.

gang« und *Leo Tolstois*: »*Die Macht der Finsternis*«, sind auf ihre Kunstart, Richtung und Technik hin angesehen, keine neuen Stücke; die Stücke bzw. ihre Verfasser, haben nur den Mut gehabt, in diesem und jenem über die bis dahin traditionell innegehaltene Grenzlinie hinaus zu gehen, sie haben eine Fehde mit Anstands- und Zulässigkeitsanschauung aufgenommen und haben auf diesem Gebiete dieser kunstbezüglichen, im Publikum gang und gäben Anschauung zu reformieren getrachtet, aber nicht auf dem Gebiete der Kunst selbst. Ein bisschen mehr, ein bisschen weniger, das war Alles; die Frage, >Wie soll ein Stück sein? oder >sind Stücke denkbar, die von dem bisher Üblichen vollkommen abweichen?<, diese Frage wurde durch die Schnapskomödie des einen und die Knackkomödie des anderen kaum berührt. Ich darf diese Worte wählen, weil ich durch mein Eingenommensein für beide vor dem Verdachte des Übelwollens geschützt bin.«[514]

In der Presse wurde *Arno Holz* und *Johannes Schlaf* besonders der Vorwurf gemacht, sich sehr stark an ausländischen Dramatikern orientiert zu haben. Dabei handele es sich eigentlich um eine eigenständige deutsche Leistung erwiderten die beiden Autoren in dem Vorwort eines Sammelbandes ihrer im Jahre 1891 erschienenen Werke, in dem auch die Geschichte der »*Familie Selicke*« veröffentlicht wurde.

»Die Familie Selicke ist das deutscheste Stück, daß unsere Literatur überhaupt besitzt. Es ist auch nicht ein einziges Element in ihr und wäre es auch noch so winzig, das uns von jenseits der Vogesen zugeflogen wäre, von jenseits der Memel oder von jenseits der Eider. Und wenn uns nichts dafür ein Beweis gewesen wäre, nicht einmal die Tatsache selbst, die unerhörten Beschimpfungen, die damals auf uns niederprasselten, hätten uns hinlänglich darüber die Augen öffnen müssen. Sätze wie: >Diese Tierlautkomödie ist für das Affentheater zu schlecht!< werden sicher nicht all zu oft niedergeschrieben, selbst in den bewegtesten Zeiten nicht. Und gar als das Stück erst angekündigt war in den Zeitungen, als akzeptiert zur Aufführung an der >Freien Bühne<, schrieb das selbe Blatt: >.... Dann wird eben keine Frau, die auf Reputierlichkeit Anspruch erhebt, sich dort sehen lassen dürfen und die Herren werden sich in diese Vorstellung hineinstehlen müssen, wie man das beim Besuch zweifelhafter Lokale tut< mit einem Wort: Es fehlte nur

[514] Vgl. HOLZ UND SCHLAF, Familie Selicke, 220.

noch, dass man den Vorschlag machte, uns ins Irrenhaus zu sperren. O bètise!«[515]

Das Stück erfüllt formal alle Voraussetzungen eines naturalistischen Dramas.

Die Familie Selicke besteht aus dem Vater Eduard Selicke, einem Buchhalter, seiner Ehefrau und vier Kindern im Alter von acht bis zweiundzwanzig Jahren. In der »mäßig großen und sehr bescheiden eingerichteten« Wohnung lebt noch ein Untermieter (Herr Wendt), der gerade sein Staatsexamen in Theologie abgeschlossen hat und eine Landpfarre übernehmen will. Er ist in heftiger Liebe zu der zweiundzwanzig Jahre alten Tochter Toni Selicke entbrannt.

Frau Selicke wird als eine »etwas ältlich, vergrämte Frau mit abgetragener Kleidung, lila Seelenwärmern und einer Hornbrille« beschrieben. Das jüngste Kind, ein achtjähriges Mädchen (Linchen), ist schwer krank und liegt im Bett. Möglicherweise handelt es sich bei der Krankheit um eine Lungentuberkulose.

Das Stück spielt in der Gegenwart. Es beginnt am Heiligen Abend um etwa 17.30 Uhr und endet am nächsten Vormittag.

In der Familie herrscht eine ängstliche Gespanntheit in der Erwartung des Vaters, der von seiner Arbeit im Kontor noch nicht zurückgekehrt ist. Die Zeit vergeht und der Vater ist immer noch nicht da, die Ungeduld und die Angst wachsen allmählich, auch vor der bösen Nachrede durch die Nachbarn im Hause.

FRAU SELICKE Nein, solche Menschen! Um was die sich nich alles kümmern!

TONI Na, von mir bekommt sie nichts raus!

FRAU SELICKE Die mögen schön über uns schwatzen: ... Solche Menschen! Die sollten sich doch lieber an ihre eigene Nase fassen! Die! Die trinkt Bier wie´n Kerl! Den richtigen Bierhusten hat sie schon! Hast Du noch nicht gemerkt?

TONI Na, ja! Lass doch man, Mutterchen! Lass sie alle machen, was sie wollen! Sie geben uns ja doch nichts dazu! (*Ist aufgestanden und steht nun, die Hände unter der Tischplatte, da.*) Rück doch mal´n bisschen den Tisch!

---

515 AaO., 222f.

Ich möchte mir da die Mäntel zurecht legen! (*Frau Selicke hilft ihr.*) Der Vater kann doch jetzt unmöglich mehr auf dem Comptoir sein?

FRAU SELICKE (*hat vom Tisch wieder ihren Strickstrumpf aufgenommen und sich die Brille aufgesetzt. Vom Stuhl vor dem Bette Linchens her*) I, ich dachte gar! ... Wer weiß, wo der jetzt wieder steckt!

TONI (*hinter dem Tisch auf dem Sofa die Zeugstücke ordnend*): Na, er wird auf dem Weihnachtsmarkt sein und ein bisschen einkaufen, für Linchen!

FRAU SELICKE I, jawohl doch! Und ... du lieber Gott, was soll nicht alles von den paar Groschen bezahlt werden! Wer weiß übrigens, ob er diesmal so viel zu Weihnachten kriegt wie sonst! ... Er tut wenigstens so! ... Das heißt, auf den kann man sich ja nie verlassen! Der sagt einem ja nie die Wahrheit: ... Andre Männer teilen ihren Frauen alles mit und beraten sich, wie´s am besten geht, aber unsereiner wird ja für gar nichts estimiert! Der weiß ja alles besser! ... Nein, so ein trauriges Familienleben, wie bei uns. ... Pass mal auf: Der hat heute wieder ein paar Pfennige in der Tasche und kömmt nu vor morgen früh nich nach Hause!«[516]

Die Tochter gab der Mutter Verhaltenshinweise für den Umgang mit dem Vater.

TONI Ach siehst Du, Mutterchen! Wenn Du Dich vorher schon immer so ängstlich machst, dann ist es ja gar kein Wunder! ... Mach´s wie ich! Lass ihn kommen! Widersprech ihm mit keinem Wort! ... Lass ihn räsonieren, soviel wie er will! Einmal muss er dann doch aufhören und durch sein Räsonnieren wird es ja doch nicht besser.

FRAU SELICKE Ach Gott ja! Eigentlich ists auch wahr! Man müsste garnich drauf hören! Wenn ich nur nich so nervös wäre! Wenn ich ihn dann aber so sehe, in seinem Zustande, und er kommt dann auch noch mit seinen Ungerechtigkeiten, dann kann ich mich nich halten! ... Es ist mir rein unmöglich! ... Dann läuft mir jedes Mal die Galle über!

TONI Siehst Du! Aber grade dadurch wird es immer erst schlimm! Lass ihn schimpfen, die Augen rollen, Fäuste machen. Du musst es gar nicht beachten! Schließlich tut er ja doch nichts! ... Siehst Du, Du musst mich nicht falsch verstehn! aber ich glaube, Du hast ihn von Anfang an nicht recht zu behandeln gewusst, Mutterchen!«[517]

[516] AaO., 247f

[517] AaO., 249.

Über dem gesamten ersten Akt schwebte die bange Frage, ob der Vater heute, am Heiligen Abend nach Hause kommen würde oder nicht. Als auch schon lange Mitternacht vorbei war und die beiden Söhne ins Bett gehen wollten, da kam die jüngste Tochter ins Zimmer:

LINCHEN Warum - kommt'n Papa noch nicht?
FRAU SELICKE Sei nur ruhig!...Weine nicht!...Rege Dich nicht auf mein Herzchen!...Ach Gott, ja!
LINCHEN Er ist wieder - betrunken! Nich wahr!
FRAU SELICKE Ach nein!...Nein doch, mein Herzchen!...Er ist nur einen Weg gegangen!...Er bringt Dir was mit!
LINCHEN Ach nein!...Er will Dich nachher wieder schlagen![518]
...
WALTER Ach, ich habe ja solche große Angst!
FRAU SELICKE Nein, so was!...In Schulden steckt man bis über beide Ohren!...
Nichts kann man anschaffen!...Kaum, dass man das liebe bisschen Brot hat! Nein, das kann Euer Vater wirklich vor Gott nicht verantworten!...Un dabei macht er sich selber ganz kaputt!...Seine Hände fangen schon ordentlich an zu zittern!«[519]

Es herrschte eine gespenstige, gespannt-bedrohliche Stimmung als es plötzlich an die Küchentür polterte.

FRAU SELICKE Ach, meine Angst! Meine Angst! ...Pass auf! ...Es gibt 'n Unglück! ...Das arme Kind! [520]
TONI (*Stützt sie*) Beruhige Dich doch, Mutterchen! Er ist ja gar nicht so schlimm, wie er immer tut!
Frau Selicke Ach, trotzdem! … Meine Nerven sind ja so schwach! Alles nimmt mich so mit!
TONI Der Vater…Nein! ‚s is wahr…hach!
FRAU SELICKE Mich schwindelt! …Mir ..is…zum Umkomm'n! (*stützt sich gegen Toni*) Horch! …Er kommt heute wieder hinten rum! Ach mein Herz! Mein Herz! …Fühl mal!

---

[518] AaO., 269.
[519] AaO., 276f.
[520] AaO., 278.

WALTER (*aus der Kammer in höchster Not*) Mutterchen! Mutterchen! Es pumpert gegen die Küchentür!

FRAU SELICKE Ach Gott, ach Gott! Is der schwer! ...ruhig Walter! Sei still, mein Junge! Tu, als ob Du schläfst! ...Toni, mach auf!

TONI Ja! Geh so lang vorn raus, Mutterchen! Auf alle Fälle! (*Toni ab in die Küche mit der Lampe. Frau Selicke steht noch einen Augenblick nach der Küche hin lauschend. Zittert. Presst beide Hände aufs Herz. Geht dann auf die Flurtür zu. – Es poltert in der Küche. Schwere Schritte. Eine tiefe Bassstimme. Lustiges Lachen. – Frau Selicke verschwindet schnell im Flur. Die Küchentür wird aufgestoßen. Noch hinter der Szene die Stimme Selikkes)* Na? Tönchen...Töööönchen...

SELICKE (*tritt in die Stube, welche in diesem Augenblicke nur von dem Licht der Lampe, das aus der Küche in die Stube fällt, hell ist. Selicke, ein großer, breitschultriger Mann mit schwarzgrauem Vollbart. Schwarzer Sonntagsanzug unter dem offenstehenden Überrock. Er schleift einen kleinen Christbaum hinter sich; aus den Taschen sieht Papier von Paketen und Tüten vor. Unter dem Arm hat er eine große weiße Tüte gequetscht Er ist angetrunken. Taumelt aber nur sehr wenig und spricht alles deutlich, nur etwas langsam und schwerfällig. Sagt in sehr guter Laune*) Na?!...Habt Ihr wieder kein Licht, Ihr Tausendsakramenter, Ihr? Hm?..(*Lacht fortwährend leise vor sich hin, nickt mit dem Kopf und macht ein pfiffiges Gesicht, als wenn er eine Überraschung vor hätte. Toni kommt ihm mit der Lampe nach. Setzt sie auf den Sofatisch*) Huaach!...Ne! Wird man - müde...wenn man so auf dem Weihnachtsmarkt rumläuft? ..(*Lacht und blinzelt Tonie zu, die am Sofatisch in seiner Nähe steht.*).'n hübscher Baum - hbf! - hä?..Holt man morgen früh gleich die – Hütsche vom Boden! – Da nimm ihn hin! – (*Gibt Toni den Baum; tut scherzhaft, als ob er sie erschrecken wollte. Sie lächelt gezwungen und stellt den Baum beiseite. Er lacht und wendet sich dann zum Tische und fängt an seine Taschen auszupacken; singt dabei: >Nicht Ross, nicht Reiter<...sich unterbrechend*) Wo sind ...die Jungens?

TONI Sie schlafen schon!

SELICKE Wie - hb! - Wie spät is denn - eigentlich?

TONI Zwei

SELICKE Was - Kuckuck! Zwei?!

...

SELICKE Na? Was machste denn für'n Gesicht?

TONI Ich?...O, gar nicht Vaterchen!

SELICKE (*misstrauisch*) Ae! Red' nich!...Das heißt: Kommste wieder...so spät he?...Ja, - ja, mein Töchterchen!...Dein Vater darf sich wohl nich mal'n Töppchen gönn'n?...Was?!...Ae, geh weg! Du altes, dummes Frauenzimmer! Ja! Ich möchte' mal sehn...wenn Euer Vater...nich wär!...Weißte, meine Tochter? ...Mir geht viel im Koppe rum!...Ich sorge mich - Euretwegen!...Ja, ja! Wenn ich Dich so sehe!...Wie sind andere Mädchen in Deinem Alter!- Du liegst Dein'm Vater immer noch - auf'm Halse!...Ja, ja!...Ae! Du!...Geh weg!...Ich mag Dich nich mehr - sehn! (*Zehrt an seinem Rock und will ihn ausziehen*) Ae! Is das - 'ne Hitze?... (*Toni versucht ihm beim Ausziehen des Rockes behilflich zu sein. Selicke brummt missgelaunt vor sich hin*) Mach, dass Du wegkommst!... Ich - brauch Dich nicht! (*Toni hilft ihm dennoch. Er streift etwas die Wand. Selicke steht nun in Hemdärmeln da. Streicht sich über die Arme und schlägt sich dann, vor sich hin kichernd, mit der Faust auf seine breite, gewölbte Brust*) Ae!...Ja? Siehste?...Dein Vater is noch' n Kerl!...Was meinste, mein' Tochter!...Z-zerdrücken könnt' ich Dich mit meinen Händen!...Z-zerdrücken! Das wär' am Ende auch - das Beste! Ich häng Euch - alle auf ! Alle!...Un dann - schieß ich mich - tot.. (*Toni wankt ein wenig zurück nach der Flurtür zu. - Selicke geht auf die Kammertür zu. Man hört Walter in der Kammer weinen*) Na, was - haste denn, dummer Junge?! (*Mit schwerfälligen Schritten, ein wenig wankend, in die Kammer. Toni öffnet die Flurtür halb. Frau Selicke steckt den Kopf ins Zimmer*).

FRAU SELICKE So'n Kerl! So'n Kerl!.

TONI Stille, Mutterchen! Stille!...Um Gotteswillen!

FRAU SELICKE Das Kind, das arme Kind!

SELICKE *(in der Kammer)* Komm mein Sohn!...Dein Vater hat Dich lieb!...Er hat auch gesorgt, dass Du was zu Weihnachten kriegst!

In dieser Szene ist durch die Autoren der Stimmungswechsel des berauschten Alkoholabhängigen authentisch dargestellt worden. Zunächst besteht noch heitere Aufgeräumtheit, Euphorie und eine krampfhafte Beschwingtheit, der Misstrauen und dumpfe Drohungen bis hin zum jähen Aufbrausen und offene Aggression folgen. Später werden verzweifelte Resignation und quälende Schuldgefühle deutlich.

Wenn dieses Stück auch keinen großen literarischen Erfolg erzielte, so ist die Charakterisierung einer Familie mit einem alkoholabhängigen Vater und den tragischen Folgen in diesen doch sehr beachtlich.

In der *Familie Selicke* stirbt das an Lungentuberkulose leidende Kind an seiner Erkrankung, die letztendlich durch das Milieu stark unterhalten wurde.

An dem Leben von Lienchen, der jüngsten Tochter der Familie Selicke, konnte man gut erkennen, welchen extremen Belastungsfaktoren die Kinder in suchtkranken Familien ausgesetzt sind. Dem Vater Selicke dienen die Kinder als Objekt von Verwöhnung und Aggression. Die Familieatmosphäre der Selickes am Heilig Abend ist eine ängstlich gespannte Erwartungshaltung dieser sind die Kinder gezwungen, jede Situation genau zu beobachten, und unter Vernachlässigung der eigenen Gefühle, ihr Verhalten vollkommen auf die schnell wechselnden Stimmungsschwankungen des Alkoholikers einzustellen. Der Familienzusammenhalt ist unsicher und die Stimmung zwischen den Eltern feindselig. Bei der schon erwachsenen Tochter Toni entstehen erhebliche Konflikte. Sie fühlt sich hin- und hergerissen und verzichtet schließlich auf eine bessere Zukunft, um im Elternhaus bleiben zu können. Die Kinder erleben zum wiederholten Male, wie unzuverlässig der Vater ist und wie durch ihn in extremer Weise Versprechungen nicht eingehalten werden. Dieses Familiensystem stellt für die Kinder eine permanente Überforderung dar. Es bleibt ihnen ein kindgemäßes Leben versagt. Sie müssen sich und die jüngeren Geschwister vorsorgen, der Mutter Verhaltensrichtlinien geben, sie beruhigen oder den Vater aus der Kneipe holen.

Gerhart Hauptmann

Ende des 19. Jahrhunderts war *Hauptmann* der Dichter, der mit seinen Dramen aus der Stagnation des Theaters herausführen sollte. Angeregt durch *Ibsen* und *Tolstoi* war er Teil der naturalistischen Bewegung in *Deutschland*. Die Bewegung richtete ihr Hauptaugenmerk auf die unmittelbare Gegenwart und die damit verbundenen sozialen Probleme. In seiner *Hauptmann*-Biographie schrieb *Eberhard Hilscher* zur Zielsetzung des Naturalismus:

»Diese Kunst ist Ausdruck einer tief humanen Haltung. Sie sucht zu verstehen, wo Unverständnis rasch verurteilt, erbittet Nachsicht für die schon Gerichteten. Unerschrocken visiert sie die großen Laster der Welt an, Trunksucht, sexuelle Ausschweifungen, kriminelle Abenteuer – und sie plädiert für Freispruch, da für die Ursachen der Verfehlungen nicht der einzelne verantwortlich sei. In diesem Sinne forderte zum Beispiel der italienische Psychiater *Lombroso*[521] eine Umwandlung der Gefängnisse in Krankenhäuser.«[522]

Nach seiner Hochzeit siedelte *Gerhart Hauptmann* im September 1885 nach *Berlin* über und wohnte unter anderem in *Erkner* direkt am Rande der Stadt. Tagsüber unternahm er mit seinen beiden Hunden lange Spaziergänge in die Umgebung. Die Gespräche, die er unterwegs mit den kleinen Leuten führte, gewährten ihm einen guten Einblick in das armselige Leben der Fischer, Gärtner, Holzfäller, Dienstboten und Bahnwärter. Viele dieser Bekanntschaften tauchten später als Figuren in seinen Dramen wieder auf. Aber auch theoretisch bildete sich *Hauptmann* weiter. Er studierte den ersten Band des *»Kapitals«* von *Karl Marx* und abonnierte ab 1885 die sozialistische Wochenschrift *»Die Neue Zeit«*. Diese Publikation wurde von *Karl Kautsky*[523] redigiert. Dieser setzte sich in der Zeitschrift auch mit den Problemen des Alkoholismus[524] auseinander.

Das Ehepaar Hauptmann führte am Waldrand von *Erkner* keineswegs ein einsames und zurückgezogenes Leben, sondern pflegte zahlreiche Kontakte und empfing oft Gäste, zu denen unter anderen die Brüder *Hart*, der Germanist *Eugen Wolff*, der Schriftsteller *Leo Berg* und der Schauspieler *Julius Türk* gehörten. Es wurde kräftig gefeiert und angeblich bei einem Zusammensein mit dem Verein »*Durch*« auch einmal eine ganze Tonne Bier konsumiert.[525]

Für die weitere Entwicklung von *Hauptmann* waren die Autoren *Arno Holz und Johannes Schlaf* bedeutend, die ihn durch ihre Stücke »*Papa Hamlet*« und »*Familie Selicke*« beeinflussten.

---

[521] Cesare Lombroso (1836-1910), ab 1862 Professor für Geisteskrankheiten in *Pavia*. Darauf Direktor der Irrenanstalt in *Pesaro*, ab 1876 Professor für gerichtliche Psychiatrie und Kriminalanthropologie in *Turin*. »Genie und Irrsinn«.

[522] Vgl. HILSCHER, Gerhart Hauptmann, 80.

[523] Karl Kautsky (1854-1938), Studium der Geschichte, Philosophie und Nationalökonomie, 1881 lernt er in London Karl Marx und Friedrich Engels kennen, von 1883-1917 leitet er die Zeitschrift der Zweiten Internationale, die »Neue Zeit«.

[524] Vgl. KAUTSKY, Der Alkoholismus und seine Bekämpfung, 1-8.

[525] Vgl. HILSCHER, Gerhart Hauptmann, 88.

»Vor Sonnenaufgang«
Im Jahre 1888 erlebte *Hauptmann* im Hause seines Bruders Carl in *Zürich*, wo er ein halbes Jahr lebte, eine intensive Zeit, die sein schriftstellerisches Wollen anregte und verstärkte. Neben den Kontakten zu den Ärzten *Ploetz*[526] und *Simon*, lernte er auch *Auguste Forel*, den ärztlichen Direktor der Nervenklinik *Burghölzli* kennen. In dieser Klinik hatte *Hauptmann* Gelegenheit, mit Alkoholabhängigen und persönlichkeitsgestörten Patienten zu sprechen und deren Krankheitsverläufe zu studieren. Mehrfach fanden Kontakte mit der sich damals entwickelnden Selbsthilfebewegung statt. In diesem Zusammenhang entwickelte sich die Idee, ein Bauerndrama zu schreiben. Unter dem Titel der *»Säemann«* entstand ein bahnbrechende Drama, das sich durch den Gebrauch der Umgangssprache und Anleihen bei der Mundart auszeichnete. Der Titel des Stückes wurde auf Anregung von *Arno Holz* in *»Vor Sonnenaufgang«* umbenannt.

In dem Drama *»Vor Sonnenaufgang«* (1889) behandelt *Hauptmann* im Gegensatz zu *Goethes »Iphigenie«*, *Schillers »Jungfrau von Orleans«* oder *Brechts »Kaukasischem Kreidekreis«* kein universelles, sondern ein brandaktuelles Thema. Mit großer Offenheit schildert er den Alkoholismus im beginnenden Industriezeitalter als ein soziales Problem in seiner Genese und in seinen Auswirkungen. Ohne Beschönigung wird eine hervorragende tiefgehende, präzise beobachtete Darstellung eines Alkoholabhängigen in einer trostlosen, von Triebhaftigkeit, Beklemmung, Sinnentleerung und Passivität bestimmten Welt gegeben.

Der Inhalt dieses ›sozialen Dramas‹ lässt sich kurz zusammenfassen:

Der Bauer Krause ist durch den günstigen Verkauf seines kohlehaltigen Landes zu unversehenem Reichtum gelangt, den weder er noch seine Familie verkraften kann. Bürgerliches Imponiergehabe, Langeweile und ständige, tagelange Trinkexzesse bis in die frühen Morgenstunden bestimmen nun seinen Lebensrhythmus. Im Rausch

---

[526] Vgl. TEMPEL Vom Naturalismus zum Nationalsozialismus? Gerhart Hauptmanns Auseinandersetzung mit Eugenik und NS-Euthanasie, Vortrag vom 17. Juni 2003 in der Niedersächsischen Landesbibliothek

sinkt er auf eine Primitivstufe herab, protzt mit seinem Geld, seiner Männlichkeit und stellt seiner jüngeren Tochter Helene nach. Im ganzen Stück ist der Bauer selbst nur zweimal auf der Bühne zu sehen.

Am Beginn des zweiten Aktes heißt es bei *Hauptmann*:

Morgens gegen vier Uhr.

...

Die Wirtshaustür fliegt krachend ins Schloss. Die Lichter in den Fenstern verlöschen. Hundebellen fern, Hähne krähen laut durcheinander. Auf dem Gange vom Wirtshaus her wird eine dunkle Gestalt bemerklich; sie bewegt sich in Zickzacklinien dem Hofe zu; es ist der Bauer Krause, der wie immer als letzter Gast das Wirtshaus verlassen hat.

BAUER KRAUSE (*ist gegen den Gartenzaun getaumelt, klammert sich mit den Händen daran fest und brüllt mit einer etwas näselnden, betrunkenen Stimme nach dem Wirtshaus zurück*) 's Gaartla iis mei-ne! ... d'r Kratsch'm iis mei-ne ... du Gostwerthlops! ... Dohie hä!
(*Er macht sich, nachdem er noch einiges Unverständliche gemurmelt und geknurrt hat, vom Zaune los und stürzt in den Hof, wo er glücklich den Sterzen eines Pfluges zu fassen bekommt.*) 's Gittla iis mei-ne. (*Er quasselt halb singend.*) Trink ... ei ... Briderla, trink ... ei ... 'iderla, Branntw ... wwein ... 'acht Kurasche. Dohie hä – (*laut brüllend*) bien iich nee a hibscher Moan? ... Hoa iich nee a hibsch Weibla dohie hä? ... Hoa iich nee a poar hibsche Madel?

HELENE (*kommt hastig aus dem Hause. Man sieht, sie hat an Kleidern nur umgenommen, soviel in aller Eile ihr möglich gewesen war*) Papa! ... lieber Papa!! So komm doch schon. (*Sie fasst ihn unterm Arm, versucht ihn zu stützen und ins Haus zu ziehen.*) K-omm doch ... nur ... schn-ell ins Haus, komm doch n-ur sch-nell! Ach!

BAUER KRAUSE (*hat sich aufgerichtet, versucht gerade zu stehen, bringt mit einiger Mühe und unter Zuhilfenahme beider Hände einen ledernen, strotzenden Geldbeutel aus der Tasche seiner Hose. In dem ein wenig helleren Morgenlicht erkennt man die sehr schäbige Bekleidung des etwa fünfzigjährigen Mannes, die um nichts besser ist, als die des allergeringsten Landarbeiters. Er ist im bloßen Kopf, sein graues, spärliches Haar ungekämmt und struppig. Das schmutzige Hemd steht bis auf den Nabel herab weit offen; an einem einzigen Hosenträger hängt die ehemals gelbe, jetzt schmutzig glänzende, an den Knöcheln zugebundene Lederhose; die nackten Füße stecken in einem Paar gestickter Schlafschuhe, deren Stickerei noch sehr neu zu sein scheint. Jacke und Weste trägt der Bauer nicht, die*

Hemdärmel sind nicht zugeknöpft. Nachdem er den Geldbeutel herausgebracht hat, setzt er ihn mit der rechten mehrmals auf die Handfläche der linken Hand, so dass das Geld darin laut klimpert und klingt, dabei fixiert er seine Tochter mit laszivem Blick) Dohie hä! ‘s Gald iis mei-nee! hä? Mech‘st a poar Toalerla?

HELENE Ach, gro-ßer Gott! (*Sie versucht mehrmals vergebens, ihn mitzuziehen. Bei einem dieser Versuche umarmt er sie mit der Plumpheit eines Gorillas und macht einige unzüchtige Griffe. Helene stößt unterdrückte Hilfeschreie aus.)* Gleich lässt du l-os! Lass l-os! bitte, Papa, ach! (*Sie weint, schreit dann plötzlich in äußerster Angst, Abscheu und Wut.*) Tier, Schwein!

Sie stößt ihn von sich. Der Bauer fällt lang hin auf die Erde. Bleibst kommt von seinem Platz unter dem Torweg herbeigehinkt. Helene und Bleibst machen sich daran, den Bauer aufzuheben.

BAUER KRAUSE lallt Tr-ink, mei Bri’derla, tr- ... (*Der Bauer wird aufgehoben und stürzt, Bleibst und Helene mit sich reißend, in das Haus.*).[527]

So drastisch und realitätsnah war ein betrunkener Alkoholabhängiger mit der typischen Psychopathologie auf einer deutschen Bühne bisher nicht dargestellt worden.

Die bildungsoffene, keusche Helene, jüngste Tochter des alkoholabhängigen Bauern ist am Anfang des Stückes für den abstinent lebenden Prinzipienmenschen Alfred Loth in Liebe entbrannt. Sie lebt in der Hoffnung, durch ihn aus diesem grauenhaften Milieu ihrer Familie befreit zu werden. Loth, der in das Dorf des Bauern Krause kommt, um sozialkritische Studien im Kohlenrevier zu betreiben, trifft hier auf einen alten Universitätsfreund, den Ingenieur Hoffmann, der mit der älteren ebenfalls alkoholabhängigen Tochter Krauses verheiratet ist.

Im ersten Akt entwickelt sich beim Abendessen ein Gespräch zwischen Hoffmann, Loth, Helene und Kahl, dem Neffen der Frau Krause:

EDUARD (*will Loth Champagner eingießen*) Champagner
LOTH (*hält sein Glas zu*) Nein!...danke!
HOFFMANN Mach‘ keinen Unsinn.

---

[527] Vgl. HAUPTMANN Vor Sonnenaufgang, 41f.

HELENE Wie, Sie trinken nicht?

LOTH Nein, Fräulein.

HOFFMANN Na hör' mal an: das ist doch ... das ist langweilig.

LOTH Wenn ich tränke, würde ich noch langweiliger werden.

HELENE Das ist interessant, Herr Doktor.

LOTH (*ohne Takt*) Dass ich langweiliger werde, wenn ich Wein trinke?

HELENE (*etwas betreten*) Nein, ach nein, dass ... dass Sie nicht trinken..., dass Sie überhaupt nicht trinken, meine ich.

LOTH Warum soll das interessant sein?

HELENE (*sehr rot werdend*) Es ist ... ist nicht das Gewöhnliche. (*Wird noch röter und sehr verlegen.*)

LOTH (*tollpatschig*) Da haben Sie recht, leider.

FRAU KRAUSE (*zu Loth*) De Flasche kust uns fufza Mark, Sie kin' a dreiste trink'n. Direkt vu Rheims iis a, mir satz'n Ihn gewiss nischt Schlechtes vier, mir mieja salber nischt Schlechtes.

FRAU SPILLNER Ach, glauben Sie mich, -m-, Herr Doktor, wenn Seine Exzellenz der Herr Minister von Schadendorf –m- so eine Tafel geführt hätten ...

KAHL Ohne men'n Wein kennt' ich nich laben.

HELENE (*zu Loth*) Sagen sie uns doch, warum Sie nicht trinken!

LOTH Das kann gerne geschehen, ich ...

HOFMANN Ä, was! alter Freund! (*Er nimmt dem Diener die Flasche ab, um nun seinerseits Loth zu bedrängen.*) Denk dran, wie manche hochfidele Stunde wir früher miteinander ...

LOTH Nein, bitte bemühe dich nicht, es ...

HOFFMANN Trink heut mal!

LOTH Es ist alles vergebens.

HOFFMANN Mir zu Liebe!

HOFFMANN (*will eingießen, Loth wehrt ab; es entsteht ein kleines Handgemenge.*)

LOTH Nein! ... nein, wie gesagt ... nein! ... nein, danke.

HOFFMANN Aber nimm mir's nicht übel ... das ist eine Marotte

KAHL (*zu Frau Spillner*) Wer nich will, dar hat schunn.

FRAU SPILLNER (*nickt ergeben*).

HOFFMANN Übrigens, des Menschen Wille ... und so weiter. So viel sage ich nur: ohne ein Glas Wein bei Tisch ...

LOTH Ein Glas Bier zum Frühstück ...

HOFFMANN Nun ja, warum nicht? Ein Glas Bier ist etwas sehr Gesundes.

LOTH Ein Kognak hie und da ...

HOFFMANN Na, wenn man das nicht mal haben sollte ... zum Asketen machst du mich nun und nimmer. Das heißt ja dem Leben allen Reiz nehmen.

LOTH Das kann ich nicht sagen. Ich bin mit den normalen Reizen, die mein Nervensystem treffen, durchaus zufrieden.

HOFFMANN Eine Gesellschaft, die trocknen Gaumens beisammen hockt, bleibt einen verzweifelt öde und langweilige -, für die ich mich im allgemeinen bedanke.

FRAU KRAUSE Bei a Adlijen wird doch auch a so viel getrunk'n.

FRAU SPILLNER *(Durch eine Verbeugung des Oberkörpers ergebenst bestätigend)* Es ist Schentelmen leicht, viel Wein zu trinken.

LOTH *zu Hoffmann* Mir geht es umgekehrt; mich langweilt im allgemeinen eine Tafel, an der viel getrunken wird.

HOFFMANN Es muss natürlich mäßig geschehen.

LOTH Was nennst du mäßig?

HOFFMANN Nun, ... dass man noch bei Besinnung bleibt.

LOTH Aaah! ...also du gibst zu: die Besinnung ist im allgemeinen durch den Alkoholgenuss sehr gefährdet. – Siehst du! Deshalb sind mir Kneiptafeln – langweilig.

HOFFMANN Fürchtest du denn, so leicht deine Besinnung zu verlieren?

KAHL Jiii...i..ich habe n...n..neulich ene Flasche Rrr..r..rü..rüd..desheimer, ene Flasche Sssssekt get..t..trunken. Oben drauf d..d..d..dann nnoch eine Flasche B..b..bordeaux, aber besuffen woar ich no n.. nich.

LOTH *(zu Hoffmann)* Ach nein, du weißt ja wohl, dass ich es war, der euch nach Hause brachte, wenn ihr euch übernommen hattet. Ich hab' immer noch die alte Bärennatur: nein deshalb bin ich nicht so ängstlich.

HOFFMANN Weshalb denn sonst?

HELENE Ja, warum trinken Sie denn eigentlich nicht? Bitte, sagen Sie es doch.

LOTH *(zu Hoffmann)* Damit du doch beruhigt bist, - ich trinke heute schon deshalb nicht, weil ich mich ehrenwörtlich verpflichtet habe, geistige Getränke zu meiden.

HOFFMANN Mit anderen Worten, du bist glücklich bis zum herabgesunken.

LOTH Ich bin völliger Abstinent. Mäßigkeitsvereinshelden

HOFFMANN Und auf wie lange, wenn man fragen darf, machst du diese ...

LOTH Auf Lebenszeit.

HOFFMANN (*wirft Gabel und Messer weg und fährt halb vom Stuhle auf*) Pf! Gerechter Strohsack!! (*Er setzt sich wieder.*) Offen gesagt, für so kindisch ... verzeih das harte Wort.

LOTH Du kannst es gerne so benennen.

HOFFMANN Wie in aller Welt bist du nur darauf gekommen?

HELENE Für so etwas müssen Sie einen sehr gewichtigen Grund haben, denke ich mir wenigstens.

LOTH Der existiert allerdings. Sie Fräulein! - und du, Hoffmann! Weißt wahrscheinlich nicht, welche furchtbare Rolle der Alkohol in unserem modernen Leben spielt ...

Lies *Bunge*[528], wenn du dir davon einen Begriff machen willst. – Mir ist noch gerade in Erinnerung, was ein gewisser Everett über die Bedeutung des Alkohols für die Vereinigten Staaten gesagt hat. – Notabene, es bezieht sich auf einen Zeitraum von zehn Jahren. Er meint also! der Alkohol hat direkt eine Summe von drei Milliarden und indirekt von sechshundert Millionen Dollar verschlungen. Er hat dreihunderttausend Menschen getötet, hunderttausend Kinder in die Armenhäuser geschickt, weitere Tausende in die Gefängnisse und Arbeitshäuser getrieben, er hat mindestens zweitausend Selbstmorde verursacht... Die Wirkung des Alkohols, das ist das Schlimmste, äußert sich sozusagen bis ins dritte und vierte Glied ...

FRAU KRAUSE Du! Schwiegersuhn! - inse Bargleute saufen woarhaftig zu viel: doas muuß woar sein.

KAHL Die saufen wie d'Schweine.

HELENE Ach, so was vererbt sich?

LOTH Es gibt Familien, die daran zugrunde gehen, Trinkerfamilien.

KAHL (*halb zu Frau Krause, halb zu Helene*) Euer Aaler, dar treibt's au a wing zu tull.[529]

---

[528] Vgl. BUNGE, 1895 Professor für physiologische Chemie in Basel. Hauptmann zitiert ihn: »In den vereinigten Staaten von Nordamerika allein hat - so berichtet der Minister Everett - in den Jahren von 1860-1870 der Konsum von Spirituosen eine direkte Ausgabe von 3 Milliarden und eine indirekte von 600 Millionen Dollar der Nation auferlegt, 300,000 Menschenleben vernichtet, 100,000 Kinder in die Armenhäuser geschickt und wenigstens 150,000 Leute in Gefängnisse und Arbeitshäuser, wenigstens 2000 Selbstmorde, den Verlust von wenigstens 10 Millionen Dollar durch Feuer oder Gewalt verursacht und 20,000 Witwen und eine Million Waisen gemacht.«

[529] AaO., 33ff.

Gerhard Hauptmann beschreibt mit dieser Szene eine ganz typische Situation, in der ein Mensch keinen Alkohol trinken will, weil er für sich beschlossen hatte, vollkommen abstinent zu leben. Er geriet bei seinen Gastgebern Hoffmann in eine Situation in der er immer wieder zum Trinken aufgefordert wurde. Der abstinente Loth meisterte diese Situation adäquat. Die Trinkaufforderungen beantwortete er mit einem klaren mehrfach wiederholten Nein. Auch bei Beleidigungen und Herabsetzung blieb er sachlich, ausgeglichen und gab fachlich fundierte Gründe für seine Entscheidung zur Abstinenz. Erleichtert wurde ihm sein Entscheidungs-verhalten dadurch, dass es sich bei ihm um einen selbstbewussten, teilweise sogar prinzipienstarren, nicht alkoholkranken Menschen handelte. Bei alkoholabhängigen Menschen ist zusätzlich die Überlegung notwendig, ob sie Hinweise auf ihre eigene Alkoholproblematik geben.[530]

In der Behandlung Abhängigkeitskranker spielt der Rückfall und die Rückfallprävention eine wichtige Rolle. Viele Rückfälle entstehen durch soziale Versuchungssituationen oder zwischenmenschliche Konflikte. Im Rahmen der Rückfallprävention ist das Zurückweisen von angebotenen alkoholischen Getränken ein bedeutsamer Bestandteil.

Loth hat den Bauern Krause in der Gaststätte erlebt. Er weiß jedoch noch nicht, dass es sich bei ihm um den Hausherren handelt:

LOTH Nicht nur die Bergleute. Zum Beispiel hier in dem Wirtshaus, wo ich abstieg, bevor ich zu dir kam, da saß ein Kerl so: Er stützt beide Ellbogen auf den Tisch, nimmt den Kopf in die Hände und stiert auf die Tischplatte.

HOFFMANN Wirklich? (*Seine Verlegenheit hat den höchsten Grad erreicht.*)

FRAU KRAUSE (*hustet, Helene starrt noch immer auf Kahl*) ...

LOTH Es wundert mich, dass du dieses Original, könnte man beinahe sagen, noch nicht kennst. Das Wirtshaus ist ja gleich hier nebenan. Mir wurde gesagt, es sei ein hiesiger steinreicher Bauer, der seine Tage und Jahre buchstäblich in diesem selben Gastzimmer mit Schnapstrinken zu-

[530] Vgl. KÖRKEL · SCHINDLER Rückfallprävention mit Alkoholabhängigen.

brächte. Das reine Tier ist er natürlich. Diese furchtbar öden, versoffenen Augen, mit denen er mich anstierte.[531]

Loth, schließlich aufgeklärt über die Tatsache, dass der Vater und eine Schwester seiner zukünftigen Frau alkoholkrank sind, trennt sich von Helene, um erbkranken Nachwuchs zu verhüten. Am Ende des fünften Aktes kam es dann zur Katastrophe.

(*Man hört nun die schwere Haustüre aufgehen und dröhnend ins Schloß fallen, das Schrittegeräusch des im Hausflur herumtaumelnden Bauern, schließlich eine rohe, näselnde, lallende Trinkerstimme ganz aus der Nähe durch den Raum gellen*) Dohie hä! Hoa iich nee a poar hibsche Tächter!«[532]

Während man den Bauer Krause diese letzten Worte rufen hört, hat sich seine Tochter Helene mit einem Hirschfänger, den sie vor den Augen des Publikums von der Wand nimmt, hinter der Bühne das Leben genommen.

Das war also das Drama, das am 20. Oktober 1889 vormittags um 12 Uhr im Lessingtheate*r* als zweite Aufführung der Freien Bühne *Berlin*, vielerwartet und vielgefürchtet in Szene ging. Diejenigen, die die Hoffnung auf einen Skandal hineingeführt hatte, sollten mehr als auf ihre Kosten kommen.

»>Die Spannung entlud sich<, so bezeugt *Dehmel*, >in einer Weise, die in den Annalen selbst der radauseligsten *Berliner* Vorstadtschmieren nicht ihresgleichen finden dürfte. Und nun gab sich alt und jung und rechts und links dem jungenhaften Vergnügen hin, mit Radauflöten und Stiefelabsätzen den neuen Schauspieler zu empfangen, wenn er auf der Bühne erschien. Von Akt zu Akt wuchs der Lärm. Schließlich lachte und jubelte, höhnte und trampelte man mitten in die Unterhaltungen der Schauspieler hinein.<«[533]

»Als der Bauer Krause sich an seine Tochter ranmachte rief der Journalist und Arzt *Dr. Kastan*, in das Spiel hinein: >Sind wir denn hier in einem Bordell oder im Theater?<«[534]

---

531 AaO., 35.
532 Vgl. HAUPTMANN Hanneles Himmelfahrt, 108.
533 Vgl. SOERGEL Dichtung und Dichter der Zeit, 201.
534 AaO., 201.

Auch in weiteren Dramen *Hauptmanns* wird der Alkoholmissbrauch mit seinen gravierenden sozialen Folgen dargestellt, so z. B. in dem wenig bekannten Drama *»Das Friedensfest«* das den Untertitel *»Eine Familienkatastrophe in drei Akten«* trägt. In der Vorgeschichte zu diesem Stück ergibt sich der hochgebildete tyrannische Doktor Scholz, der mit einer jungen Frau und zwei Söhnen ein unerträgliches, in völliger Verwahrlosung endendes, Familienleben führt, dem Trunke, der zu einer alkoholbedingten Wahnkrankheit führt.

»Hanneles Himmelfahrt«

Nach den erfolgreichen Stücken *»Kollege Crampton«*, *»Die Weber«* und dem *»Biberpelz«*, die *Gerhart Haup*tmann in *Deutschland* und in der ganzen Welt berühmt machten, wurde das am 14. November 1893 in *Berlin* aufgeführte Stück, *»Hanneles Himmelfahrt«* ein totaler Reinfall. Selbst *Theodor Fontane*, der *Hauptmann* immer gut gesinnt war, konnte sich zu keiner positiven öffentlichen Stellungnahme durchringen.

Das Stück beschreibt die Tragödie eines unglücklichen Mädchens aus armseligen Verhältnissen, das sich aus Furcht vor dem äußerst brutalen, immer betrunkenen Stiefvater im Dorfteich ertränken will. Es wird durch den Dorflehrer zunächst gerettet, stirbt jedoch später. Auf dem Sterbebette phantasiert das Mädchen in seinen Fieberträumen. Es entwickelt eine unwirkliche Welt aus phantastischen und realistischen Momenten.

Zu Beginn werden in typisch naturalistischer Manier die Verhältnisse in einem Armenhaus eines Gebirgsdorfes geschildert. Da sind Tulpe, »ein altes, zerlumptes Bettelweib«, Hete »eine liederliche Frauenperson von etwa dreißig Jahren«, Pleschke »ein alter, kropfhalsiger, halb kindischer Kerl in Lumpen« und Hanke »ein junger Liedrian und Nichtstuer«. Sie leben von Bettelei, Diebstahl und begaunern sich auch gegenseitig.

Zu diesen im Armenhaus lebenden Menschen kommt der Lehrer Gottwald mit dem aus dem Dorfteich geretteten Mädchen auf den Armen.

(Heftige Windstöße wuchten gegen das Haus. Körniger Schnee wird gegen das Fenster geworfen. Einen Moment Stille. Jetzt erscheint der Lehrer

Gottwald, ein schwarzbärtiger Zweiunddreißiger; auf dem Arm trägt er das etwa vierzehnjährige Hannele Mattern. Das Mädchen, dessen lange, rote Haare offen über die Schulter des Lehrers herabhängen, wimmert fortwährend. Es hat sein Gesicht am Halse des Lehrers verborgen, seine Arme hängen schlaff und tot herab. Man hat es nur notdürftig bekleidet und in Tücher eingehüllt ..).[535]

HANNELE (*mit klappernden Zähnen*) Ich fürchte mich so! Ich fürchte mich so!

GOTTWALD Du brauchst dich aber vor gar nichts fürchten. Es wird dir ja niemand etwas tun.

HANNELE der Vater, der Vater ...

GOTTWALD Der ist ja nicht hier.

HANNELE Ich fürcht' mich so, wenn der Vater kommt.

GOTTWALD Er kommt aber nicht. So glaub' mir doch nur.[536]

Hanneles Mutter ist sechs Wochen zuvor verstorben und nun lebt sie mit ihrem Stiefvater, dem alkoholabhängigen Maurer Mattern, alleine.

GOTTWALD Sie hat unsinnige Angst vor dem Menschen.

SEIDEL (*Ein Waldarbeiter*). Das ist doch nischt Neues mehr mit dem Kerle. Das weeß, mecht' ma' sprechen ... Das weeß doch a jed's ... Da kenn' Se doch fragen, wen Se wollen. Mich wundert bloß, daß das Mädel noch lebt. Man sollte denken, 's wär' gar nicht meeglich.

BERGER (*Der Amtsvorsteher*). Was hat er denn mit ihr angestellt?

SEIDEL Nu - halt - aso allerhand, mecht' man sprechen. Um neune abends jagt'r se 'naus - und wenn's so a Wetter war wie heute - da sollt' se an'n Finfbeemer mit nach Hause bringen. - Na, was denn sonste, halt zum Versaufen. Wo soll Ihn' das Mädel an'n Finfbeemer hernehmen? Da blieb se halt halbe Nächte im Freien. - Denn wenn se kamm und brachte keen Geld ... de Leute sind Ihn' zusammengeloofen, so hat se geschrien, geprillt, mecht' man sprechen.

GOTTWALD An der Mutter hatte sie noch'n Rückhalt.

BERGER Ich werde den Kerl jedenfalls gleich einstecken. Er steht ja schon längst auf der Säuferliste ...[537]

[535] AaO., 16f.
[536] AaO., 17.
[537] AaO., 21f.

Der Arzt Dr. Wachler wird hinzugezogen, um das Mädchen zu untersuchen.

DOKTOR WACHLER Sie hat sich ertränken wollen, hör ich.
GOTTWALD Sie hat wohl keinen Rat mehr gewusst.
(*Kleine Pause*)
DOKTOR WACHLER (*ans Bett tretend, beobachtend*) Sie spricht wohl im Schlaf?
HANNELE Millionen Sternchen. (*Doktor Wachler und Gottwald beobachten. Mondschein fällt durchs Fenster und beleuchtet die Gruppe.*) Was ziehst du an meinen Knochen? Au, au! Es tut mir in der Seele weh.
DR. WACHLER (*lockert ihr vorsichtig das Hemd am Halse*) Der ganze Leib scheint mit Striemen bedeckt.
SEIDEL So lag Ihn' die Mutter ooch im Sarge.
DR. WACHLER Erbärmlich! Erbärmlich!
HANNELE (*mit verändertem, störrischem Ton*) Ich mag nicht. Ich geh' nicht zu Hause. Ich muss - zu der Frau Holle - in den Brunnen gehn. Lass mich doch - Vater. Pfui, wie das stinkt! Du hast wieder Branntwein getrunken. - Horch wie der Wald rauscht! ...«[538]

Der Maurer Mattern erscheint dem verängstigten Mädchen in ihrem Fiebertraum.

HANNELE Schwester!
SCHWESTER MARTHA Was denn?
HANNELE Er wird gleich 'reinkommen. Hörst du nicht?
SCHWESTER MARTHA Ich höre gar nichts.
HANNELE Es ist seine Stimme. Draußen. Horch!
SCHWESTER MARTHA Wen meinst du denn nur?
HANNELE Der Vater, der Vater - dort steht er.
SCHWESTER MARTHA Wo denn?
HANNELE Sieh doch.
SCHWESTER MARTHA Wo?
HANNELE Unten am Bett.[539]
...

[538] AaO., 24.
[539] AaO., 28.

(Es ist fast ganz dunkel. Sogleich erscheint am Fußende von Hanneles Bett die Gestalt des Maurers Mattern. Ein versoffenes, wüstes Gesicht, rote, struppige Haare, worauf eine abgetragene Militärmütze ohne Schild sitzt. Sein Maurerhandwerkszeug trägt er in der Linken. Er hat einen Riemen um die rechte Hand geschlungen und verharrt die ganze Zeit über in einer Spannung, wie wenn er im nächsten Augenblick auf Hannele losschlagen wollte. Von der Erscheinung geht ein fahles Licht aus, welches den Umkreis um Hanneles Bett erhellt.)

HANNELE *(bedeckt erschrocken ihre Augen mit den Händen, stöhnt, windet sich und stößt leise wimmernde Laute aus.)*

DIE ERSCHEINUNG *(heisere, in höchster Wut gepresste Stimme)* Wo bleibst du? Wo bist du gewesen, Mädel? Was hast du gemacht? Ich wird' dich lehren. Ich wer' dir'sch beweisen, pass' amal uff. Was hast du zu a Leuten gesagt. Hab ich dich geschlagen und schlecht behandelt? Hä? Ist das wahr? Du bist nie mei' Kind. Mach', daß du uffstehst. Du gehst mich nischt an. Ich kennte dich uff die Gasse schmeißen ... Steh uff und mach' Feuer. Wird's bald werden? Aus Gnade und Barmherzigkeit bist du im Hause. Gelt, nu noch faulenzen oben druff. Nu? Wird's nu werden? Ich schlag dich so lange, biste, biste ...

HANNELE *(ist mühsam und mit geschlossenen Augen aufgestanden, hat sich zum Ofen geschleppt, das Türchen geöffnet und bricht nun ohnmächtig zusammen.)*«[540]

Gerhard Hauptmann stellt zwischen Hannele und ihren Stiefvater eine Situation dar, die in Familien, in denen eine oder beide Elternteile suchtkrank sind, alltäglich ist. Es kommt immer wieder zur Ausübung verbaler und brachialer Gewalt gegenüber den wehrlosen Kindern. Häufig wird diese von sexuellem Missbrauch begleitet.

Nach dem Tod der Mutter ist Hannele dem aggressiven und fast immer berauschten Stiefvater vollkommen ausgesetzt. Die Beziehung Hanneles zu ihm ist vorwiegend durch Misstrauen, Angst und Verzweiflung geprägt. Das Mädchen lebt in einer Daueranspannung, denn sie weiß nie, was sie im nächsten Moment von dem Stiefvater zu erwarten hat. Sie erlebt sich ihm so hoffnungslos und hilflos ausgeliefert, dass sie sich lieber durch einen Suizid der grausamen Situation entziehen will.

---

[540] AaO., 28f.

Im zweiten Akt charakterisieren die Dorfbewohner noch einmal den Maurer Mattern.

FÜNFTE FRAU Wo is denn Mattern?

ERSTE FRAU Wo is denn Mattern?

ZWEITE FRAU Ach der, der sitzt im Gasthause drieben.

ERSTE FRAU Der weeß woll noch gar nich, was passiert is.

ZWEITE FRAU Wenn der ock seinen Schnaps hat. Der weeß von nischt.

PLESCHKE Habt ihr' sch'n ... habt ihr'sch'n ja, denn nich ... nich gesagt, daß a eine ... eine Leiche - im Hause hat.

DRITTE FRAU Das sollte der woll von selbst wissen.

VIERTE FRAU Ich will nischt gesagt hab'n, nee, beileibe! Aber wer das Mädel hat ums Leben gebracht, das weeß man woll etwan.

SEIDEL Das will ich meenen, das weeß, mecht' man sprechen, 's ganze Dorf. Die hat eine Beule wie meine Faust.

FÜNFTE FRAU Wo der Kerl hintritt, da wächst kee' Gras.

SEIDEL Mer hab'n se doch umgezogen mitsammen. Da hab ich's doch ganz genau gesehn. Die hat eine Beule wie eine Faust. Und dadran is se zugrunde gegangen.

ERSTE FRAU Die hat kein anderer auf dem Gewissen wie Mattern.

ALLE *(mit Heftigkeit, aber im Flüsterton durcheinander sprechend)* Kee' andrer Mensch.

ZWEITE FRAU Ein Mörder ist das.

ALLE *(voll Wut, aber geheimnisvoll):* A Mörder, a Mörder! *(Man hört die grölende Stimme des angetrunkenen Maurers Mattern.)*

STIMME MATTERNS Ein ruhi-ges Ge-wissen – ist ein sanf-tes Ruh-e-kiss-en. (*Er erscheint in der Tür und schreit.*) Mädel! Mädel! Balg! Wo steckst du? (*Er lümmelt sich am Türpfosten herum.*) Bis finfe zähl ich ... aso lange ... wart ich. Länger nich ... eens – zwee – drei und eens macht ... Mädel!! mach' mich nich wilde, sag ich dir bloß. Wenn ich dich suche und find' dich. Karnaillie, ich tu' dich zermantschen.

...

MATTERN *(plötzlich in jähzorniger Wut nach etwas zum Dreischlagen suchend):* Ich nehm', was ich finde ...[541]

---

[541] AaO., 45f.

»Kollege Crampton«

Der Maler *James Marshall,* ein Lehrer *Hauptmanns* an der *Königlichen Kunst- und Gewerbeschule in Breslau,* war Vorbild für den *»Kollege Crampton«. James Marshall* wurde wegen seiner Alkoholabhängigkeit, Schulden und zahlreicher Kavaliersdelikten aus dem Dienst entlassen.

Seinen Titelhelden, den *Professor Crampton,* beschreibt *Gerhart Hauptmann* zu Beginn des ersten Aktes der Komödie.

»(Seine Augen quellen hervor, haben oft einen öden und stieren Ausdruck und verraten den Trinker. Er vermeidet es, wenn er spricht, fast immer, die Menschen anzusehen; bei Anreden blickt er an ihnen vorbei. Umhergehend heftet er die Augen meist auf den Boden. In seiner Kleidung ist der Professor verwahrlost. Oft muss er mit einem Griff die trichterförmigen, weiten Beinkleider heraufrücken; sein Samtjackett ist abgeschabt, und seine türkischen Pantoffeln sind verblichen.)«[542]

Im Gegensatz zu dem brutalen, gewalttätigen Mattern charakterisierte *Hauptmann* mit dem Maler *Crampton* den Alkoholabhängigen als tragikkomische Figur. Zu Beginn des Stückes liegt er nach einem schweren Besäufnis in seinem Atelier, da die Ehefrau ihn nicht mehr in die Wohnung lässt. Er befindet sich im Tiefschlaf als der Dienstmann Löffler an die Tür klopft

CRAMPTON (*aus dem Schlaf, mit heiserer Stimme*) Herr... Herein!

DIENSTMANN LÖFFLER (*tritt ein*) Gu'n Morgen wünsch ich, Herr Professor!

CRAMPTON (*grunzt, bewegt sich aber nicht.*)

LÖFFLER (*tritt etwas näher und spricht lauter*) Gu'n Morgen wünsch ich, Herr Professor!

CRAMPTON Guten Morgen!

LÖFFLER (*packt den Professor an, rüttelt ihn*) Herr Professor! Herr Professor, heeren Se nich? De Schieler sind ja schon da.[543]

Crampton ist verkatert, hat noch Restalkohol im Blut und kann sich nur schwer besinnen.

---

[542] Vgl. HAUPTMANN Kollege Crampton, 387.
[543] AaO., 387f.

CRAMPTON (*setzt sich mit einem Ruck auf und schaut blöde um sich*) Wie ... wie spät m-mag's wohl sein, Löffler? Wie? – was sagen Sie?

LÖFFLER (*grob*) Schon ieber achte is,s. Heeren Sie nich? De Schieler sind ja schon im Aktsaale.

CRAMPTON Acht durch? (*Er erhebt sich, geht nachdenklich bis in die Mitte des Zimmers, nimmt mit der Linken den Fes ab und kratzt sich mit der Rechten leise den Hinterkopf*) Hm! (*Er sieht Löffler an*) Is denn heut Abendakt?

LÖFFLER (*indem er die Markisen an den Fenstern herunterlässt, darauf den Gashahn ausdreht*) Nu Jeses, Jeses! ,s is doch aber heller Tag. Mer haben doch Morgen un nich Abend, Herr Professor!

CRAMPTON Heilige Dummheit! Heilige Dummheit! Haben Sie mich denn gestern nich nach Hause geführt, Löffler?

LÖFFLER Na, wollten Se denn? Hab ich's Ihn' nich gesagt, mer wollen nach Hause gehen? Aber Sie war'n doch zu nischt zu bringen.

CRAMPTON (*in seinem Ärger umhergehend, weinerlich*) Aber, Löffler, Löffler, das ist ja eine verfluchte Geschichte! Was wird meine Frau sagen? Aber, lieber Löffler...

LÖFFLER (*ungeschlacht*) Nu ich habs' Ihn'n gesagt, beim dritten Korb Bier, da wollt ich schon nich mehr gehen. Da hab ich zu Ihn' gesagt: Herr Professor, mer missen nach Hause gehen, sonst läßt uns Ihre Frau nich mehr rein, hab' ich Ihn' noch gesagt. Und da haben Se mich angeprillt und zu Hause geschickt.«[544]

Nur schwer findet sich der Malerprofessor zurecht, es fehlen die Erinnerungen und sein Denken ist verlangsamt. Um dem Chaos zu entkommen und um sich zu entschuldigen, schwindelt er kräftig drauflos. Unkritisch und unfähig, seine wirkliche Situation zu überblicken, schwadroniert er und prahlt mit seinen angeblichen Kontakten zur Kaiserin von Russland. Mühsam versucht er mit allerlei Tricks seine Umgebung über sein Alkoholproblem hinwegzutäuschen.

CRAMPTON (*indem er unter dem Diwan hervor aus dem Verborgenen eine Flasche nimmt und etwas in einen metallnen Becher gießt*)

---

[544] AaO., 388.

Ziehen Sie mal 'runter. (*Er trinkt, verbirgt Flasche und Becher an dem alten Ort, geht, ein mühsames Lächeln im Gesicht, auf Popper zu und sagt*) Ich muss Chinawein trinken, mein Lieber. Dem Arzt muss man folgen. (*Er seufzt schwer*) Was will man machen? (*Er seufzt wieder*) Der Magen, der Magen! Es ist ein Jammer.«[545]

Crampton benutzt eine typische Rechtfertigung Alkoholabhängiger, indem er eine Magenerkrankung vorschützt, um Alkohol trinken zu können und so seine Alkoholfahne zu kaschieren. Da es sich bei Crampton um einen Spiegeltrinker handelt, ist er genötigt, schnell erneut die Alkoholzufuhr zu sichern, um seinen Arbeitsaufgaben nachkommen zu können. Löffler, das Faktotum bei Crampton, soll für neuen Nachschub sorgen.

CRAMPTON Na, aber? Aber?
LÖFFLER (*nachdem er einige Sekunden gedrückt hat*) 'n Kognak will ich Ihn' holen, Herr Professor, aber Bier... da muss ich Geld mitbringen, sonst krieg ich keens. Ich mag schon garni mehr 'niebergehn, soviel Wesens machen die Leute jedesmal. Er mag noch gehen, aber die Alte, Dicke, das is gar a Beest.
CRAMPTON Legen Sie die Mark aus, Löffler, und setzen Sie's auf Rechnung.«[546]

Crampton entschließt sich, Löffler einen kleinen Perserteppich zum Verkauf mitzugeben, der eigentlich zum Inventar der Akademie gehört. Im Weggehen ruft er seinem Faktotum noch nach.

CRAMPTON Meinen Hering, Löffler. Vergessen Sie mir nicht mein bisschen Frühstück.[547]

Auch als Crampton die Nachricht erhält, dass der Herzog die Akademie besuchen will, sieht er darin sofort wieder einen Grund zum Trinken.

[545] AaO., 390.
[546] AaO., 391.
[547] AaO., 394.

»...- Der Besuch gilt mir. Ich wette darauf der Besuch gilt mir. Löffler kommt mit dem gefüllten Bierkorb in der einen, dem Teller mit dem Hering in der anderen Hand ... Schnell gießen Sie Bier. Darauf trinken wir eins ...«[548]

Als seine Tochter erscheint, fühlt Crampton er sich bemüßigt, die alkoholischen Getränke zu verstecken, um ihren Vorhaltungen zu entgehen.

CRAMPTON (*läuft, ohne noch den ersten Pinselstrich gemacht zu haben, und versteckt die Bierkrüge und Flaschen, sowie eine gefüllte Weinflasche, die Löffler gebracht hat.*) Wenn meine Tochter kommt, lieber Strähler, da wollen wir doch lieber ... Was soll das Kind denken? (*Er befindet sich hinter der Pappwand, gießt schnell aus der Weinflasche in den Becher, trinkt und versteckt die Flasche. Dabei seufzt er*) Je, ja! Je, ja! (*Es klopft. Sofort rennt der Professor vor die Staffelei und gibt sich den Anschein, als ob er in eifrigster Arbeit sich bisher befunden hätte und noch befände*)...[549]

Im zweiten Akt ist der Professor mit dem ihn verehrenden Max Strähler allein. Er trägt Galakleidung.

CRAMPTON Zunächst, lieber Strähler, wie sitzt mir der Frack?
MAX Sehr gut Herr Professor!
CRAMPTON Nicht wahr vorzüglich. - Und nun halten Sie mal die Tür zu. (*Er geht nach der Flasche, gießt ein usw.*) Ich habe immer etwas vorrätig; ich muss mir immer eine kleine Herzstärkung im Hause halten – (*trinkt*) - und besonders für solche Gelegenheiten. Ich muss heute meine fünf Sinne beisammen haben, lieber Strähler.[550]

Hauptmann beschreibt mit dem Trinkverhalten des Professor eine ganz typische Eigenschaft eines Delta-Trinkers. Nur wenn er einen bestimmten Alkoholspiegel hat, fühlt er sich sicher und zu einer adäquaten Kommunikation fähig. Im Stück landet der Professor bei seiner Flucht vor den Schuldnern im Hinterzimmer einer Kneipe.

---

548 AaO., 397.
549 AaO., 399.
550 AaO., 406.

Hier bekommt er, wenn er die spießigen Gäste unterhält, zu trinken und zu essen.

Max Wo ist er denn hin, der Herr Professor?
Löffler Nu a wird wohl drinne in der Gaststube sein. - Nu sehn Se mal an: nu der Gastwirt derhinter kommt, uf die eene Art geht's nich, da versucht er'sch uf die andre. Nu benutzt a Professor so wie als Zugmittel.

...

Nu sehn Se, hier is der reene Gift fer den Mann. Die Kneipe, na? - und der Bierapparat looft a ganzen Tag. Und hier sitzt a, na - und da braucht er bloß ruffen und da kommt's Mädel. Und das Mädel, das is Ihn' vernarrt in den Mann: Und was er bestellt, das bringt s'n halt. Und wenn der Gastwirt kee' Bier gibbt, da zahlt s' es stillschweigend aus ihrer Tasche. Nu bleibt der Mann halt in eenen Trinken.[551]

Professor Crampton ist ständig betrunken und sein weiterer sozialer Abstieg ist vorprogrammiert. Resignierend ergibt er sich seinem Schicksal.

»Was soll man machen? Man raucht und trinkt, man trinkt und raucht ... Was soll man machen? Ich kann nicht schlafen. Man raucht und liest und spült Bier hinunter.«[552]

Deutscher Realismus

Thomas Mann

Im Gegensatz zu *Gerhart Hauptmann*, der zwei Flaschen Wein als das normale Tagesquantum ansah und den sein exzessiver Alkoholmissbrauch in *Breslau* und *Berlin* an den Rand des Abgrunds brachte, trank *Thomas Mann* eher mäßig. In einem frühen Prosastück aus dem Jahre 1906 hat sich *Thomas Mann* halb glossierend, halb ernst *»Über den Alkohol«* ausgesprochen.

[551] AaO., 432.
[552] AaO., 428.

»Es ist ganz gegen meine Gewohnheit, vor der Arbeit oder während der Arbeit Alkohol zu mir zu nehmen. Dennoch ist das ein paar Mal vorgekommen. Während ich seit langem nur noch vormittags arbeite, habe ich vor Jahren einmal eine Novelle zur Abendzeit geschrieben, und zwar unter Mithilfe von Kognak-Grog. Man merkt's ihr an. Ferner habe ich einmal, als ich eine Terminarbeit (Sie sind schrecklich, diese Terminarbeiten) durchaus noch nachmittags fertigmachen musste, eine halbe Flasche Champagner hinzugezogen, die mich wirklich bis zur Beendigung der Novelle am Schreibtische festhielt. Aber es handelte sich dabei weniger um Stimulation als um Beruhigung. Der Wein lähmte mir Ungeduld und Überdruss, machte mich still und verhinderte, dass ich davonlief. Das ist alles.
Im allgemein halte ich nicht das geringste von der >Inspiration< durch Alkohol – ich glaube nicht daran. Dass mehrere große Dichter Potatoren gewesen sind, beweist mir nichts. Denn wie beinahe alles Große, was dasteht, als ein Trotzdem dasteht, das trotz Kummer und Qual, Armut, Verlassenheit, Körperschwäche, Laster, Leidenschaft und tausend Hemmnissen zustande gekommen ist, so glaube ich, dass auch jene Poeten ihre Leistungen nicht mit dem Alkohol, sondern trotz ihm vollbracht haben. Zuweilen freilich reichte die Moralität nicht aus. Ein Widersacher, der einen so edlen Geist wie den *Hartlebens*[553] zu zerstören vermochte, muss Schrecken erregen. Ich verstehe mich wenig auf den physischen Rausch und befinde mich damit, glaube ich, nicht in der schlechtesten Gesellschaft. Kann man sich *Wagner* im Weindunst denken, als er das rauschvollste und todseligste Werk, den »*Tristan* «, machte? Kann man sich *Ibsen* denken, am »*Solneß*« sinnend, ein wenig angekneipt? Ich Geringer trinke täglich zum Abendbrot ein Glas helles Bier und reagiere auf diese anderthalb Quart so stark, dass sie regelmäßig meine Verfassung durchaus verändern. Sie verschaffen mir Ruhe, Abspannung und Lehnstuhlbehagen, eine Stimmung von >Es ist vollbracht!< und >Oh, wie wohl ist mir am Abend!< - Ein Zustand, aufs innigste zu wünschen, ein Zustand, der gelegentlich vielleicht sogar noch einen brauchbaren Einfall mit sich führt, aber ein Zustand, der dem der Arbeit, des Kampfes, des Bezwingens genau entgegengesetzt ist.

[553] Otto Erich Hartleben (1864-1905) Schriftsteller, enger Kontakt mit den Schriftstellern des Naturalismus (Arno Holz, Brüder Hart, Hauptmann, Dehmel), größter Erfolg 1900 das Stück »Rosenmontag. Eine Offizierstragödie«, seit frühester Jugend (im Alter von 10 Jahren) konsumierte er Alkohol, im Laufe seines Lebens entwickelte sich eine Alkoholabhängigkeit an der er trotz vieler Behandlungsversuche starb.

Ich glaube nicht, dass der Alkohol Stimmung macht, ich glaube nicht an die Stimmung, die er macht, ich glaube überhaupt nicht sehr an Stimmung. Was man so nennt, scheint mir etwas ziemlich Dilettantisches zu sein, was mit wirklichem Schöpfertum wenig zu tun hat. Ein Zustand, in dem die Hemmungen ausgeschaltet, die Selbstkritik betäubt, die gute künstlerische Haltung in Frage gestellt wäre, ein unbesonnener und hektischer Zustand scheinbaren Allvermögens und trügerischer Leichtigkeit wäre mir höchst verdächtig. Wer ihm traut, wer sich wohl darin fühlt, ist kein Künstler nach meinem Sinne. Stimmung ist nicht Betrunkenheit. Stimmung ist Ausgeschlafenheit, frische tägliche Arbeit, Spazieren gehen, reine Luft, wenig Menschen, gute Bücher, Friede, Friede ...«[554]

»Der Weg zum Friedhof«

Thomas Mann hat mehrfach Alkoholabhängige in seinen Werken beschrieben. Erwähnen möchte ich zunächst den alkoholabhängigen und betrunkenen Lobgott Piepsam aus *»Der Weg zum Friedhof«*, einer sehr frühen Novelle *Thomas Manns* aus dem Jahre 1901.

Ähnlich wie in *Georg Weerths »Buchhalter«* hat *Thomas Mann* in seiner Novelle bei der Charakterisierung des Lobgott Piepsam ebenfalls medizinisch exakt ein Rhinophym beschrieben.

An einem schönen Sommertag war der arbeitslose Lobgott Piepsam »auf dem Wege zu den Gräbern seiner Lieben.« In abgeschabter schwarzer Kleidung war er allein unterwegs auf der Landstraße.

»Wenn aber der Mann seinen Kopf erhob, was er zuweilen tat, bekam man etwas zu sehen, ein seltenes Gesicht, ohne Frage ein Gesicht, das man so schnell nicht wieder vergaß.

Es war glatt rasiert und bleich.

Zwischen den ausgehöhlten Wangen aber trat eine vorn sich knollenartig verdickende Nase hervor, die in einer unmäßigen, unnatürlichen Röte glühte und zum Überfluss von einer Menge kleiner Auswüchse strotzte, ungesunder Gewächse, die ihr ein unregelmäßiges und phantastisches Aussehen verliehen. Diese Nase, deren tiefe Glut scharf gegen die matte Blässe der Gesichtsfläche abstach, hatte etwas Unwahrscheinliches und Pittoreskes, die sah aus wie angesetzt, wie eine Faschingsnase, wie ein melancholischer Spaß. Aber es war nicht an dem. - Seinen Mund, einen breiten Mund mit

[554] Vgl. MANN Über den Alkohol, 81f.

gesenkten Winkeln, hielt der Mann fest geschlossen, und wenn er aufblickte, so zog er seine schwarzen, mit weißen Härchen durchsetzten Brauen hoch unter die Hutkrempe empor, dass man so recht zu sehen vermochte, wie entzündet und jämmerlich umrändert seine Augen waren.«[555]

Lobgott Piepsam hatte schon immer viel Alkohol getrunken, ...

»Als ihm aber Weib und Kinder entrafft waren, als er ohne Halt und Stütze, von allem Anhang entblößt, allein auf Erden stand, war das Laster Herr über ihn geworden und hatte seinen seelischen Widerstand mehr und mehr gebrochen. Er war Beamter im Dienste einer Versicherungssozietät gewesen, eine Art von höherem Kopisten mit monatlich neunzig Reichsmark bar. In unzurechnungsfähigem Zustande jedoch hatte er sich grober Versehen schuldig gemacht und war, nach wiederholten Vermahnungen, endlich als dauernd unzuverlässig entlassen worden.«[556]

Thomas Mann beschrieb das weitere Schicksal Lobgott Piepsams ähnlich dem unserer alkoholabhängigen Patienten, die bei sozialen Rückschlägen, wie zum Beispiel nach der Scheidung ihrer Ehe oder der Kündigung, den Alkoholkonsum steigern.

»Es ist klar, dass dies durchaus keine sittliche Erhebung Piepsams zur Folge gehabt hatte, dass er nun vielmehr vollends dem Ruin anheimgefallen war. Ihr müsst nämlich wissen, dass das Unglück des Menschen Würde ertötet; - es ist immerhin gut, ein wenig Einsicht in diese Dinge zu besitzen. Es hat eine sonderbare und schauerliche Bewandtnis hiermit. Es nützt nichts, dass der Mensch sich selbst seine Unschuld beteuert; in den meisten Fällen wird er sich für sein Unglück verachten, Selbstverachtung und Laster aber stehen in der schauderhaftesten Wechselbeziehung, sie nähren einander, sie arbeiten einander in die Hände, dass es ein Graus ist. So war es auch bei Piepsam. Er trank weil er sich nicht achtete, und er achtete sich weniger und weniger, weil das immer erneute Zuschandenwerden aller guten Vorsätze sein Selbstvertrauen zerfraß. Zu Hause in seinem Kleiderschranke pflegte eine Flasche mit einer giftgelben Flüssigkeit zu stehen, einer verderblichen Flüssigkeit - wir nennen aus Vorsicht nicht ihren Namen. Vor diesem Schranke hatte Lobgott Piepsam buchstäblich schon auf den Knien gelegen und sich die Zunge zerbissen; und dennoch war er schließlich erlegen.«[557]

---

[555] Vgl. MANN Der Weg zum Friedhof, 118.
[556] AaO., 120.
[557] AaO., 120.

Auf dem Weg zum Friedhof wollte ein junger Radfahrer Herrn Piepsam überholen. »Er kam daher wie das Leben.« Das hasste Piepsam an ihm und stellte sich, so betrunken wie er war, in den Weg, um ihm am Vorbeifahren zu hindern. Es kam zu einer handgreiflichen Auseinandersetzung in der Piepsam den kürzeren zog Piepsam den kürzeren. Wütend seinen hohen Alkoholkonsum ohnmächtig bekennend schrie er dem Radfahrer hinterher:

»Komm nur her, kommt nur alle herbei! - Nicht ihr, nicht bloß ihr, auch ihr andren, ihr mit den Mützchen und den blitzblauen Augen! Ich will euch Wahrheiten in die Ohren schreien, dass euch ewig grausen soll, euch windigen Wichten! ... Grinst ihr? Zuckt ihr die Achseln? ... Ich trinke ... gewiss ich trinke! Ich saufe sogar, wenn ihrs hören wollt! Was bedeutet das? Es ist noch nicht aller Tage Abend! Es kommt der Tag, ihr nichtiges Geschmeiß, da Gott uns alle wägen wird ... Ach ... ach ... des Menschen Sohn wird kommen in den Wolken, ihr unschuldigen Kanaillen, und seine Gerechtigkeit ist nicht von dieser Welt! Er wird euch in die äußerste Finsternis werfen, euch munteres Gezücht, wo da ist Heulen ...«

Schließlich waren durch das Geschrei und die seltsamen Verrenkungen Piepsams schon zahlreiche Leute herbeigeeilt und umstanden ihn lachend und staunend.

»Plötzlich schrie Lobgott Piepsam noch einmal aus voller Kraft: >Du steigst ab, du steigst sofort ab, du unwissender Geck!<, beschrieb mit einem Arme einen weiten Halbkreis und stürzte in sich selbst zusammen. Er lag da jäh verstummt, als ein schwarzer Haufen inmitten der Neugierigen.«[558]

Alle Bemühungen der Umstehenden, den bewusstlosen Piepsam zu erwecken, blieben ohne Erfolg. Einer der Zuschauer hatte sich schnell auf den Weg gemacht und nach einer Weile ...

»Wurden Räder laut, und ein Wagen kam auf der Chaussee heran. Es war ein Sanitätswagen, und an Ort und Stelle machte er halt: mit zwei hübschen kleinen Pferden bespannt und mit einem ungeheuren roten Kreuze an jeder Seite bemalt. Zwei Männer in kleidsamer Uniform kletterten vom Bocke

[558] AaO., 126.

herab, und während der eine sich an das Hinterteil des Wagens begab, um es zu öffnen und das verschiebbare Bett herauszuziehen, sprang der andere auf den Weg zum Friedhof, schob die Gaffer beiseite und schleppte mit Hilfe des Mannes aus dem Volke Herrn Piepsam zum Wagen. Er wurde auf das Bett gestreckt und hineingeschoben wie ein Brot in den Backofen, worauf die Tür wieder zuschnappte und die beiden Uniformierten wieder auf den Bock kletterten. Das ging alles mit großer Präzision, mit ein paar geübten Griffen... Und dann fuhren sie Lobgott Piepsam von hinnen. «[559]

Eindringlicher lässt sich das Schicksal eines Alkoholabhängigen kaum beschreiben. Mit großem Ernst, aber auch Humor schilderte *Thomas Mann* einen schwer kranken, vereinsamten, verbitterten Menschen, dem jeglicher Halt fehlt, Familie, Freunde, noch Arbeit. Piepsam ist depressiv, dysphorisch verstimmt, aggressiv, dem jungen fröhlichem Leben, das in Gestalt des Radfahrers dargestellt wird, gegenüber ohnmächtig. Zum Schluss erleidet er einen, wahrscheinlich alkoholtoxisch bedingten, cerebralen Krampfanfall und wird zur Entgiftung in eine Nervenklinik gebracht.

»Der Zauberberg«

Im Roman *»Der Zauberberg«* (1924) stellt *Thomas Mann* das exzessive Trinken mit seinen momentanen Folgen an Hans Castorp dar: Er ist der junge brave Bürger, des Dichters Sorgenkind, der aus dem patriarchalischen, nüchternen Flachland in die fiebrige Atmosphäre des Zauberberg-Sanatoriums versetzt wird, in dem er sich bald als »ein kolossal Beschwipster und Hochilluminierter« fühlt. Doch das ist zunächst symbolisch gemeint. Erst in der entscheidenden Karnevalsnacht - das Kapitel heißt ›Walpurgisnacht‹ - trinkt er soviel Sekt mit Burgunder, dass er den Mut bekommt, sich endlich der bis dahin nur heimlich umworbenen und aus der Ferne begehrten Madame Claudia Chauchat zu nähern. In Erinnerung an ein homoerotisches Begebnis seiner Schülerzeit bittet er sie um einen Druckbleistift, woraus sich in traumhafter Beschwingtheit ein französisch geführtes Gespräch erotischen Inhalts entwickelt, das mit einem rauschhaften Hymnus auf Liebe und Tod endet.

---

[559] AaO., 126f.

Mit dem Mynheer Peeperkorn, »groß, breit und hochgestirnt, weiß umlodert das mächtige Haupt« aus dem *»Zauberberg«* beschrieb *Thomas Mann* den typischen Delta-Alkoholiker als eine liebenswürdige Parodie auf *Gerhart Hauptmann*.

Eberhard Hilscher wusste in seiner Hauptmann-Biographie zur Entstehung der Romanfigur des Pieter Peeperkorn zu berichten:

»Es ist schon oft erzählt worden, wie *Gerhart Hauptmann* und *Thomas Mann* im Oktober 1923 zu *Bozen-Gries* durch Zufall gleichzeitig im Hotel Austria wohnten. Gemäß einem erst 1955 veröffentlichten Bericht eines Augenzeugen, des Kunsthistorikers *Johannes Guthmann*, überschaute Thomas Mann bei der Vorstellung der >Haupt-, Guth-, Zimmer-, und Thomas-Männer< mit Vergnügen diese >ganz männliche Angelegenheit<. Am Abend schwammen ihm jedoch bald die Felle weg, als Hauptmann für die Tafelrunde große rundbauchige Zweiliterfiaschi roten Chianti-Weins bestellte, danach zusehends aufblühte und sich in seinem >Behagen< nicht stören ließ. Nach Lokalschluss führte er die kleine Gesellschaft (trotz dem >sanften Einspruch< des jüngeren Kollegen) noch in ein Nachtcafé und präsidierte dort unumschränkt, während *Thomas Mann,* übermüdet, sichtlich >verfiel< und ganz und gar nicht mehr durch geistreiches >Blitzen< zu bezaubern wusste.
War es im bacchusgesegnetem Zustande >herabgesetzter menschlicher Zurechnungsfähigkeit< oder im Augenblick kritischer Kompensationslust an der Ruhestatt des zeitweilig bettlägerigen gestenreichen Dionysiers, dass in *Thomas Mann* die >Vision< des Mynheer Peeperkorn erstand? Kurzum, zu einem Zeitpunkt, da eine der für den »*Zauberberg*« vorgesehenen Romanfiguren noch konzipiert werden musste, in >erzählerischer Not<, verdichtete sich das Erlebnis der Hauptmannschen Persönlichkeit zur Gestalt des imposanten malariakranken Kaffeehändlers Pieter Peeperkorn.«[560]

So schloss sich dann der Kreis in heiterer Weise, in dem im Mynheer Peeperkorn der Autor des Stückes *»Vor Sonnenaufgang«* vorgestellt wurde. Mynheer Peeperkorn mit einer fleischigen Nase, einem großen Mund mit unregelmäßiger Lippenbildung und zittrigen Händen war ein an Tropenfieber erkrankter Kaffeepflanzer aus Java. »Außer einer gehörigen alkoholischen Verschleimung«, wie *Thomas Mann* es bezeichnete, ist er von bemerkenswerter Vitalität, deren Brüchigkeit freilich am Ende zu Tage trat. Seine bedeutungsvollen

[560] Vgl. HILSCHER Gerhart Hauptmann, 378f.

Gebärden gaben seinen abgerissenen Reden das Gewicht des Tiefsinnigen. Köstlich etwa seine Bestellung bei der kleinen Bedienerin Emerentia.[561]

»Und Mynheer Peeperkorn kam >zur Sache<. Er richtete sich auf, dehnte die breite Brust, knöpfte den karierten Gehrock über der geschlossenen Weste zu, und sein weißes Haupt war königlich. Er winkte eine Saaltochter heran - es war die Zwergin -, und obgleich sehr beschäftigt, folgte sie sofort seinem bedeutenden Zeichen und stellte sich, Milch- und Kaffeekanne in den Händen, neben seinen Stuhl. Auch sie konnte nicht umhin, ihm mit ihrem großen, ältlichen Gesicht lächelnd und ermunternd zuzunicken, in Achtsamkeit gebannt von seinem blassen Blick unter den mächtigen Stirnfalten, von seiner erhobenen Hand, deren Zeigefinger sich mit dem Daumen zum Kreise vereinigte, während die drei übrigen Finger aufwärts standen, von den Lanzenspitzen der Nägel überragt.
>Mein Kind<, sagte er, > -gut. Alles ganz gut soweit. Sie sind klein, - was macht mir das? Im Gegenteil! Ich werte es positiv, ich danke Gott dafür, dass Sie sind, wie Sie sind, und durch Ihre charaktervolle Kleinheit - Nun gut denn! Auch was ich von Ihnen wünsche ist klein, klein und charaktervoll.
Emchen also, mein Kind, merke auf: Ein wenig Brot, meine Liebe. Halt! Steh! Dass ja kein Missverständnis sich einschleiche! Ich sehe es Deinem verhältnismäßig großen Gesichte an, dass diese Gefahr - Brot, Renzchen, aber nicht gebackenes Brot, - wir haben hier davon in Fülle, allerlei Gestalt. Sondern gebranntes, mein Engel. Gottesbrot, klares Brot; kleine Koseform, und zwar der Labung wegen. Ich bin ungewiss, ob Ihnen der Sinn dieses Wortes - ich würde vorschlagen >Herzstärkung< dafür einzusetzen, liefe hier nicht die neue Gefahr mit unter, es im Sinne gebräuchlicher Leichtfertigkeit - Erledigt, Rentia. Erledigt und ausgeschlossen. Vielmehr im Sinne unserer Pflicht und heiligen Verbindlichkeit - Zum Beispiel also der mir obliegenden Ehrenschuld, mich deiner charakteristischen Kleinheit so recht starken Herzens - Einen Genever, Geliebte<.«[562]
...
»Sie eilte, und ihr Auftraggeber erhielt sofort das Gewünschte. Das Gläschen war so voll geschenkt, dass das >Brot< an allen Seiten daran herunterlief und den Teller benetzte. Er nahm es mit Daumen und Mittelfinger und hob es gegen das Licht. >Sohin<, erklärte er, >labt Pieter Peeperkorn sich

561 Vgl. MÜLLER Die Figur des Trinkers in der deutschen Literatur seit dem Naturalismus, 261.
562 Vgl. MANN Der Zauberberg, 779f.

mit einem Schnaps.< Und er schluckte das Korndestillat, nachdem er's kurz gekaut. >Jetzt<, sagte er, >sehe ich Sie alle mit erquickten Augen an<.«[563]

Um das Auftreten von Entzugssymptomen zu vermeiden, ist das tägliche, kontinuierliche Trinken von Alkohol für Peeperkorn sowohl eine physische, als auch psychische Notwendigkeit.

»Auf dem Sofa saßen sie nebeneinander, im Kreise ihrer Tischgenossen, und Peeperkorn, dessen großartiges Angesicht hochgerötet gegen die Weiße seines flammenden Haars und seines Kinnbartes abstach, trank die Flasche Rotwein zu Ende, die er sich zum Diner hatte geben lassen. Zu jeder Hauptmahlzeit trank er eine, auch anderthalb oder zwei, zu schweigen von dem >Brote<, mit dem er schon beim ersten Frühstück begann. Offenbar der königliche Mann der Labung in ungewöhnlichem Grade bedürftig.«[564]

Thomas Mann gibt hier eine sehr rücksichtsvolle Umschreibung der Alkoholabhängigkeit, denn die Alkoholtoleranz und damit der Grad der Abhängigkeit war in Wirklichkeit sehr hoch. Er veranstaltet Trinkgelage, bei dem zahllose Flaschen Wein edelster Sorte, wie zum Beispiel Chablis 1906, konsumiert werden. Zu reichlichem Essen, »Fleisch, Aufschnitt, Zunge, Gänsebrust, Braten, Wurst und Schinken - Platten voll fetter Leckerbissen«, ließ er holländischen Genever schenken.

»..eine volle Runde, und zwang alle, das klare Nass, dem ein gesunder Duft nach Getreide mit einem zarten Einschlag von Wacholder entströmte, mit gespannter Andacht zu sich zu nehmen.«[565]

Zwischendurch gab es Champagner:

»Mumm und Co drei Flaschen, Cordon rouge; dazu Petits fours, köstliche, kegelförmige Schlemmerbissen, mit farbigem Zuckerguss überkleidet, von zartestem Biskuitcharakter, im Innern benetzt von Schokolade- und Pistazi-encreme und auf Papierdeckchen mit reichem Spitzenrande angeboten. Er löste mit lässiger Routine den ersten Pfropfen aus seiner Haft von Draht, ließ den pilzförmigen Kork mit dem Knall einer Kinderpistole dem ge-

[563] AaO., 781.
[564] AaO., 785.
[565] AaO., 801.

schmückten Hals entschlüpfen und zur Decke fahren, worauf er die Flasche nach elegantem Herkommen zum Einschenken in eine Serviette hüllte. Man ließ die Flachkelche klingen und leerte das erste Glas auf einen Zug, elektrisierte sich den Magen mit dem eiskalten duftigen Geprickel.

...

Peeperkorn, das Bacchanal mit lanzenspitzen Kulturgebärden leitend, sorgte für weiteren Zufuhr und Nachschub. Er ließ Kaffee kommen nach dem Champagner, Mocca double, der wiederum von >Brot< begleitet war und von süßen Scharfheiten, Apricots Brandy, Chartreuse, Creme de Vanille und Maraschino für die Damen. Später gab es saure Fischfilets und Bier dazu, endlich Tee, die es nicht vorzogen, beim Sekt oder Likör zu bleiben oder zu einem ernsthaften Wein zurückzukehren, wie Mynheer selbst, der sich nach Mitternacht zu einem Schweizer Roten von naiv spritziger Art durchgeläutert hatte, von dem er mit wirklichen Durst einen Glasbecher nach dem anderen hinunterschüttete.«[566]

Aber die sedierende und lähmende Wirkung des Alkohol blieb nicht aus, wie man bei *Thomas Mann* lesen konnte.

»Die Tafelrunde zeigte: Demoralisation, Lethargie, Stumpfsinn, die Gäste trieben Allotria wie eine unbeaufsichtigte Schulklasse. Mehrere waren am Einschlafen... Allgemein gesprochen, schien der weibliche Teil weniger gefährdet in dieser Hinsicht. Denn während die Männer, rot und fahl, die Beine von sich streckten und die Backen aufbliesen, indem sie nur noch dann und wann dem Becher zusprachen... Noch um ein Uhr dauerte die Festsitzung an zusammengehalten teils durch bleierne Rauschlähmung, teils durch die Persönlichkeitswirkung Peeperkorns... Dieser sagte höchst undeutliches, desto Undeutlicheres, je mehr er trank. ... Hans Castorp musste plötzlich erkennen, dass Peeperkorn schwer betrunken war. «[567]

Unter schwerem Schwanken, fast bewusstlos wurde er durch Castorp und Frau Chauchat in sein Zimmer geschleppt, wo ihn sein malaiischer Kammerdiener in Empfang nahm.

»Pieter Peeperkorn lag viel krank - dass er es gleich am Tage nach jenem ersten Karten- und Sektabend tat, konnte nicht wundernehmen. Fast alle Teilnehmer an der ausgedehnten und angespannten Geselligkeit waren übel daran, Hans Castorp nicht ausgenommen, der starke Kopfschmerzen hatte,

[566] AaO., 807.
[567] AaO., 811

sich aber durch diese Last nicht davon abhalten ließ, den Gastgeber von gestern einen Krankenbesuch zu machen. «[568]

...

»Peeperkorn lag in eine der beiden Bettstätten, Bücher, Briefe und Zeitungen auf der rotseidenen Steppdecke... auf einem Stuhle neben ihm eine halbgeleerte Rotweinflasche - es war der naiv Spritzige von gestern Abend – neben Medizingläsern auf dem Nachtischchen. «[569]

...

»Er sah nicht gut aus, gelb, recht leidend und mitgenommen. Gegen Morgen hatte er einen starken Fieberanfall gehabt, dessen Mattigkeitsfolgen sich nun mit den Nachwehen des Rausches verbanden.
>Wir haben es gestern arg – < sagte er. >Nein, erlauben Sie, - schlimm und arg! Sie sind noch – gut, da hat es nichts weiter - Allein in meinen Jahren und bei meiner gefährdeten – Mein Kind<, wandte er sich mit zarter, aber entschiedener Strenge an die eben vom Salon her eintretende Frau Chauchat, > - alles gut, aber ich wiederhole Ihnen, dass besser hätte Acht geben, dass man mich hätte hindern müssen -.< Fast etwas wie aufziehender Königskoller war in seinen Minen und seiner Stimme bei diesen Worten. Aber man brauchte sich ja nur vorzustellen, was für ein Wetter erst ausgebrochen wäre, wenn man ihn ernstlich im Trinken hätte stören wollen, um die ganze Unbilligkeit und Unvernunft seines Vorwurfs zu ermessen. «[570]

Schuldgefühle, morgendliches Trinken und Ikterus sind weitere charakteristische Merkmale seiner Alkoholkrankheit mit ihren Folgen. Das Ende Peeperkorn ist, wie auch bei vielen unserer Patienten, tragisch. Er tötet sich mittels einer massiven Giftinjektion selbst, »einer organisierten Injektionsspritze. Oder, anders herum aufgefasst, eine mechanische Kopie des Beißzeugs der Brillenschlange.«[571]

---

[568] AaO., 814f

[569] AaO., 815.

[570] AaO., 816.

[571] AaO., 884.

HANS FALLADA

»Irgendetwas ist in mir nie ganz fertig geworden«
Alkohol, Nikotin, Morphium Kokain und Arbeitssucht. Die lebenslange Qual und Lust des Autors von »Kleiner Mann was nun?«

In den fünfziger Jahren verbrachte ich mit meinen Eltern jedes Jahr die Ferien auf dem Fischland in *Ahrenshoop*. Die Fahrt von *Jena* nach *Ribnitz-Damgarten* dauerte sehr lange und die Ungeduld und Aufregung, endlich die Ostsee zu erreichen, war groß. Auf einer dieser wunderbaren Ferienfahrten las ich *»Damals bei uns daheim«* Dies war mein erster Kontakt mit dem Werk *Hans Falladas,* an den ich mich gern zurückdenke.

In diesen Erinnerungen beschrieb *Fallada* mit großer Sympathie für die Menschen, eine scheinbar sorglose Zeit in seinem Elternhaus, Jugendstreiche, Schulgeschichten und Ferienabenteuer.

Noch heute erfasst mich ein Wohlgefühl und eine innere Zufriedenheit beim Lesen dieses Buches, da das Geschriebene den Gefühlen meiner Kindheit und Jugendzeit entsprach.

In dem Text, der in der von mir gelesenen Taschenbuchausgabe vorangestellt war, hieß es: »*Hans Fallada*, der volkstümlichste deutsche Erzähler und Chronist der wechselvollen Jahrzehnte nach dem ersten Weltkrieg...«.[572]

Die schwere chronische Polytoxikomanie[573], an der er litt, wurde mit keinem Wort erwähnt.

Erst Jahre später, als ich den *»Trinker«* las und etwas mehr von seiner Biographie erfuhr, dämmerte mir, dass *Fallada* seine Bücher unter schwierigsten persönlichen Umständen geschrieben haben musste. Heute, da ich bezüglich seiner Biographie, eine bessere Kenntnis habe, ist mir bewusst, welch einen ›Parforceritt‹ *Fallada* durch sein Leben gemacht hatte.

Aus den siebziger und achtziger Jahren gibt es zwei beachtliche Gesamtdarstellungen zur Biographie *Falladas* »die literarisch etwas

---

572 Vgl. FALLADA, Damals bei uns daheim, Vorrede.

573 Polytoxikomanie, multipler Substanzgebrauch verschiedener psychotroper Substanzen (Alkohol, Medikamente, Kokain, Morphium).

freiere von *Tom Crepon* und die dem Dokumentarischen strenger verpflichtete von *Werner Liersch*«.[574]

Im Jahre 1997 erschien eine weitere, umfangreichere Lebensdarstellung Falladas, die von *Cecilia Studnitz* geschrieben, unter dem Titel *»Es war wie ein Rausch. Fallada und sein Leben«* veröffentlicht wurde. Darin setzte sich die Autorin sehr intensiv mit den Süchten *Falladas* auseinander und zitierte dazu ausführlich aus seinen Werken.

»Dies alles berechtigt zur Arbeitsmethode der vorliegenden Biographie: sie wird eine ungewöhnliche Fülle von Zitaten aus *Falladas* Werken enthalten. Es sind jene Zitate, die eindeutig auf Falladas Leben, Denken und Empfinden hinweisen. Sie sind damit Selbstzeugnisse oder Hinweise auf die Autobiographie eines Menschen, der sein Leben lang versucht hat, gegen seine Schwächen anzukämpfen. Aus diesem Kampf erwuchs eine faszinierende Kreativität.«[575]

Die aktuellste Biographie *Falladas* stammt jedoch von der irischen Autorin *Jenny Williams.* Sie verwendete bisher ungenutzte Quellen, wie zum Beispiel Briefe aus dem Fallada-Archiv in Feldberg.

Familienanamnese

Dem 41jährigen Landrichter *Wilhelm Ditzen* und seiner Frau *Elisabeth* wurde am 21.Juli 1893 in *Greifswald* ein Sohn geboren. Diesem gaben sie den Namen Rudolf. Später nannte er sich, auf Geheiß des Vaters *Hans_Fallada*.

»Ordnung war das bestimmende Lebensgerüst des Juristen *Ditzen* Und Ordnung hieß Disziplin, äußere wie innere. Die äußere bezog sich auf Berufspläne, Lebensziele, die Organisation des Alltags, streng getrennt nach Berufsaufgaben, Mußestunden und den Umgang mit Frau und Kindern. Auf die Minute genau und stets zur gleichen Uhrzeit wurden die täglichen Mahlzeiten eingenommen, die zeitlich niemals ausuferten. Zur immer gleichen Stunde und in vorgesehener Länge fand der nachmittägliche Erho-

[574] Vgl. MÜLLER-WALDECK Fragen um Hans Fallada in Hans Fallada Beiträge zu Leben und Werk, 112.

[575] Vgl. STUDNITZ Es war wie ein Rausch, 7.

lungsschlaf statt. Zu den natürlich auch festgesetzten Arbeitsstunden über den mitgebrachten Dienstakten hatte im Hause absolute Stille zu herrschen: keine Tür durfte schlagen, kein Kind trappelnd die Treppen rauf- oder runterlaufen, selbstverständlich nicht rufen, lachen oder sogar laut weinen, kein Geschirr in der Küche beim Abwaschen scheppern. Vor dem Abendbrot ging Wilhelm *Ditzen* mit seiner Frau spazieren. Nach dem Abendbrot spielte das Ehepaar vierhändig genau eine Stunde lang auf dem Klavier, die Kinder hatten dem zuhörend beizuwohnen. Danach las der Vater Frau und Kindern aus einem Buche vor. Zur immer gleichen Stunde hatten sie ins Bett zu gehen und das Licht zu löschen, um am frühen Morgen zur vorgesehenen Zeit ausgeschlafen und wohlgemut den neuen Tag zu beginnen.«[576]

Die Mutter *Hans Falladas*, achtzehn Jahre jünger als der Vater, war die Tochter eines Gefängnispastors in Lüneburg. Da ihr Vater früh verstarb und die Mutter nicht alle Kinder selbst ernähren konnte, wuchs sie bei einem Onkel in *Uelzen* auf.. Dieser, von Beruf Notar, zeichnete sich durch erhebliche psychopathologische Auffälligkeiten aus. Er sei ein boshafter ›Psychopath‹ mit querulatorischen Zügen gewesen.

»So wuchs Elisabeth unter Ängsten, Qualen, vor allem aber in einer völligen Isolation zu einem jungen Mädchen heran, das übereifrig im Haushalt half, dass sich nur noch gut benahm und total angepasst jede mögliche Auseinandersetzung vermied. Sie war völlig verschüchtert und weltfremd geworden, traute sich nichts zu und wartete auf Erlösung aus diesem bösen Traum.«[577]

In dem 1941 erschienenen Roman *»Damals bei uns daheim«* schilderte *Fallada* die Situation, die Eheschließung seiner Eltern.

»Und die Jahre gingen dahin, und Mutter wurde über alledem achtzehn, und alles schien nie ein Ende nehmen zu wollen. Da kam Vater als Amtsgerichtsrat in die kleine Stadt, er war 36 Jahre alt und noch immer Junggeselle. Die beiden lernten sich kennen, und sie heirateten sich, unter ausdrücklicher Billigung von Onkel Pfeifer. Denn Vater war eine Partie, und Mutter war eine Partie, und da so Partie zu Partie kam, war alles in bester Ordnung.

576 AaO., 9.
577 AaO., 15.

Es war aber auch alles in bester Ordnung: Vater nahm Mutter und führte sie aus der Enge in die Weite. Sie, die stets für andere hatte da sein müssen, die nie etwas Eigenes hatte sein und besitzen dürfen, lehrte er, ein Mensch zu werden. Er hatte nie Launen, er wurde selten ungeduldig. Zu Anfang wollte der Haushalt gar nicht recht gehen, Mutter konnte nicht selbständig arbeiten, sie wagte nie, einem Mädchen ein Wort zu sagen ... Aber Vater machte ihr Mut, er half ihr, er tröstete sie, er lobte sie, er lächelte über Missgeschikke, er tadelte nie ... Er machte einen Menschen aus Mutter, aus ihr, die fast ein Automat geworden wäre ...
Heute ist meine Mutter über 80 Jahre alt und Vater schon lange tot. Aber wenn von Vater gesprochen wird, so sagt sie heute noch: ›Alles, was ich bin, was ich für Euch Kinder tun konnte, ist immer von Vater gekommen. Ich glaube, einen Menschen wie Vater wird es nie wieder geben‹ ...«[578]

Die Charakterisierung des Vaters wurde von *Fallada* an dieser Stelle des Romans sicher geschönt. In seinen Büchern lassen sich jedoch zahlreiche Hinweise finden, die den Vater als einen autoritären, kompromisslosen, emotionsarmen und zwanghaften Mensch darstellen.

Jenny Williams hob in ihrer Biografie *»Mehr Leben als eins«* auch die positiven Seiten des Vaters hervor. Sie berichtete, dass beide Eltern sich für Literatur interessierten, dass sie musizierten und alljährlich gemeinsam mit ihren Kindern vier Wochen in die Sommerferien fuhren. *Hans Fallada* wuchs mit seinen drei Geschwistern in einer materiell gesicherten und fürsorglichen Umgebung auf.

»Beide Eltern, besonders Rudolfs Mutter, hatten eine recht einsame und gefühlsarme Kindheit durchgemacht ... Ganz offensichtlich bemühten sie sich, ihren eigenen Kindern eine echte Familienatmosphäre zu bieten. Im Falle ihrer Töchter scheint ihnen dieses Vorhaben gelungen zu sein, im Falle ihres älteren Sohnes dagegen nicht.«[579]

Auch die Mutter zeigte, wie der Onkel, bei dem sie aufgewachsen war, psychopathologische Auffälligkeiten.

[578] AaO., 173.
[579] Vgl. STUDNITZ Es war wie ein Rausch, 24.

»Ein bürgerliches Idyll. Die scheinbare Unselbständigkeit einer Frau. Doch der Hausarzt der Familie, *Dr. Ernst Eggebrecht*, gibt 1911 zu Protokoll, dass *Elisabeth Ditzen*, geb. *Lorenz*, seit Jahren an schwerer Hysterie und melancholischen Zuständen leide, die zeitweise außerordentliche Stärke erreichten. Die Depressionszustände äußern sich in heftigen Weinkrämpfen, Unfähigkeit zu gehen und einem krampfhaften Zittern und sind keineswegs abhängig von äußeren Anlässen.« [580]

In *»Damals bei uns daheim«* beschrieb *Fallada* die Stellung der Mutter innerhalb des Familieverbandes.

»So war Mutter immer. Sie kannte keinerlei Heimlichkeiten mit uns Kindern vor dem Mann; wenn wir sie nur um einen Groschen baten, fragte sie erst Vater. Aber sie war stets bereit, uns Kindern beizustehen und zu vermitteln. Willig nahm sie ein Gutteil des väterlichen Zorns auf ihre unschuldigen Schultern, ertrug den ersten Ausbruch an unserer Seite und redete hinterher unter vier Augen dem Vater unermüdlich zu.[581]

Anlässlich eines Duells *Falladas* mit einem Schulkameraden[582], bei dem dieser zu Tode kam, wurden vor dem *Rudolstädter* Gericht von den Verwandten Aussagen getätigt, die eine Vielfalt von psychopathologischen Auffälligkeiten in der Familie Ditzen schilderten, um für *Hans Fallada* den § 51 StGB zu erreichen,

Zur genetische Disposition war zu erfahren,...

»... dass nunmehr alles getan wird, um die Familie *Ditzen* als eine Ansammlung von psychisch kranken Menschen darzustellen. Großeltern, Tanten, Vettern, Basen: alle angeschlagen, von Traumata, Neurosen und Psychosen geplagt, oft richtig geisteskrank, teilweise erfolgreiche Selbstmörder auf Grund von Depressionen oder erschreckender Wahnvorstellung. Der Hausarzt der *Ditzens*, *Dr. Eggebrecht*, reist unterstützend aus *Leipzig* an und berichtet von jahrelangen schweren Depressionen der Mutter von *Ditzen*, die nicht in Zeiten der Krisen ausbrachen, sondern verdächtigerweise - vermutlich auf Grund einer leichten Epilepsie - völlig unvermutet und

[580] Vgl. LIERSCH Hans Fallada, 16.
[581] Vgl. FALLADA Damals bei uns daheim, 81.
[582] Eigentlich hatte es sich um einen als Duell geplanten Doppelselbstmord gehandelt.

unbegründet auftraten. Er berichtet natürlich auch von der Selbstmordgefährdung des Sohnes nach den obszönen Briefen, die für sich selbst schon eine gewisse Pathologie beinhalten würden. Und für den Fall, dass dies alles noch nicht genüge, erwähnt er vorsorglich noch den Selbstmord eines angeheirateten, also blutsmäßig nicht mit Rudolf verwandten Patienten: es war der Ehemann der Schwester von Ditzens Mutter.«[583]

Hinweise für das Bestehen von Suchterkrankungen in der Familie *Hans Falladas* fanden sich nicht.
Während sich die beiden älteren Schwestern und der jüngere Bruder vollkommen normal entwickelten, bestanden bei *Hans Fallada* bereits in der Kindheit in der Auffälligkeiten.

Liersch zitierte die Mutter *Falladas* zu seiner Entwicklung:

»Es war ein kräftiges Kind, 6 ¾ Pfund schwer. Die Freude war groß, auch bei den Schwestern«, so die stolze Mutter, und: »nur kam leider viel Ungemach hinterher.«[584]

»Dieser Sohn geht der Mutter ans Leben. Auch *Elisabeth Ditzen* fühlt, dass dieses Kind anders ist als andere Kinder. Immer wenn sie später an sein Leben zurückdenkt, erscheint es ihr von Anfang an als eine Kette von Unglücksfällen. Über den 17Jährigen sagt sie: »*Rudolf* ist von seiner frühesten Jugend an ein schwächliches Kind gewesen, hat viele Kinderkrankheiten durchgemacht, zum Beispiel in den ersten Lebensjahren Rose. Mit drei Jahren hatte er einen schweren Unfall dadurch erlitten, dass er aus der ersten Etage durch das Treppengebäude in das Parterre etwa zwei Meter tief und hier noch mehrere Stufen hinuntergestürzt ist. Er war mehrere Stunden besinnungslos, und es stand ihm Blut vor dem Munde.
Rudolf ist eben ein Pechvogel. Denn woher sonst soll das viele Unglück ihres Ältesten kommen?
... als sie schon die ganze Lebensgeschichte des Sohnes durchlitten hat und Aufzeichnungen über ihr Leben macht, notiert sie: 'Unser Rudolf hat sich sehr viel langsamer als die anderen Kinder entwickelt. Das lange Kranksein hing ihm nach, und Jungen kommen nach meiner Erfahrung auch nicht so schnell vorwärts wie Mädchen. Er lernte sehr viel später Gehen. Auch Spre-

[583] Vgl. STUDNITZ Es war wie ein Rausch, 63.
[584] zitiert bei LIERSCH Hans Fallada, 18.

chen ..., zuerst war er auch nicht eigentlich fröhlich, aber nach und nach wurde er lebhaft'.«[585]

Jenny Williams hielt die von *Hans Fallada* selbst gewählte und von den Biographen wiederholt wiedergegebene Einschätzung ›Pechvogel‹ nicht für angebracht. Sie vertrat die Ansicht »dass die betreffenden Vorfälle nur allzu oft ein Resultat der Abenteuerlust waren oder der tiefverwurzelten Abneigung, sich an ›Regeln‹ zu halten (beziehungsweise des Unvermögens, diese zu verstehen.«[586]

Soziale Anamnese

Schulzeit

Im Jahre 1901 wurde *Rudolf Ditzen* wegen der vielen Krankheiten, die er durchgemacht hatte, ein Jahr verspätet in dem Prinz-Heinrich-Gymnasium in *Berlin-Schöneberg* eingeschult. Mit Eintritt in die Schule begann für *Hans Fallada* eine der unangenehmsten und qualvollsten Zeiten. Schon die erste Begegnung mit dem Direktor des streng geführten Gymnasiums, bei dem er zunächst mit seinem Vater vorstellig wurde, entpuppte sich als Albtraum, da dieser sagte: »Dich werden wir schon zurechtkriegen«.

Die Schulzeit musste er auf ausdrücklichen Wunsch seiner Eltern mit schulterlangen Locken beginnen. Außerdem war er gezwungen, eine geflickte Hose zu tragen. Die langen Haare und die grauen Flikken auf seiner marineblauen Hose waren dann die Ursache für den nicht enden wollenden Spott seiner Mitschüler. Er wurde zum schwarzen Schaf, zum Prügelknaben der Klasse. Manchmal war es für ihn so unerträglich, dass er vorsätzlich erkrankte, um zu Hause bleiben zu können.

»Meine Eltern aber waren für äußerste Sparsamkeit, so kam es, dass ich, war eine Hose durchgerutscht, keine neue bekam, sondern dass meine Mutter ein paar handfeste Flicken in die arg verwundete setzte. Da sie nun aber oft keinen genau passenden Stoff hatte, so wurden ohne erhebliche Hemmung auch andere Stoffe dafür gewählt. Das ist nun gut 35 Jahre her, und

[585] AaO., 19f.
[586] AaO., 21.

doch sehe ich diese Hose des Unheils noch genau vor mir: es war eine dunkelblaue Bleyle-Hose und mit grauen Flicken wurde sie geziert.
Ach, über den Hohn und das Gespött, die mir diese Hose eingetragen hat!
... Wenn die große Pause gekommen war, die wir alle auf dem Schulhof verbringen mussten, machte er sich an mich heran, bugsierte mich viel Schwächeren in eine Ecke des Hofes, wo wir vor den Augen des aufsichtsführenden Lehrers einigermaßen sicher waren, und begann ein Gespräch mit mir, über Näh- und Flickarbeit, etwa. Bald hatte sich ein ganzer Kreis von Zuhörern um uns versammelt ... Bei besonders trefflichen Witzen wurde tobend gelacht und applaudiert, ...
Ich sehe mich da noch stehen, blass, kränklich, verzweifelt, in meinem Mauerwinkel. Die ganze Penne freute sich ihrer Freiviertelstunde, mir war sie eine Qual. Immer atmete ich auf, wenn es wieder zum Unterricht läutete.«[587]

Obwohl sich *Hans Fallada* gelegentlich durch einen überraschenden Angriff gegen seine Widersacher zu verteidigen suchte,

»... blieb ich der Außenseiter. In den Pausen wollte keiner mit mir reden, niemand mochte mein Freund sein. So geriet ich allmählich immer mehr in einen Zustand tiefster Niedergeschlagenheit, der meinen Leistungen im Unterricht nicht förderlich sein konnte. Und ich muss sagen, wir hatten, um das noch zu verschlimmern, damals einige Lehrer, die alles andere, nur keine Pädagogen waren. Jedem durchschnittlichen Beobachter hätte schließlich mein verschüchterter, elender Zustand auffallen müssen, doch nicht diesen Erziehern der Jugend.«[588]

Wie unsensibel und wenig pädagogisch die Lehrer in der Klasse von *Hans Fallada* vorgingen, demonstriert folgende Textstelle aus seinem autobiografischem Roman.

»Wesentliche böser dachte ich über Professor *Olearius*, unseren Klassenlehrer, der uns in die Geheimnisse der lateinischen Sprache einführte. Das war ein langer, knochiger Mann, schwarzbärtig, mit einem hageren Gesicht und glühenden schwarzen Augen. Er war ein Altphilologe vom reinsten Wasser. Für ihn hatte auf der Welt nur das Lateinische und Altgriechische Bedeutung, und den Schüler, der sich in diesen Sprachen untüchtig erwies, hasste

[587] ,AaO., Damals bei uns daheim, 43f.
[588] AaO., 45.

er mit einem ausgesprochenen persönlichen Hass, als habe der Schüler dem Lehrer eine schwere Beleidigung zugefügt. Er hatte eine verdammt höhnische Art, die schwächeren von uns aufzurufen und zu zwiebeln, die heute hoffentlich ausgestorben ist.
Da hieß es etwa:
>Jetzt wollen wir mal unser Schwachköpfchen aufrufen. Zwar weiß es nichts und wird auch diesmal nichts wissen, aber er diene uns allen zum abschreckenden Beispiel.< Oder: >Der *Fallada*, der Fallada ist bloß zum Sitzen bleiben da!< Oder: >O *Fallada*, der du hangest! Wenn das dein Vater wüsste, das Schulgeld würde ihn reuen!<
Bei solchen ermunternden Aufrufen verflüchtete sich natürlich auch der letzte Rest meines Wissens, und ich stand wirklich da, wie ein rechter Schwachkopf! Je mehr auf diese höhnische Art fragte, um so tiefer versank ich im unergründlichen Sumpfe des Quatsches und muss ein wirklich klägliches Bild geboten haben. So konnte Professor *Olearius* mit einigem Recht sagen: >Seht ihn euch an! Was er hier eigentlich auf dem Gymnasium will, wird mir ewig rätselhaft bleiben!< Und mit allem dummstolzen Akademikerdünkel: 'Die Pantinenschule wäre gerade das Rechte für ihn!'
Worauf ich prompt in Tränen ausbrach!«[589]

Das Ergebnis dieser Kränkungen war eine zunehmende Isolierung sowohl in der Klasse als auch in der Familie, was in der Folge dazu führte, dass *Fallada* miserable schulische Leistungen bot. Mehrfach konnte er nicht versetzt werden.

Es erstaunt nicht, dass *Fallada* verschiedene Angst- und Zwangssymptome entwickelte.

»Manchmal waren diese Ideen vergleichsweise harmlos. So, wenn ich stundenlang im Bett wach lag und darüber grübelte: hast du auch einen Punkt hinter dem letzten Satz deines Exerzitiums gemacht? Schließlich musste ich dann doch aufstehen und nachsehen, und natürlich war der Punkt immer gemacht.
Manchmal betrafen diese Ideen freilich auch Schlimmeres ...«[590]
»>Und ich sag´s so von euch, dass du Bescheid weißt - Na, was kommt denn da für eine Elektrische? Mensch, Hans, mit der können wir bis Potsdamer Platz fahren! Los, rein!<

---

[589] AaO., 46.
[590] AaO., 43.

Aber ich stieg nicht ein. 'Warte einen Augenblick', sagte ich fürchterlich aufgeregt zu *Fötsch*. >Steig nicht ein! Bitte, nicht! Wir nehmen die nächste! Bitte diese nicht!<
Denn mit mir war etwas ganz seltsames geschehen. Als ich diese Elektrische näherkommen gesehen hatte, die nicht so aussah wie >unsere< Elektrischen im Westen, mit einem tief herabgezogenen Führerstand, der vorne ein Gitter hatte zum Auffangen Unvorsichtiger, die dem Wagen vor die Räder kamen - da war mir im selben Augenblick eine Notiz in der Zeitung eingefallen, die ich vor ein oder zwei Tagen gelesen hatte. Irgendwo in *Berlins* Osten oder Norden war eine Elektrische in Brand geraten, es hatte einen Toten und mehrere Schwerverletzte gegeben. Und nun plötzlich, beim Heranfahren dieses Wagens, war ich blitzartig von der Erkenntnis durchdrungen, dass es solch ein Wagen gewesen war, der gebrannt hatte, dass alle Wagen dieses Typs in Brand geraten würden und dass wir keinesfalls mit einem derartigen Wagen fahren dürften ...
Weiß es der Himmel, was da plötzlich in meinem Kopf vorgegangen war! Bis dahin war ich ein wohl schwächliches, oft krankes Kind gewesen, aber von einer solchen Zwangsidee hatte noch nie jemand etwas bei mir bemerkt. Ich wusste natürlich auch nichts davon. Ich war fest überzeugt, dass ich Recht hatte, dass ein Wagen dieser Bauart verbrannt war, und alle Wagen dieser Bauart verbrennen würden, dass es mir verboten war, in ihm zu fahren ...
... Frierend, hungrig, wartete ich noch zwei, drei Wagen ab: Sie hatten alle das gleiche Aussehen. Dann entschloss ich mich, dem Rate *Fötschens* zu folgen und hinter dem Wagen herzulaufen, so lang ich ihn sehen konnte.«[591]

Für den Vater, der schon eine Verspätung zum Abendessen von wenigen Minuten als ein Verbrechen ansah, war das Ausbleiben seines Sohnes ein nicht vorstellbares Ereignis. Als *Hans Fallada* endlich nach Hause kam und noch einige durchsichtige Lügen als Entschuldigung auftischte, erhielt er vom Vater mehrere Ohrfeigen, wodurch sich das schon angespannte Verhältnis zwischen Vater und Sohn noch weiter zuspitzte und *Fallada* mit seinen Angst- und Zwangsvorstellungen allein blieb.

Schließlich schmiedete er gemeinsam mit einem Schulkameraden Pläne, das Elternhaus zu verlassen. Das Startkapital stahl sich Hans *Fallada* aus der Schatulle des Vaters. Durch die Mutter seines

[591] AaO , 39f.

Freundes wurde der Ausreißversuch jedoch aufgedeckt. Als Entschuldigung machte *Fallada* seiner Familie gegenüber vage Andeutungen über Schwierigkeiten in der Schule. Daraufhin holte sich der Vater von dem Unterrichtenden direkt Informationen über die Probleme seines Sohnes ein. Der verhasste Lateinlehrer *Olearius* gab ein vernichtendes Urteil über *Hans Fallada* ab.

»Mit inniger Befriedigung muss Professor *Olearius* den betrübten Bericht meines Vaters angehört haben. Dahin kamen also die Burschen, die sich weigerten, lateinische Verben zu lernen! Schiffsjunge - wahrhaftig! Und er gab meinem Vater die schwärzeste Schilderung von meinen Neigungen, Charakter, Fähigkeiten.
>Ich muss Ihnen empfehlen, mein sehr geehrter Herr Kammergerichtsrat<, schloss Professor *Olearius* triumphierend, >Ihren Sohn sofort vom Gymnasium abzumelden. Schon damit er einem Consilium abeundi[592] entgeht, denn ich fühle mich verpflichtet, dass mir von Ihnen Mitgeteilte dem Lehrerkollegium zu unterbreiten. Für die weitere Bildung Ihres Sohnes halte ich nun freilich eine Volksschule für das höchst Erreichbare, vielleicht wäre noch richtiger eine Anstalt für geistig zurückgebliebene Kinder. Dieses ewige Heulen, diese Unfähigkeit, auch die einfachsten lateinischen Formeln zu erlernen, scheinen mir auf einen leichten Schwachsinn zu deuten.<«[593]

Daraufhin beschloss der Vater einen Schulwechsel des Sohnes zum Bismarck-Gymnasium. Dort traf *Hans Fallada* auf eine veränderte Situation, denn die Rahmenbedingungen waren wesentlich besser.

»Noch am gleichen Tage wurde ich beim Bismarck-Gymnasium in *Berlin-Wilmersdorf* angemeldet. Vorsichtig ließ mein Vater ein paar Worte über meine Verschüchterung und Mutlosigkeit fallen. Und sie fielen bei meinen neuen Lehrern auf guten Grund. In der ersten Zeit ließen sie mich ganz zufrieden, und als sie mich dann langsam in das Wechselspiel von Frage und Antwort einbezogen, geschah dies mit solcher Vorsicht und Güte, dass ich nie mehr verschüchtert war, sondern sagen konnte, was ich wusste.
Da nun auch meine Klassenkameraden nicht ahnten, dass ich einmal der armselige Prügelesel einer Klasse gewesen war, und da am Bismarck-

[592] Consilium abeundi - Androhung des Ausschlusses aus der höheren Schule.
[593] AaO., 51.

Gymnasium keinerlei Vorurteil gegen geflickte Hosen bestand, habe ich armer, schwachsinniger Knabe mir bald einen guten Platz erobert und war schon bei der nächsten Versetzung der sechste unter zweiunddreißig.«[594]

Endlich, im Jahre 1908, hatte der Vater sein Lebensziel erreicht. Er wurde zum Reichsgerichtsrat ernannt und die Familie musste nach *Leipzig* umziehen. Da in *Leipzig* andere Versetzungstermine als in *Berlin* galten, sollte *Hans Fallada*, da er jetzt ein guter Schüler war, auf einer Privatschule so weit in dem Unterrichtsstoff gebracht werden, dass er ein halbes Jahr überspringen konnte. Mit großer Kraft und Elan lernte er fast über den ganzen Tag den zu erwerbenden Stoff. Als Dank für die guten Lernergebnisse wurde ihm vom Vater ein Fahrrad geschenkt.

Hans Fallada aber sollte keine Möglichkeit mehr haben, sein Wissen in der neuen Schule zu präsentieren, denn es ereilte ihn ein Unglück.

Vor den Prüfungen wollte er mit seinem neuen Fahrrad einen Besuch bei seinem Onkel machen.

»Umsonst werde ich mehrfach aufgefordert, mit zu frühstücken. Ich habe keine Ruhe dafür. Schließlich sagt der Onkel lachend: >Nun, Hans, wenn du nicht frühstücken willst, so rauch wenigstens eine Zigarette. Du rauchst doch natürlich?<

>Natürlich!< lüge ich und nehme eine Zigarette aus dem dargereichten Etui. In Wahrheit habe ich noch nie geraucht, ich bin noch nicht einmal auf den Gedanken gekommen, dass ich rauchen könnte. Und mit einer plötzlichen Gedankenverbindung, um mein reifes Alter zu beweisen, sage ich: >Ich habe gestern übrigens meine Aufnahmeprüfung zur Sekunda bestanden. Darum hat Vater mir das neue Rad geschenkt.<

... Aber dass ich wieder auf die Straße komme, hat auf der anderen Seite den Vorteil, dass ich mich unbemerkt der Zigarette entledigen kann. Es ist mir doch ziemlich komisch, der Magen macht fahrstuhlartige Bewegungen nach oben, und im Kopf ziehen Schleier. Kaum habe ich den Onkel im Bahnhof verschwinden sehen, so muss ich in ein Gebüsch und gebe meine Bemme

[594] AaO., 51.f.

wieder von mir. >Nie wieder!< denke ich. >Dies Rauchen ist ja einfach ekelhaft!<«[595]

Diese Zigarette war der erste Hinweis auf den Konsum von Suchtmitteln in der Biographie *Hans Falladas*. Trotzdem ihm so übel wurde und er mit Erbrechen reagierte, sollte sich im weiteren Verlauf eine Tabakabhängigkeit entwickeln, die bis zum Ende seines Lebens bestand. Auf fast allen Fotos sieht man *Fallada* rauchend oder hinter mit Zigarettenkippen gefüllten Aschenbechern stehen.

Hinweise auf den Konsum anderer Suchtmittel, wie zum Beispiel Alkohol, fanden sich bis zu diesem Zeitpunkt noch nicht.

Dann nahm das Unglück auf der Fahrradtour seinen Lauf.

»Die Straßen sind hier fast leer, es sind glatte Asphaltstraßen. Unwillkürlich beginne ich, rascher und rascher zu treten, ich fliege nur so dahin! Der Rausch der Schnelligkeit, die Freude über das schöne flinke Rad bezaubern mich immer mehr, in kurzem Bogen, ganz schräg liegend, sause ich um die Ecke und sehe direkt vor mir einen Fleischerwagen, dessen beide Braune auf mich zu galoppieren!«[596]

Er stürzte und kam unter die Hufe der Pferde, was in der folge zu schweren Verletzungen führte. Es wurden mehrere Frakturen am Fuß, Verletzungen im Bereich des Mundes und der Lippen diagnostiziert. Einige Zähne waren ihm durch einen Pferdehuf ausgeschlagen worden und es bestand ein Schädelhirntrauma ersten Grades.

»Ein Huf hatte mich direkt im Munde getroffen, die Lippe war zerrissen, die Zähne fehlten zum Teil, zum Teil standen sie wie Kraut und Rüben, und was da sonst noch los war, musste sich erst später zeigen ...«[597]

Es folgte ein längerer Aufenthalt in einem Krankenhaus.

»Als ich nach Wochen leidlich repariert wieder nach Hause kam, war ich nur noch ein bleiches Gespenst. Auf einem Fuß hinkte ich - noch viele Monate lang - und im Munde trug ich ein künstliches Gestänge, an dem jeder

[595] AaO., 224.
[596] AaO., 225.
[597] AaO., 225.

mir noch verbliebene Zahn mit Draht angehängt war. Jeden Tag erschien der Zahnarzt, ein echter *Leipziger*, mit Namen *Tritsche* und zog und drückte und schraubte, um >Kraut und Rüben< wieder in Ordnung zu bringen.
... aber, wie schon früher gesagt, ich war damals fast Fatalist, ich nahm auch dies hin, wie ich anderes hingenommen hatte. Es war nun einmal so, dass ich ausgesprochenes Pech im Leben hatte, damit musste ich mich eben abfinden.«[598]

Nach diesen Unfall war *Fallada* in seiner Motorik erheblich behindert. Aufgrund starker Schmerzen erhielt er immer wieder, fast täglich, schmerzstillende Mittel. Er klagte über Übelkeit, Kopfschmerzen und Schwindelanfälle, die er ebenfalls mit schmerzstillenden Medikamenten lindern wollte. Auch dagegen nahm er stark wirkende Analgetika ein.

Das war ein weiterer Hinweis auf den Konsum psychotroper Substanzen. Später sollte *Hans Fallada* neben Alkohol und harten Drogen auch immer wieder Medikamente missbräuchlich einnehmen.
Was *Hans Fallada* aber zusätzlich noch als Folge des Unfalls, fast sein ganzes Leben lang, bedauerte war, ...

»Alles wurde dadurch anders. Ich bekam andere Freunde, andere Lehrer. Mein lange hinkendes Bein Schloss mich nicht nur von aller körperlichen Betätigung, sondern auch von der Tanzstunde aus. So habe ich auch nie tanzen gelernt. Ich denke manchmal, mein ganzes Leben wäre anders verlaufen, wenn ich hätte tanzen können. So geriet ich immer mehr in eine Isolierung, ich hatte so vieles nicht mit den anderen gemeinsam.«[599]

Der Versuch, durch eine Reise mit einer Wandervogelgruppe Kontakt zu knüpfen, schlug ebenfalls fehl. Er konnte mit den anderen stärkeren, sportlich ausgebildeteren Schulkameraden nicht mithalten. Er musste mitgeschleppt werden, die Lieder konnte er nicht richtig mitsingen und zu allem Unglück erkrankte er nach der Rückkehr an Typhus. Wieder war er wochenlang krank.

Durch all diese tragischen Ereignisse war der jetzt fünfzehnjährige *Hans Fallada* zu der Überzeugung gekommen, dass er, im Vergleich

[598] AaO., 226.
[599] AaO., 226f.

zu anderen Gleichaltrigen, unbeholfen, unattraktiv und minderwertig war. Er fühlte sich abgelehnt und konnte sich kaum auf persönliche Kontakte einlassen. Sein Lebensstil war wegen der körperlichen Schwäche eingeschränkt. Er vermied soziale Aktivitäten aus Furcht vor Kritik, Missbilligung und Ablehnung.

In diesem geschwächten und psychisch labilen Zustand trat er in die Pubertät ein. Wie bereits mit Ängsten und Zwängen ließen ihn die Eltern auch mit der Auseinandersetzung seiner sexuellen Entwicklung allein. Durch das prüde Elternhaus erhielt er keinerlei Aufklärung über diese wichtige Lebensphase, so dass er durch das stürmische Aufkommen dieser neuen Gefühle noch unsicherer wurde. Er war verwirrt, ängstlich und voller Schuldgefühle.

»Ja, etwas Neues schien in mein Leben gekommen zu sein, aber es war nichts Gutes, es war eher etwas Quälendes. Ich war hellhörig geworden, wenn gewisse Schulkameraden miteinander flüsterten. Aber ich verzog mein Gesicht nicht. Ich ging nicht auf so etwas ein, so etwas war längst erledigt für mich, so etwas kannte ich schon lange - so tat ich wenigstens. Aber ich sah eifrig im Konversationslexikon nach und versuchte zu verstehen - und dann klappte ich das Buch eilig wieder zu.
Ich war erschrocken über das, was ich gelesen hatte. Dann war alles ganz anders, als es mir erzählt worden war, die Lehrer wie die Eltern wie die Pastoren hatten gelogen - ? Ganz glatt gelogen! Schon seit vielen Jahren! Immer! Die Welt wankte. Ich wollte nicht mehr wissen, mich ekelte schon vor dem, was ich wusste, und ich schlich doch wieder zu den Büchern. Warum sprachen die Eltern nie mit mir über so etwas! Sie mussten es doch wissen! Oder war es denkbar, dass sie es nicht wussten?«[600]

Ein Vertrauensverhältnis zwischen ihm und den Eltern hatte sich unter diesen Umständen nicht entwickeln können, obwohl dies ungeheuer wichtig gewesen wäre, denn immer mehr steuerte *Fallada* auf den erhöhten Konsum von Suchtmitteln hin, um sich so zumindestens zeitweise aus dieser, für ihn so unangenehmen Situation, zu befreien. Schließlich kam es zu dem fast zwangsläufigen, endgültigen Bruch mit den Eltern. Äußerer Anlass dazu war ein Ereignis gewesen, das mit seiner Pubertätsentwicklung zusammenhing. Er

600 AaO., 228.

war als Schreiber anonymer, obszöner Briefe an ein Mädchen in der Nachbarschaft entlarvt worden, woraufhin er das Elternhaus verlassen musste und bei Verwandten in *Hannover* untergebracht wurde.

»Der vorsorgliche Aufenthalt des *Rudolf Ditzen* bei den entfernten Verwandten in *Hannover* läuft gründlich schief. Rudolf ist ein Nervenbündel. Er macht täglich Szenen, teilt den beiden Tanten seine Verachtung für die bei ihnen herrschenden Vorschriften von guter Bürgerlichkeit mit, raucht zuviel, nimmt skandalös viele Tabletten gegen seine bohrenden Kopfschmerzen ein, er isst zu wenig, hält sich nicht an die vorgegebenen Zeiten, mäkelt herum, bekommt Wutanfälle oder zieht sich schluchzend zurück. Er fühlt sich von den Eltern abgeschoben, alleingelassen mit seinem Problem, die Verwandten haben es auszubaden. Nach vier Wochen muss die Mutter kommen und den Sohn wieder abholen. Aber sie holt ihn nicht in die Familie zurück, sondern bringt ihn in ein Sanatorium nach *Bad Berka* in der Nähe von *Jena*.«[601]

Wie nicht anders zu erwarten, reagierte *Fallada* auf das >Abschieben< in die Fremde tatsächlich mit einer Fülle psychosomatischer Beschwerden und dem erhöhten Konsum von Suchtmitteln. Die Tanten waren mit dem provozierenden und für sie uneinfühlbaren Verhalten *Falladas* vollkommen überfordert, so dass er zum ersten Mal in seinem Leben gezwungen wurde, professionelle Hilfe in Anspruch zu nehmen. Es trat eine zeitweise Besserung seines Zustandes ein, aber dennoch durfte er nicht in das Elternhaus zurückkehren.

Der Vater beschloss, dass er im Juli 1911 seinen Schulbesuch in dem fürstlichen Gymnasium in *Rudolstadt/Thüring*en fortzusetzen hatte.

»Die Lehrerschaft in Rudolstadt war von dem neuen Schüler nicht beeindruckt. Zwar räumte sein Klassenlehrer, *Dr. Rübesamen*, ein: >Seine mündlichen Leistungen in der Schriftstellerlektüre waren überraschend gut. Er übersetzt *Horaz* und *Homer* mit Geschmack und Verständnis.< Insgesamt jedoch erschien ihm *Rudolf Ditzen* >... als ein dekadenter, fast lebensmüder Mensch, der sich über Sitte und Gesetze erhaben fühlte.< *Dr. Nagy*, der Schulleiter, bemerkte, dass >*Harry Ditzen* wegen seiner großstädtischen

---

[601] Vgl. STUDNITZ Es war wie ein Rausch. Fallada und sein Leben, 53.

Erfahrungen und seiner Literaturkenntnisse einen gewaltigen Eindruck auf seine Schulkameraden machte.<

Die Aufführung von *»Der Mennonit«*[602] am 30. September war ein voller Erfolg. Rudolf, der zuvor ein beträchtliches Quantum an Cognac zu sich genommen und eine Menge Zigaretten geraucht hatte, gab den Helden des Stücks der Besprechung im Lokalblatt zufolge >mit einer Begeisterung und einem Temperament, dass eine starke Begabung für die Kunst der Menschendarstellung unverkennbar war<.«[603]

Duell mit Todesfolge und forensische Begutachtung

Der Charakter und das Ausmaß der psychopathologischen Auffälligkeiten *Falladas* hatten sich in *Rudolstadt*, wohl auch unter dem erhöhtem Konsum von alkoholischen Getränken, noch erheblich gesteigert. Er hatte ein präsuizidales Syndrom[604] mit Todessehnsucht entwickelt, in das sich *Fallada* hineinsteigerte

Am 17. Oktober 1911 kam es in *Rudolstadt* zu einem hochdramatischen Ereignis.

Fallada und sein Schulfreund *Hanns Dietrich von Necker* hatten beschlossen, sich gemeinsam >in einem fingierten Duell<, das Leben zu nehmen. Sie besorgten sich Schusswaffen und schritten zur Tat. *Fallada* überlebte schwerverletzt, währenddessen der junge *von Nekker* durch zwei Schüsse, aus *Falladas* Waffe, zu Tode kam.

Es erfolgte die Verhaftung und Anklage. In der Presse wurde dieses Ereignis groß aufgemacht. So erschien die »BZ am Mittag« vom 18. Oktober 1911 mit der Schlagzeile: >Die Gymnasiastentragödie in Rudolstadt. Kein Duell, sondern Doppelselbstmord<.

Der Vater *Falladas* war sofort nach dem Ereignis nach *Rudolstadt* geeilt und sah die einzige Möglichkeit für seinen Sohn darin, über den § 51 StGB eine Einweisung in eine psychiatrische Einrichtung zu erwirken und so einen Gefängnisaufenthalt für seinen Sohn und sein Karriereende als Jurist zu vermeiden.

---

602 Ernst von Wildenbruch (1845 - 1909), Jurist, Schriftsteller, 1881 »Der Mennonit«.

603 Vgl. WILLIAMS Mehr Leben als eins. Hans Fallada, 42.

604 Präsuizidales Syndrom (Ringel 1953) Psychosoziale Veränderungen vor einem Suizidversuch mit Einengung des seelischen Erlebnisbereiches, Aggressionshemmung und Todesphantasien.

Folgerichtig wurde *Hans Fallada* in die Psychiatrische Klinik *Jena* zur forensischen Begutachtung eingewiesen. Er kam in die geschlossene Abteilung und musste, der Biographie von *Werner Liersch* nach »Bekanntschaft mit Streckbett, Einschließung und Isolierzelle machen.«[605]

Die forensische Begutachtung wurde vom Direktor der Nervenklinik *Jena*, Herrn *Professor Otto Binswanger*[606], vorgenommen. Am 13. Dezember 1911 hatte dieser sein Gutachten erstellt. Darin hieß es:

»Der p. *Ditzen* gehört in die Kategorie der Psychopathen, bei denen sich die Anfänge einer krankhaften psychischen Entwicklung bis in die Kindheit zurückverfolgen lassen. Vor allem fällt auf die ungleichmäßige Entwicklung der geistigen Fähigkeiten mit einseitiger Hervorkehrung phantastischer, gewissermaßen -literarischer Begabung, bei gleichzeitiger Entwicklungshemmung auf anderen Gebieten. Dazu gesellt sich eine krankhafte affektive Reaktion gegen die Vorgänge der Umwelt, die ihn zu einem eigentümlich, verschlossenen, unzufriedenen und unsozialen Menschen schufen, einen Menschen, der in Folge der einseitigen Hervorkehrung egozentrischer Denkrichtung mit Überbewertung der eigenen Persönlichkeit als hochmütig galt ...
Im vorliegenden Falle lässt sich aus der vorstehenden Schilderung unschwer erkennen, dass die Weiterentwicklung der psychopatischen Züge zu den Symptomen ausgeprägter psychischer Störung sich in der Pubertätszeit vollzogen hat und durch interkurrente Schädlichkeiten (Hirnerschütterung, Typhus) gesteigert wurde. Zur Zeit der Begehung der inkriminierten Handlung befand sich der p. *Ditzen* zweifellos in einer Gemütsdepression mit ausgesprochenen Zwangsvorstellungen ...«[607]

Die Zusammenfassung des Gutachtens von *Professor Binswanger* an das Landgericht *Rudolstadt* lautete:

»Wir teilen hierdurch ergebenst mit, dass wir nach der bisherigen Beobachtung des seit dem 15. November 1911 in hiesiger Klinik befindlichen

---

605 Vgl. LIERSCH Fallada Sein großes kleines Leben, 83.

606 Otto Binswanger (1852 - 1929), Medizinstudium in Heidelberg, Habilitation an der Charité in Berlin, seit 1886 Ordinarius für Neurologie und Psychiatrie in Jena, Herausgeber des *»Lehrbuch der Psychiatrie«*.

607 AaO., 78.

Unterprimaners *Rudolf Ditzen* und nach Kenntnisnahme der Akten zu der Überzeugung gekommen sind, dass bei ihm zur Zeit bei Begehung der Tat ein Zustand krankhafter Störung der Geistestätigkeit vorlag, durch welchen die freie Willensbestimmung ausgeschlossen war.
Da in den letzten Tagen wieder Depressionen mit Suizidtendenzen aufgetreten sind, so halte ich ihn zur Zeit, seines psychischen Zustandes wegen, nicht für haftfähig.
Ich erkläre mich bereit, dem Patienten nach Ablauf der gesetzesmäßigen Beobachtungsfrist auch weiterhin in der hiesigen Klinik zu behalten, falls die Familie die Kosten trägt.
Der Direktor«[608]

Hans Fallada wurde in die ›Heilanstalt für Nerven- und Gemütskranke‹ *Tannenfeld* eingewiesen und in die geschlossene Abteilung des von *Dr. Tecklenburg* geleiteten Privatsanatoriums aufgenommen.

In *Tannenfeld* hatte die *Herzogin von Kurland* um 1800 ein kleines Schloss bauen lassen, das zum bekannten Musenhof *Löbichau* gehörte. Nach dem Tod der Herzogin, 1821, war es ungenutzt geblieben und mit der Zeit verfallen.

Der Nervenarzt *Dr. Tecklenburg* erwarb 1899 dieses Anwesen. Das Schloss wurde saniert und umgebaut, das Gelände um weitere Gebäude erweitert und der großzügige Park rekultiviert. Es entstand ein modernes Sanatorium für Nervenkranke.

Hier wurde *Fallada* von seiner Tante Adelaide betreut. Sie unterrichtete ihn in Sprachen und er arbeitete an Übersetzungen, schrieb Gedichte und beschloss endgültig, Schriftsteller zu werden.

Suchtanamnese

Am 15. September 1913 wurde *Hans Fallada* aus der Heilanstalt *Tannenfeld* entlassen. Auf Empfehlung von *Dr. Tecklenburg* schickte der Vater den jetzt gesundeten aber immer noch sehr weltabgewandten Sohn zur Ausbildung in das nahe gelegene *Posterstein*. Hier sollte er sich mit dem praktischen Beruf eines Landwirtes vertraut machen. In seiner Tätigkeit auf dem Rittergut *Posterstein* bewährte sich *Hans Fallada*. Er führte in Abwesenheit des Gutsherrn die Geschäftsbücher und erhielt ein sehr gutes Zeugnis. Besondere Kennt-

[608] AaO., 84.

nisse hatte er sich in der Kartoffelzüchtung aneignen können und machte sich nach Beendigung seiner Ausbildung als Kartoffelexperte einen Namen.

»Ich wurde ein Spezialist in Kartoffelzüchtung, in meinen besten Zeiten habe ich rund 1200 Kartoffelsorten nicht nur dem Namen nach gekannt, sondern auch nach dem Aussehen, den Augen, der Form und Farbe der Knolle zu bestimmen gewusst. Wieder nichts von Literatur, ein Leben in den Eisenbahnen, von einem Gut zum anderen fahrend, Ratschläge erteilend, Zuchten aufbauend ... [609]

Morphium

1916 siedelte *Hans Fallada* nach *Berlin*, wo er als wissenschaftlicher Mitarbeiter der Kartoffelanbaugesellschaft arbeitete. Im Trubel der weltoffenen Großstadt erlebte er endlich die uneingeschränkte persönliche Freiheit. Er rauchte unmäßig, trank sehr viel Alkohol und injizierte sich erstmals Morphium.

»Mit ihm (*Wolfgang Parsenow*) freundet *Ditzen* sich an. Während *Lotte Fröhlich* die mütterliche Freundin bleibt, gilt ihr Sohn als sein Verführer zur Abhängigkeit, denn *Parsenow* ist morphiumsüchtig. Allerdings brachte er erst nach Kriegsende das Morphium aus Lazarettbeständen mit und seit dieser Zeit waren Rudolf und Wolfgang unzertrennlich. Verantwortlich für *Ditzens* erste Kontakte mit dem Rauschgift war vermutlich *Annemarie Seyerlen*. Auch sie spritzte sich Morphium und wird ihrem jungen Liebhaber von ihren Rationen einige Ampullen abgegeben haben, denn bereits 1917 ist er so süchtig, dass er eine erste Entziehungskur unternimmt. Doch sie ist es nicht allein, die Rauschgift konsumiert. Gerade in den Boheme-Kreisen galt es als schick, Kokain zu schnupfen, Morphium zu spritzen, Aufputschmittel zu nehmen und bedenkenlos Alkohol zu trinken.«[610]

Cecilia von Studnitz benannte exakt die Ursachen, die zur Entwicklung der Sucht *Hans Falladas* führten.

»*Ditzen* wäre wohl auch ohne Annemarie *Seyerlen* oder Wolfgang *Parsenow* an Drogen geraten. Eine komplizierte Persönlichkeitsstruktur, trau-

[609] Vgl. STUDNITZ Es war wie ein Rausch, 94.
[610] AaO., 100.

matische Kindheits- und Jugenderlebnisse, Krisen mit den Eltern, Schulprobleme, hohe Sensibilität gegen autoritären Druck, eine unbewältigte Pubertät, Einsamkeitsgefühle, Lebens- und Existenzangst gelten heute als ein möglicher Auslöser für die Sucht nach harten Drogen. Häufig reichen nur wenige der genannten Probleme aus, einen Menschen in die Abhängigkeit zu treiben. Auf *Rudolf Ditzen* trafen alle genannten Ursachen zu. So brachte er die Vorboten einer klassischen Suchtkarriere bereits nach *Berlin* mit: Er trank mehr Alkohol, als er vertragen konnte, er rauchte unendlich viele Zigaretten und nahm, das hatte er in den Sanatorien gelernt, je nach Bedarf exzessiv Beruhigungs- oder Aufputschtabletten.«[611]

Frau von Seyerlen hatte ihn jedoch nicht nur negativ beeinflusst, sondern regte ihn an, mit dem Schreiben zu beginnen. *Hans Fallada* verfasste seinen ersten Roman. Es war die Geschichte einer unglücklichen Kindheit und Jugend *»Der junge Goedeschal. Ein Pubertätsroman«.*

»Aber er kommt nicht voran; die alltägliche Arbeit für die Kartoffelbaugesellschaft nimmt ihm alle Kraft, langweilt ihn zunehmend, lähmt ihn. Mit Morphiuminjektionen versucht er, die Öde seines Arbeitstages zu überstehen, mit Morphiuminjektionen will er sich für die nächtliche Arbeit am Manuskript stimulieren, so häufig und so lange, bis er einsieht, dass er abhängig ist. Sein Körper schreit in immer kürzeren Abständen nach dem Gift. Die Heilanstalt für Suchtgefährdete *Carolsfeld* bei *Halle* ist 1917 seine erste Station von vielen späteren Versuchen, sich von dieser und anderen Drogenabhängigkeiten zu befreien.«[612]

Vermutlich hielt sich Fallada länger in der Heilanstalt *Carolsfeld* auf, als es für eine herkömmliche Entgiftung üblich war. Nach der Entlassung aus dieser verbesserten sich die Rahmenbedingungen zunächst und *Fallada* konnte sich durch eine zusätzliche finanzielle Unterstützung des Vaters ein Jahr von der Arbeit in der Kartoffelbaugesellschaft befreien. Jedoch im August des Jahres 1918 fiel *Falladas Bruder Uli* in *Frankreich*, was zu einem Rückfall führte, wobei *Fallada* seinen Morphiumkonsum erheblich steigerte.

---

[611] AaO., 100.
[612] Vgl. VON STUDNITZ Es war wie ein Rausch. Fallada und sein Leben, 101.

»Der Tod des Bruders, die ungeklärte Zukunft, der Zweifel an seiner schriftstellerischen Begabung und das unstete Leben in *Berlin* lassen *Rudolf Ditzen* den Boden unter den Füßen verlieren.
Er hat nie gelernt, schwierige Situationen und seelische Belastungen zu bewältigen. Um so stärker ist seine Sehnsucht nach Entlastung und Erleichterung durch den Kunstgriff, mit einer Droge von einem Moment zum anderen völlige Zufriedenheit, Ausgeglichenheit und absolutes Wohlbefinden zu erzeugen. Bald kann er nur noch mit der Morphiumspritze das innere Gleichgewicht herstellen, denn das Gift ist zunächst wohltätig.«[613]

Die Zeit seiner extremen Morphiumabhängigkeit beschrieb *Fallada* in der Novelle *»Sachlicher Bericht über das Glück, ein Morphinist zu sein«*.[614]

Die Entstehung des Manuskripts kann etwa auf das Jahr 1925 datiert werden, denn zu diesem Zeitpunkt eröffnete er seinem Lektor *Paul Mayer*, er wolle einen Novellenband über die Wirkung der Reizstoffe Morphium, Kokain und Bilsenkraut schreiben. Dieser Text erschien unter marktschreierischer Aufmachung erstmalig in der Neuen Illustrierten 1955. Das Manuskript war von dem anonym gebliebenen Redakteur gekürzt worden und alle Hinweise auf die 20er Jahre wurden ausgelassen. Diese verschandelte Fassung erschien in dem Band *»Rauschgiftesser erzählen«*, eine Dokumentation von *Edward Reavis*. In dem *»Sachlichen Bericht über das Glück, ein Morphinist zu sein«* beschrieb *Hans Fallada* in allen Einzelheiten seine schwere Abhängigkeit, die Beschaffung des Suchtmittels und seine Entzugserscheinungen.

»Das war in jener schlimmen *Berliner* Zeit, als ich ganz im Morphium verkam.
Ein paar Wochen war es gut gegangen, ich hatte einen großen Posten Benzin, wie wir das Gift unter uns nannten, erwischen können und war der schlimmsten Sorge des Morphinisten, der Sorge um den Stoff, überhoben gewesen. Dann, je mehr sich der Vorrat dem Ende zuneigte, war mein Konsum stärker und stärker geworden, ich wollte noch einmal gründlich satt werden, und dann - nichts mehr von dieser Sorte. Einmal musste doch ein

[613] AaO., 103.
[614] Vgl. FALLADA Sachlicher Bericht über das Glück, ein Morphinist zu sein.

anderes Leben begonnen werden, mit Energie war die plötzliche Entwöhnung durchzuführen, es gab solche Heilungen.«[615]

Am folgenden Tag sind jedoch alle Gedanken an die Möglichkeiten einer Entwöhnung verflogen.

»Aber als ich an jenem Morgen erwachte, da ich dem Nichts gegenüber stand, wusste ich, ich musste Morphium bekommen, um jeden Preis. Mein ganzer Körper war von einer peinigenden Unruhe erfüllt, meine Hände zitterten, ein toller Durst quälte mich, ein Durst, der nicht nur in der Mundhöhle, sondern in jeder einzelnen Zelle meines Körpers lokalisiert schien.«[616]

Fallada schilderte die weitere Akzentuierung der Entzugssymptomatik und den enormen Druck, an die Substanz zu kommen Gemeinsam mit einem Freund machte er sich in *Berlin* in einem Taxi auf die Jagd, um mit gefälschten Rezepten Morphium aus der Apotheke zu besorgen. In Erwartung des Stoffes brachte *Fallada* zu Papier:

»In einer Viertelstunde habe ich Benzin! Es ist auch die höchste Zeit, mein Körper wird immer schwächer, mein Magen schmerzt unsinnig, er will und will Morphium haben. Ich lehne mich fest in die Kissen, ich schließ die Augen und male mir aus, wie schön es sein wird, wenn ich die Nadel einsteche. Nur ein paar Minuten, ein paar ganz kleine Augenblicke, ein reines Nichts an Zeit und tiefe, feierliche Ruhe wird in meine Glieder strömen, plötzlich wird das Leben schön sein, und ich werde träumen können von meinem Schloss und den Frauen. Die schönsten werden mir gehören, ich werde nur zu lächeln brauchen ... , denn jeden Wunsch erfüllt mir Morphium, ich brauche nur die Augen zu schließen und die ganze Welt gehört mir.«[617]

Da er und sein Freund in der Apotheke kein Morphium erhielten, wendete sich *Fallada* in seiner Not an einen Arzt.

---

615 AaO., 5.
616 AaO., 5.
617 AaO., 8.

»>Helfen Sie mir, Herr Sanitätsrat, nur eine Spritze.< Er ist neben mir, sein Arm ist um meine Schulter, er führt mich in einen Sessel, er hält mir die Hand auf die Stirn. >Beruhigen Sie sich, oh, beruhigen Sie sich, wir werden alles besprechen. Es gibt immer noch Hilfe.<

Mein Herz wallt auf vor Dankbarkeit, in wenigen Sekunden werde ich erlöst sein von dieser namenlosen Qual. Ich werde meine Spritze bekommen. Meine Rede überstürzt sich, nun ist das Leben schon leicht, ich werde mich entwöhnen, dies wird die letzte, die allerletzte Spritze sein, dann nichts mehr. Ich schwöre es. >Kann ich sie gleich haben, jetzt sofort? Aber dreiprozentig, Herr Sanitätsrat, und fünf Kubikzentimeter, sonst schlägt es nicht an bei mir.<

>Ich gebe Ihnen keine Spritze. Sie müssen soweit kommen, dass dies Leben für sie ganz unerträglich wird, dass sie sich freiwillig entschließen, in eine Anstalt zu gehen<

>Aber ich werde mich töten, Herr Sanitätsrat<

>Sie werden sich nicht töten. Kein Morphinist tötet sich direkt, höchstens aus Versehen durch Überdosierung. Sie werden lieber die unsinnigsten Leiden ertragen, als das Tausendstel Wahrscheinlichkeit aufzugeben, vielleicht doch noch eine Spritze zu bekommen. Nein, Sie töten sich nicht. Aber es wird die höchste Zeit für Sie, in eine Anstalt zu gehen, vielleicht ist es schon zu spät. Sind Sie bemittelt?<

>Ein wenig.<

>Könnten Sie die Behandlung in einer Privatanstalt bezahlen?<

>Ja! Aber man wird mir auch dort kein Morphium geben!<

>Anfänglich genug. Man wird Sie langsam entwöhnen, man wird Ihnen andere Mittel geben, Schlafmittel, Sie werden eines Tages aufatmen und sind frei.<

... Er geht an einen Schrank, schließt auf, macht die Spritze zurecht. Ich folge ihm, sehe die Etiketten auf den Ampullen nach, um sicher zu sein, nicht getäuscht zu werden. Dann setze ich mich in einen Stuhl und warte. Er sticht ein.

... Ja ...

... So ...

So ist das wieder. Das Leben ist schön. Es ist so sanft, ein glücklicher Strom wallt durch meine Glieder dahin, in seinem Strömen bewegen sich alle kleinen Nerven zart und sacht wie Wasserpflanzen in einem klaren See. Ich habe Rosenblätter gesehen. - Und wieder weiß ich, wie schön ein einziger kleiner Baum in einem Hinterhof ist. Diese Blätter. Läuten die Glocken einer Kirche? Ja, Leben ist fromm und sanft. Diese unendlich besonnten endlosen Sonntagvormittage, da ich noch arbeitete, noch nicht verkam.«[618]

Sehr schnell war die Wirkung des injizierten Morphiums verflogen.

»Entmutigt, verzweifelt lehne ich mich zurück. Und da spüre ich plötzlich, was geschah. Die Wirkung des Morphiums ist vorbei, mein Körper hungert schon wieder. Und verlassen, wie ich war von meiner Geliebten, habe ich natürlich nicht einmal ein Rezept fertiggebracht.«[619]

Kokain und Medikamente

Fallada konsumierte nicht nur Morphium, sondern auch Medikamente und Kokain.

»Ich bekam dann die wahnsinnige Idee, es ein wenig mit Kokain zu versuchen. Bis dahin hatte ich nur erst zwei- oder dreimal >Benzol< gespritzt und sofort erkannt, wie gefährlich dieses Gift war. Morphium ist eine stille, sanfte Freude, weiß und blumig, es macht seine Jünger glücklich. Aber Kokain ist ein rotes, reißendes Tier, es quält den Körper, alle Welt wird wild, verzerrt und hassenswert, Messer blinken gaukelnd durch seine Räusche und viel Blut strömt, und für all das schenkt er nur wenige Minuten höchster Klarheit des Hirns, ein Verknüpfen entlegendster Gedanken, eine blendende Luzidität, die schmerzt. Aber es gelang mir, und von einem Kellner bekam ich >Benzol<. Ich machte mir die Lösung, und gleich hintereinander jagte ich mir zwei, drei Spritzen in den Leib. Ich erinnere mich, in diesen Sekunden das Glück der Menschheit gesehen zu haben. Ich weiß nicht mehr, in welcher Gestalt es mir erschien, welch Antlitz es trug, ich erinnere mich nur noch, mitten in meinem Zimmer gestanden und gestammelt zu haben: >Das Glück, oh das Glück ..., nun sehe ich es endlich ... <«[620]

Aber *Hans Fallada* erlebte nicht nur das >Glück<, sondern es entwickelten sich unangenehme Sinnestäuschungen.

»Aber, da ich spreche, ist das Bild schon wieder vergangen, ich zwinge mein Gehirn umsonst, es erscheint nicht mehr, und jede weitere Spritze, die

618 AaO., 14ff.
619 AaO., 20.
620 AaO., 22.

ich in mich jage, macht mich nur wilder, besinnungsloser, hetzender. Bilder fliegen an mir vorbei, Leiber stürzen übereinander, kleine Buchstaben, die ich lese, tun plötzlich ihren Bauch auf, und ich merke, dass es Tiere sind, geduckte heimliche Tiere, die endlos über die Straßen wimmeln, sich gegeneinander verschieben, seltsame Wortfiguren bilden, und ich versuche, ihren Geist nachmalend mit der Hand einzufangen.

...

Die starke, blonde Frau ist hilflos gegen die Wand gedrückt, ihre wasserblauen Augen treten dumm und beleidigend hervor, ihr Kopf macht eine kleine, plumpe Bewegung zur rechten Schulter hin, dann sackt sie ganz weich zusammen und entfällt mit ihrem ganzen großen Gewicht meinen Händen.

Einen Augenblick werde ich hellwach, ich sehe um mich: Ich sitze in irgend einem banalen Hotelzimmer, ein großes, weißes Federbett liegt unförmig an der Wand, dort, wo ich eben noch meine Wirtin erdrosselte. Ich weiß, dass ich verloren bin, endgültig verloren bin. Wenn ich nicht diese, diese eine Minute von Klarheit benutze, mich zu retten. Einzige Hilfe, mit Morphium diese wahnsinnige Erregung, in der Körper und Geist fiebern, zu dämpfen.

Ich rase die Treppen hinunter, stoße einen Kellner beiseite, erreiche das Freie, ein Auto, und fahre ins Pschorr.[621]

Im Wagen spritze ich schon wieder, ich rede wild und gestikulierend vor mich hin, der Chauffeur dreht sich immer wieder nach mir um, die Leute auf der Straße stutzen bei meinem Anblick. Das beobachte ich, und ich beobachte auch, dass irgendeine Parzelle des Hirns ganz klar erkennt, aber diese Parzelle machtlos gegen die Tollheit meines Körpers und Geistes ist. Ich sehe den Wahnsinn, weiter zu spritzen, und ich spritze weiter.«[622]

Am Ende dieses Berichtes begann für *Fallada* die Zeit der Entwöhnung.

»Und ich stehe plötzlich in einer Apotheke, ich schreie wie ein Tier, ich werfe die Leute, die mich halten wollen, von mir, ich zerschlage eine Scheibe, und plötzlich reicht man mir Morphium, gutes, klares, weißes, blumiges Morphium.

[621] Pschorr, Brauerei seit Ende des 18. Jahrhunderts, zahlreiche Gaststätten in München und ganz Deutschland.

[622] Vgl. FALLADA Sachlicher Bericht über das Glück, ein Morphinist zu sein, 23.

Oh du meine süße Freundin, nun bin ich wieder sanft. Ich fühle, wie das Kokain vor ihr flieht, an der obersten Spitze des Magens hängt es sich noch eine Weile fest wie ein brennender Durst und ist verjagt.
Ein paar Polizeimenschen legen mir die Hände auf die Schulter. „Nun kommen Sie mit."
Und ich gehe mit ganz sachten kleinen Schritten hinter ihnen her, meine Freundin nicht zu erschrecken, und bin selig und weiß, dass ich allein bin mit ihr und dass nichts sonst gilt.
Und die lange Qual der Entwöhnung beginnt.«[623]

Entzugsbehandlungen in *Tannenfeld* und *Carolsfeld bei Halle* waren nur wenig erfolgreich. Sehr schnell wurde *Fallada* rückfällig.

»Die Sucht wird für *Hans Fallada* zum Hilfsmittel, überhaupt noch schreiben zu können. Welches der verschiedenen Gifte hierfür eingesetzt wird, ist ziemlich unerheblich. Wahllos greift er nach sämtlichen legalen oder illegalen Möglichkeiten. Er experimentiert mit sich und seinem Leben, teils aus Hilflosigkeit gegenüber den gesellschaftlichen Anforderungen, primär aber aus dem Wunsch heraus, meisterhaft zu schreiben. Er weiß, dass er es könnte, wenn er alle Lebensangst und Schwermut besiegt.
Er will mit Drogen jene Bewusstseinserweiterung erzwingen, die ihm ohne Gift nicht möglich erscheint. So ist *Hans Fallada* längst mehrfach süchtig: Alkohol, Morphium und Kokain sind die schweren Abhängigkeiten. Gelinde eingestuft werden Nikotin- und Kaffeesucht, bedenklich ist zudem sein ungehemmter Gebrauch von Schlafmitteln und Aufputschtabletten.
Dieser Mann greift nach allem, was süchtig macht und beschränkt sich dabei nicht auf Drogen. Er wird eine Spielsucht beim Roulette durchleben, nachgesagt wird ihm eine Sucht nach Frauen und nach Sexualität.«[624]

Unterschlagung und Gefängnis

Schließlich reichten seine finanziellen Mittel nicht mehr aus, um die Sucht zu finanzieren. So kam es, dass *Fallada* zweimalig größere Geldbeträge unterschlug. Die erste Unterschlagung führte zu dem Ausspruch einer sechsmonatigen Freiheitsstrafe, die er in seiner Heimatstadt *Greifswald* von Juni bis November 1924 absaß. Im Herbst 1925 veruntreute *Fallada* erneut eine große Geldsumme.

[623] AaO., 24.
[624] Vgl. VON STUDNITZ Es war wie ein Rausch. Fallada und sein Leben, 131f.

Nach mehrtägigen Besäufnissen stellte er sich schließlich der Polizei und wurde zu einer Freiheitsstrafe von zweieinhalb Jahren Gefängnis verurteilt.

»Eines Morgens wache ich auf aus jener tiefen Ohnmacht, die damals Schlaf hieß. Und plötzlich weiß ich: So geht es nicht weiter.
Ich schütte einen Viertelliter Kognak in mich hinein, mein Gehirn beginnt, sich zu regen, meine Hände zittern nicht mehr so, der Magen arbeitet, statt zu schmerzen, aber: Das muss ein Ende haben.
...
Und während ich den zweiten Viertelliter trinke, bildet sich in meinem Hirn ein Plan - :Ich werde mir reichlich Reisegeld mitnehmen, fünf-sechshundert Mark. Verlumpe ich die wieder restlos, so heißt das Schluss.
... Dann nimmt der übliche Büromorgen seinen Anfang, und ich bewahre mein Gesicht vor den Leuten wie stets. Und die üblichen kleinen Ängste kommen: Rieche ich auch nicht nach Kognak? Muss ich nicht des Scheins wegen noch ein Stück Brot essen? «[625]

Entzugserscheinungen und Tabakabhängigkeit

».... Kaum sitze ich im Abteil, quält mich schon wieder der Durst nach Alkohol. Auf jeder Station spähe ich, ob nicht Zeit ist, einen, wenigstens einen Kognak zu trinken.
Sieben Jahre liege ich nun schon an der Kette der Sucht, mal Morphium, mal Kokain, mal Äther, mal Alkohol. Sanatorien, Irrenanstalten, Leben in der Freiheit, gebunden an die Sucht, eine löste nur die andere ab.
Und der ewige Kampf, Geld zu schaffen für den Dämon Gift, der mich frisst, der unendlich sinnreichen falschen Buchungen, die jedem Revisor trotzen müssen, die ewige Pose, damit nur niemand etwas merkt.«[626]

»Als ich in jener Septembernacht von einem Kriminalbeamten verhaftet auf meine Zelle gebracht wurde, erfüllte mich ein verzehrender Durst nach Alkohol. Ich hatte seit fünf oder sechs Stunden nichts mehr getrunken, und ich meine, krepieren zu müssen, wenn ich keinen Alkohol bekam. Kaum konnte ich den Morgen erwarten, um mich zum Arzt zu melden. Aber als dann der Morgen mit seinem braunen Kaffeewasser und dem trockenen Kanten Brot kam, meldete ich mich doch nicht vor. Irgendwie hatte das

[625] Vgl. FALLADA Drei Jahre kein Mensch, 25.
[626] AaO., 26.

neue Milieu meinen Widerstand wachgerufen. Ich wollte keinen Alkohol mehr, ich wollte jetzt eine lange Haft, um mich für dauernd vom Alkohol freizumachen.

Und das ist mir auch gelungen. Während meiner ganzen Haft hat mir die Sucht nach Alkohol kaum Schwierigkeiten gemacht, und ich bin so gründlich geheilt, dass ich heute, wenn es sein muss, mein Glas Bier oder Wein mittrinke, aber - der Alkohol hat jeden Reiz für mich verloren, ich fühle mich wohler ohne ihn.

Stattdessen quälte mich vom ersten Tage an eine andere Sucht: der Hunger nach Tabak. Es ist eigentlich kaum verständlich, dass ich die schwerere Sucht ohne viel Beschwerden überwandt, während ich über die kleinere nie Herr geworden bin. Vielleicht liegt das daran, dass ich all meinen Willen für den Kampf gegen den Alkohol aufsparte, vielleicht auch daran, dass ich die Gefährten im Gefängnis sämtlich unter der gleichen Entbehrung leiden sah. Der Schrei nach Tabak ist der Schrei aller Gefängnisse, aller Zuchthäuser, aller Strafanstalten, und die Begierde nach ihm ist die eigentliche Antreiberin zu all jenen heimlichen Schiebergeschäften, die das feine Überwachungssystem der Strafvollstreckung immer wieder täuschen.«[627]

Die Feststellung *Falladas*, dass er nach dem Gefängnisaufenthalt wieder kontrolliert trinken konnte, war eine Täuschung. Am 12. Februar 1928 wurde er aus dem Gefängnis in *Neumünster* entlassen und zog in ein christliches Wohnheim in *Hamburg*. Dort waren die Umstände äußerst miserabel, somit war es, obwohl *Fallada* sich den *Guttemplern* anschloss, sehr wahrscheinlich, dass er durch den Konsum von Alkohol rasch rückfällig wurde. Beim *Guttemplerorden* lernte er seine zukünftige Frau *Anna Margarethe Issel* kennen. Weihnachten 1928 verlobten sich ›*Suse*‹, wie sie genannt wurde, und *Hans Fallada* und nur vier Monate wurde geheiratet.

Der Anfang der gemeinsamen Ehe war besonders von den erheblichen finanziellen Problemen gekennzeichnet. *Fallada* arbeitete damals Tag und Nacht, zum einen im Büro eines Wirtschafts- und Verkehrsvereins und zum anderen in der Redaktion des General-Anzeigers. Er schrieb Filmbesprechungen und berichtete über Vorträge und Vorführungen. Obwohl die Eltern die Hochzeit ihres Sohnes mit *Suse* nicht besonders guthießen, unterstützten sie das junge Paar in erheblichem Maße durch erhöhte finanzielle Zuwendungen,

[627] AaO., 27.

besonders durch die Zusendung von Lebensmittelpaketen. Die Situation veränderte sich jedoch, als der Verleger *Rowohlt* ein attraktives Arbeitsangebot machte. *Jenny Williams* fasste die Situation *Falladas* zum damaligen Zeitpunkt zusammen:

»*Ditzens* federnder Schritt verdankte sich nicht nur seiner neuen Arbeitsstelle. Er war glücklich verheiratet - eindeutiger Beweis war eine Gewichtszunahme um 20 Pfund. Seine Frau erwartete ihr erstes Kind. Die Gespenster der Vergangenheit waren gebannt; seit mehr als vier Jahren hatte er weder Alkohol noch Morphium oder Kokain angerührt; er verspürte nicht einmal Verlangen danach.«[628]

Wenn auch die Feststellung von *Jenny Williams* so nicht ganz stimmte, war es doch richtig, dass Fallada einschließlich des Gefängnisaufenthaltes und in der Zeit danach nur sehr wenig Suchtmittel konsumierte, was förderliche Auswirkungen auf seine Schaffenskraft hatte. In einer Rekordzeit von neun Monaten verfasste *Fallada* seinen ersten größeren Roman, der den reißerischen Titel *»Bauern, Bonzen und Bomben«* erhielt. Obwohl das Buch von der Kritik außerordentlich positiv aufgenommen wurde, verkaufte es sich schlecht. Erst mit dem nächsten Roman *»Kleiner Mann - was nun?«* errang *Fallada* Weltruhm.

Dass *Fallada* im Zusammenhang mit den größeren Geldsummen, die ihm zur Verfügung standen, rückfällig wurde, ist einer Mitteilung seiner Frau zu entnehmen.

»Wir hatten als Anzahlung tausend Mark bekommen. Das war für uns natürlich sehr viel Geld, was ziemlich sinnlos ausgegeben wurde, die Hälfte davon mindestens, das war traurig. Er wollte endlich einmal wieder ausgehen. Ich hatte an Theater und so was gedacht und von ihm aus wurde es ein Barbesuch. Die alten Stätten, die er früher mal besucht hatte, die wollte er mal wiedersehen. Und wenn er was getrunken hatte, das kannte ich ja noch gar nicht richtig und wusste es nicht dann war es aus, dann konnte er nicht Halt machen. Es war ein großer Schock für mich, in einer Nacht fast 500 Mark[629] ausgegeben, ... jedem Geld geschenkt ... es war fürchterlich. Und dann am nächsten Tag ein wahnsinniger Kater .«[630]

[628] Vgl. WILLIAMS Mehr Leben als eins - Hans Fallada, 133.
[629] Wie viel Geld das war lässt sich erkennen an der Aufstellung eines Normaletats

Diese Schilderung der Ehefrau machte den schweren Kontrollverlust *Falladas* Alkoholabhängigkeit deutlich. Rückfälle waren an der Tagesordnung. Obwohl die Ehefrau und auch sein Verleger um die gravierenden Suchtprobleme *Falladas* wussten, war es besonders *Rowohlt*[631], der ihn immer wieder zum Trinken animierte.

Ernst Rowohlt war ein geschäftstüchtiger bacchantischer Typ, der gutes Essen, guten Wein und Frauen liebte. So gibt es zahlreiche Hinweise, dass *Fallada* gemeinsam mit ihm, immer wieder rauschartig große Mengen Alkohol konsumierte.

Auf dem Prozess, der ihm gemacht wurde, da er auf seine Frau geschossen hatte, gab *Fallada* bezüglich seiner Trinkmengen an:

»...dass er seit Samstag zwei Flaschen Mosel und zehn Flaschen Rotwein getrunken habe.«[632]

Erfolg und Rückfälle

Der große Erfolg seines Buches *»Kleiner Mann - was nun?«* und der damit verbundene Ruhm, die Verfilmung des Romans und eine elftägige Inhaftierung auf Grund einer Denunziation bei der SA, führten und wie es in den Biographien heißt, zu einem >Nervenzusammenbruch<. *Fallada* musste einen siebenwöchigen Sanatoriumsaufenthalt in *Waldsieversdorf* einschieben, den ihm seine Freund *Peter Suhrkamp* vermittelte.

»Er kommt wieder auf die Füße, aber er trinkt weiter. Zusammen mit *Suse* und *Uli* haust er in der *Pension Stössinger. Suse* kann sich durch die Schwangerschaft nur noch schwer bewegen. *Hans Fallada* zieht allein

im Roman »Kleiner Mann was nun?«, der nach Angaben von Studnitz, Es war wie ein Rausch, 176, den Finanzverhältnissen der jungen Familie Fallada 1929 entsprach, danach waren für einen ganzen Monat für zwei Personen 196 Reichsmark vorgesehen.

630 zitiert bei STUDNITZ, Es war wie ein Rausch.
Fallada und sein Leben, 211.

631 Ernst Rowohlt (1887-1960), Verleger, gründete 1908 den Rowohlt Verlag, Freund und Förderer Falladas.

632 Vgl. CASPAR Pseudonym Kaspar Borz (1924-1999), Lektor,
Fallada-Studien, 187.

durch *Berlin*, macht kurze Bekanntschaften mit anderen Frauen, verbringt mit ihnen eine Nacht und kehrt verkatert und missgestimmt in die Pension zurück.«[633]

Im Juli 1933 konnte sich *Hans Fallada* einen Wunschtraum erfüllen. Er erwarb ein Anwesen in *Carwitz* bei *Feldberg* in *Mecklenburg*. Die Hoffnungen seiner Frau, die in der Zwischenzeit ein zweites Kind geboren hatte, dass hier, ab von dem Getriebe der Großstadt, *Fallada* seinen Alkoholkonsum vollkommen einstellen würde, erfüllten sich nicht. Schließlich verbot sie ihm jeglichen Alkoholgenuss in *Carwitz*.

»*Rowohlt* verbrachte das darauffolgende Wochenende in *Carwitz*. Bereits vor seinem Eintreffen hatte *Ditzen* gewarnt: ›Ich schwöre Ihnen, so etwas wie Alkohol ist nirgend in der Nähe zu kriegen. Sie werden umsonst nach einem Morgenschnäpschen wimmern und sich mittags an die Milch der tüchtigen Eri-Kuh halten.‹ *Rowohlt*, der seinen Autor bat, ihn am Bahnhof abzuholen, kommentierte: ›Zu dumm, zu dumm, zu dumm, dass wir nicht einmal einen Schnaps trinken dürfen. Ob wir das auf dem Bahnhof in Neustrelitz durchhalten werden?‹«[634]

Innerhalb kurzer Zeit, in einer förmlichen Arbeitswut, schrieb *Fallada* zwei neue Romane »*Wer einmal aus dem Blechnapf frisst*« und »*Wir hatten mal ein Kind*«. Der Atmosphäre in seinem neuen Domizil machte sich nicht nur für seine Arbeit positiv bemerkbar, auch seine Gesundheit profitierte davon. Er war einige Zeit abstinent geblieben und wollte auch im neuen Jahr nicht mehr trinken, aber anlässlich eines Besuches von *Rowohlt* in *Carwitz* erlitt er einen erneuten Rückfall.

»Im Frühjahr 1934 musste *Ditzen* gleich drei Zahnfleischoperationen auf sich nehmen. Anfang Mai fasste er den Vorsatz, zwölf Monate keinen Alkohol mehr anzurühren, und an dem Tag, bevor seine Nähte entfernt werden sollten, schrieb er an *Rowohlt*: ›Ich habe diesmal ganz einwandfrei festge-

---

[633] Vgl. STUDNITZ Es war wie ein Rausch. Fallada und sein Leben, 233.
[634] Vgl. WILLIAMS Mehr Leben als eins. Hans Fallada, 203.

stellt, dass alles viel glatter und schmerzloser geht, wenn man keinen Alkohol trinkt<.«[635]

Diese einfache Erkenntnis führte bei *Fallada* zu keiner grundlegenden Änderung seines Trinkverhaltens, denn immer wieder kam es zu wilden Eskapaden. Mehrere Tage hintereinander war er volltrunken, wie zum Beispiel auf einer panischen Fahrt zum Münchner Oktoberfest.

Anschließend wurde eine klinische Behandlung notwendig. Zusätzlich wurde *Fallada* von erheblichen depressiven Symptomen geplagt, denn die Reichsschrifttumskammer der Nazis hatte ihn zum unerwünschten Autor erklärt. Für kritische Schriftsteller allgemein hatte sich unter den Nationalsozialisten die politische Situation erheblich verschärft. 1935 wurde *Carl von Ossietzky*, der sich im Konzentrationslager befand, der Friedensnobelpreis verliehen, der deutsche *PEN-Club* verboten, die *»Nürnberger Gesetze«* verabschiedet und die Wehrpflicht in *Deutschland* eingeführt. *Fallada* ging es unter diesen politischen Verhältnissen außerordentlich schlecht. Er war kleinlaut, ängstlich, hilflos und klammerte sich an seine Frau.

»In *Carwitz* trinkt *Hans Fallada* ungehemmt Alkohol und bleibt zudem wochenlang apathisch im Bett, >tatenlos, willenlos...leider dauern die Depressionen an. An irgendwelche Arbeit natürlich kein Gedanke – und ich stand direkt vor dem Schluss des Buches, das uns vielleicht auch finanziell geholfen hätte<, klagt er gegenüber *Kagelmache*r. Der Feldberger Arzt versetzt ihn in eine Art Dauerschlaf, um die in *München* diagnostizierten >manischen Depressionen< abzuschwächen. Als das nichts fruchtet, hilft er trotz Suses dringender Bitte, dies nicht zu tun, mit Morphium nach. Sie glaubt zunächst, dass es sich um ein Beruhigungsmittel handelt, bemerkt aber rasch an den Folgen, dass es doch wieder Rauschgift ist: >Ich musste ihn spritzen, konnte das auch...und er lag...so da, dass er morgens auf die Spritze wartete.< *Fallada* bekommt entzugsbedingte Halluzinationen, da die Morphiumdosen bald nicht mehr ausreichen. Er tobt, schlägt um sich, redet wirr, bis die erlösende Spritze gesetzt ist. Dann schläft er sanft ein. Kaum ist er aus seinem Drogenrausch erwacht, beginnt der Wahnsinn von neuem.
Anfang Mai 1935 bringt *Suse* ihn in die geschlossene Abteilung der Charité. Ihr Brief von Ende Mai an den besorgt nachfragenden *Kagelmacher* schil-

[635] AaO., 210.

dert Einzelheiten: >Wie es dann nicht mehr weiter ging, habe ich ihn nach *Berlin* zu dem Arzt, der ihn vor zwei Jahren so glänzend behandelt hat, gebracht. Bei dem hat er dann eine Entziehungskur durchgemacht, aber stattdessen hat der ihm zu schwere Schlafmittel gegeben, was eine ganz schwere Schlafmittelvergiftung zur Folge hatte. Es war schrecklich, diesmal habe ich wirklich geglaubt, er würde geisteskrank werden.< Im Juli erfährt *Kagelmacher* vom Patienten selbst genaueres: >Also, ich bin wieder unter den meinen, auch unter den Lebenden, auch unter den Verständigen. Schlimm war es diesmal schon. Wenn wir einmal wieder beisammen sind, erzählen *Suse* und ich von diesen Ärzteirrungen, und all ihrem Drum und Dran...vierzehn Tage fehlen ganz aus meinem Gedächtnis, Gottlob! – das war die Zeit, in der ich fast die Schwelle überschritten hätte. Aber während ich bisher in meinem Leben doch fast stets das Gefühl gehabt habe: es kann mir nichts geschehen, ist mir diesmal etwas von der Todesangst, die ich während meiner Halluzinationen gehabt haben muss, geblieben. Ergebnis: etwas achtsamer werde ich leben. Und mit ständigem Verzicht auf jedweden Alkohol. Das ist doch wenigstens ein positives Ergebnis.<«[636]

Der Krankheitsprozess schritt weiter fort. *Fallada* war fast nicht mehr in der Lage zu arbeiten. Er nahm Unmengen von Schlaftabletten, trank jeden Tag Alkohol und injizierte wieder Morphium, so dass er sich notgedrungen entscheiden musste, sich bei seinem Freund *Willi Burlage*[637], der das Sanatorium *Heidehaus* leitete, zur Entgiftung aufnehmen zu lassen.

»Die Entziehungskur ist sehr teuer, die Sanatoriumsbedingungen aber wenig komfortabel. >Das *Heidehaus* war ein fürchterlicher Stall...Das war eine geschlossene Abteilung, auf die er auf eigenen Wunsch ging...Ich musste in seinem Zimmer mit schlafen. Da wurde die Schranktür aufgemacht, damit ich ins Bett gehen konnte...Das Essen im *Heidehaus* war wirklich ganz schlimm...Es gab keine Messer im Haus, also war alles, was sie zum Essen kriegten, schon sorgsam zerpflückt.<«[638]

Seine Krankenschwester aus dem Sanatorium begleitete ihn mit in den Weihnachtsurlaub nach *Carwitz*.

---

636 AaO., 267f.
637 Willi Burlage, Schulfreund Falladas aus Leipzig, später Psychiater, Leiter des Sanatoriums Heidehaus in Berlin.
638 AaO., 279.

»Im Dezember 1935 erhält *Hans Fallada* Weihnachtsurlaub und fährt in Begleitung von *Sophie Baumgarten*[639] nach *Carwitz*. Zu Hause gibt es keinen Alkohol, selbst *Rowohlt* darf während seiner Besuche nichts trinken, aber eine ständige Gefahr sind die Gasthäuser in *Carwitz* und Umgebung. *Sophie Baumgarten* bemüht sich redlich, sie während ihrer Spaziergänge mit *Hans Fallada* zu umgehen, aber das gelingt ihr nicht immer. ›Da passierte es, dass er sich einen Korn bestellte und es war aus...Ich hab von da aus Mummi (seine Frau *Suse*)angerufen, die kam uns sofort entgegen. Unterwegs versuchte er wegzulaufen. Er war besoffen von einem Korn...‹«[640]

Wie aus dem Bericht der Krankenschwester zu ersehen war, hatte sich bei *Fallada* eine deutliche Alkoholintoleranz entwickelt, die sich im Laufe des alkoholischen Krankheitsprozesses erst in der chronischen Phase ausgebildet.

1937 starb der Vater *Falladas* und 1943 zogen die Mutter und weitere Verwandte nach *Carwitz*. Die Spannungen innerhalb der Familie stiegen und *Fallada* fand kaum noch Ruhe zum Schreiben.

»*Fallada* trinkt unmäßig und tyrannisiert seine Umgebung. Er gerät ständig aus der Fassung und brüllt herum, wirft Geschirr an die Wand, zertritt Stühle und wird gewalttätig. Er weiß, das es nicht der richtige Weg ist, Krisen zu bewältigen, aber der permanente Alkoholrausch überdeckt jede rationale Einsicht. Zuletzt zieht er mit Anneliese, einer Haustochter, ins Gärtnerhäuschen. Der Ehebruch findet offen vor all den vielen Augen statt ...Jetzt verliert auch die langmütige und leidensfähige *Suse* die Fassung; An einem Januartag prügelt sie die Nebenbuhlerin aus dem Gärtnerzimmer hinaus, verweist sie des Hofes und stellt ihren Mann vor die Alternative, sich umgehend zu entscheiden, mit wem er künftig das Leben teilen will. Fallada reagiert darauf mit einem Akt der Zerstörung. Er randaliert wild umherbrüllend in Haus und Garten.«[641]

Trennung von der Ehefrau

[639] Sophie Baumgarten, Krankenschwester und getreue Begleiterin Hans Falladas, sie bagatellisierte die Süchte Falladas.

[640] AaO., 279.

[641] AaO., 328.

Die Ehefrau *Falladas* hatte tatsächlich ihre Drohung wahr gemacht und sich zunächst im Juli 1944 von ihm scheiden lassen. *Fallada* lebte weiterhin in dem Gartenhaus in *Carwitz* und lernte aus dem benachbarten *Feldberg* später eine zweizwanzigjährige, ebenfalls morphiumabhängige Frau kennen.

Aber immer wieder kehrte *Fallada* in das Haus nach *Carwitz* zu seiner Frau zurück. Meistens war er betrunken. So auch an dem Tag, an dem er mit einer Pistole auf seine Frau schoss. Daraufhin wurde er noch am gleichen Tage in die *Landesanstalt Strelitz* eingewiesen, was er im *»Trinker«* darstellte.

Während sich der Hauptheld im *»Trinker«* das Leben nahm, wurde *Fallada* am 13. Dezember wieder in die Freiheit entlassen. Der Heiligabend, den er innerhalb der Familie in *Carwitz* verbrachte, verlief harmonisch. Am zweiten Weihnachtsfeiertag wollte er sich von seiner Freundin verabschieden. Jedoch wurde er noch am gleichen Tage rückfällig , verlobte sich mit *Ulla Losch*[642] und heiratete diese am 2. Februar 1945.

»Hans *Fallada* und *Ulla Losch* pendeln ständig zwischen *Feldberg* und *Berlin* hin und her, es geht bei diesen Fahrten in die Großstadt vor allem um Morphium, das in *Feldberg* schwerer zu beschaffen ist. *Ulla Losch* ist reich und kennt zudem viele illegale Bezugsquellen. Ob in *Feldberg* oder *Berlin*: Beide ruinieren sich; sie bleiben tagelang in den Betten und verdämmern ihren Rausch. Ist kein Morphium zu beschaffen, tut's auch der Alkohol, ist auch der zur Neige gegangen, helfen Barbiturate, die beängstigende Gegenwart zu vergessen, die Gedanken an eine ungewisse Zukunft zu überschlafen.«[643]

Nach Kriegsende übertrug man *Fallada* das Amt des Bürgermeisters in *Feldberg*. Dieses konnte er nur unter Strömen von Alkohol und Morphium erfüllen. Schließlich mussten die Russen ihn selbst in einem erbarmungswürdigen Zustand in das Krankenhaus *Neustrelitz* einliefern. Nach seiner dortigen Entlassung verließ er, mit der Unterstützung von *Johannes R. Becher,* endgültig *Feldberg*. Er zog zurück

[642] Ulla Losch (1921-1958) starb 1958 an den Folgen ihrer Morphiumsucht.
[643] AaO., 346.

nach *Berlin* in eine Siebenzimmerwohnung, die er gemeinsam mit seiner Frau bewohnte.

»Aber der Mann, der jetzt vor *Becher* steht und mit schwacher Stimme seine Fragen beantwortet, wirkt nicht wie der begnadete Dichter, nicht einmal wie der scharfsichtige Chronist seiner Zeit. Er ist ein grauer, dürrer, ausgebrannt wirkender Mensch, der sich merkwürdig langsam bewegt, mühsam die Worte sucht, schleppend spricht und über die Trostlosigkeit des Lebens klagt.«[644]

Fallada gelang es jedoch, sich noch einmal aufzuraffen und in einem Schaffensrausch, den ersten antifaschistischen Roman der Nachkriegszeit *»Jeder stirbt für sich allein«* zu schreiben.

In einem langen Brief an seine Mutter, vom 22. Dezember 1945, auf der geschlossenen Station der *Charité Berlin*, zog *Fallada* Bilanz.

»...Ich habe jetzt wieder einen wirklichen großen Roman geschrieben, in ganz kurzer Zeit, einen Roman, der ein Erfolg werden wird, ich hatte die Früchte meines Fleißes schon in der Hand, und nun sitze ich hier einsam allein und habe mich wieder um alles Erreichte gebracht. Irgend etwas ist in mir nie ganz fertig geworden, irgendetwas fehlt mir, so dass ich kein richtiger Mann bin, nur ein alt gewordener Mensch, ein alt gewordener Gymnasiast, wie *Erich Kästner* einmal von mir gesagt hat. Ich sage mir immer, dass es diese Zusammenbrüche nicht mehr geben darf, dass ich vernünftig leben muss, aber ich mag nicht mehr mit mir, geschweige den andern..., da ich so heilige Versprechen so oft gebrochen habe, sage ich dann nur, ich will es wieder versuchen, ich will fleißig sein, ich will arbeiten - möge es lange gut gehen!
Mein armes Mädchen *Ulla* liegt hier auf derselben Station mit mir, nur paar Türen weiter, in einem Schlafsaal (während ich ein Einzelzimmer habe), weil, wie der Professor mir sagte, sie noch zu unruhig ist, als dass sie allein liegen dürfte. Ich darf sie noch nicht sehen, und ich darf sie wohl auch noch länger nicht sehen - auch das will ich ohne Klagen ertragen.«[645]

---

[644] AaO., 362f.
[644] Vgl. MÜLLER-WALDECK · ULRICH Hans Fallada, sein Leben in Bildern und Briefen, 246ff.

»Der Trinker«

Der stark autobiographisch gefärbte Roman *Hans Falladas »Der Trinker«* gehört bis heute zu den bedeutendsten deutschsprachigen Gestaltungen eines Abhängigkeitskranken.

Detlev Jürß weist außerdem besonders auf die Romane *»Anton und Gerda«* und auf *»Wer einmal aus dem Blechnapf frisst»* als Titel hin, deren zentralen Inhalte mit der Suchtthematik zu tun haben.

»*Fallada* gestaltet den Suchtmittelgebrauch als einen Prozess, der seine Figuren in psychische und physische Abhängigkeit führt, die Auflösung ihrer individuellen Persönlichkeitsstruktur zur Folge hat und damit lebensgeschichtliche Katastrophen bewirkt. Als Ausgangspunkt dieser Entwicklung werden immer wieder prägende Eindrücke in der Jugendzeit angesprochen. Auslösender Faktor ist häufig die Beziehung zu Personen, deren Einfluss das Abgleiten in die Süchtigkeit fördert sowie tatsächliche Belastungen im Lebensalltag. Die Mehrzahl von *Falladas* Figuren befindet sich allerdings bereits im Stadium der akuten Gefährdung. Ihr Bemühen kreist darum, aus dem Teufelskreis der Sucht auszubrechen oder den Rückfall in die erneute Abhängigkeit zu vermeiden. «[646]

Die mehrfache Verfilmung des »*Trinkers*«, der zuletzt von dem alkoholabhängigen *Harald Juhnke*[647] dargestellt wurde, erhöhte noch einmal die Popularität des Romans in einer breiten Öffentlichkeit. Die klare, prägnante Sprache, die Unerbittlichkeit des fast schicksalsmäßigen Verlaufs rührt Betroffene und Nichtbetroffene bis heute an.

Der Roman bietet eine Vielzahl von Informationen zum Verlauf eines alkoholischen Krankheitsprozesses, so dass er in der Bibliotherapie[648] in der Behandlung von Suchtkrankheiten ein häufig verwendetes Buch ist.

---

[646] Vgl. JÜRß In der Wüste des Daseins: Hans Falladas verführbare Helden, Anmerkungen zur Suchtdarstellung in seinem Werk, 141.

[647] Harald Juhnke (geboren 1929) Schauspieler und Entertainer, 1995 spielte er die Hauptrolle im Film »Der Trinker«, seit Dezember 2001 lebt er wegen einer alkoholbedingten Demenz in einem Pflegeheim.

[648] Bibliotherapie Empfehlung und Gebrauch von Büchern zur Unterstützung einer Psychotherapie.

Der Roman wurde erst nach dem Tode *Falladas* publiziert. Er ist als ein Wendepunkt seines Schaffen zu bezeichnen, denn es war der erste seriöse Roman nach dem Erscheinen des »*Eisernen Gustav*«.[649].

Inhaltlich beschreibt der Roman den Abstieg des Geschäftsmannes Erwin Sommer, der alkoholabhängig ist und zum lebenslangen Insassen einer psychiatrischen Klinik wird. Der Roman ist in der Ichform geschrieben.

Er beginnt mit der Erzählung des Lebens von Erwin Sommer im psychiatrischen Krankenhaus, nachdem sich dieser in suizidaler Absicht an dem Auswurf eines Tuberkulosekranken infiziert und auf seinen Tod wartet. Besonders der Anfang des Romans, in dem Sommer den Ausbruch und die Genese seiner Alkoholabhängigkeit schilderte, gewinnt die Darstellung durch den dokumentarischen Charakter eine erregende Unmittelbarkeit. Später wird der Niedergang seines Geschäfts, die Zerrüttung seiner Ehe und schließlich die Inhaftierung geschildert.

Der Roman entstand zwischen dem 6.9. und dem 21.9.1944, also innerhalb von 15 Tagen, in der geschlossenen Landesanstalt *Neustrelitz-Strelitz. Jenny Williams*[650] beschrieb in ihrer Fallada-Biographie die Entstehung des Romans folgendermaßen:

»Das unter dem Namen »*Trinkermanuskript*« bekannte Manuskript besteht aus 92 Bögen (184 Seiten) linierten Papiers. Es enthält eine Reihe von Kurzgeschichten, den Roman »*Der Trinker*« und einen Bericht über *Ditzens*[651] Erfahrungen mit dem NS-Regime vom Januar 1933 bis kurz vor Ausbruch des 2. Weltkrieges im Jahre 1939. Das Manuskript gliedert sich in zwei Teile: Auf den Seiten 1 bis 140 finden sich drei Kurzgeschichten und der Roman »*Der Trinker*«; Jede Seite weist 24 Zeilen in *Ditzens* winziger, gedrängter, nahezu unentzifferbarer Handschrift auf. Die Seiten 141 bis 184 enthalten zwei weitere Kurzgeschichten und seine Memoiren über die Jahre 1933 bis 1939. Auf den Seiten 141 bis 153 finden sich mindestens 72, auf den Seiten 154 bis 184 mindestens 48 Zeilen Handschrift pro Seite. *Ditzen* verfuhr nämlich folgendermaßen: Am 6. September begann er auf Seite 1,

---

[649] Hans Fallada, »Der eiserne Gustav«, am 28. Februar 1938 als Filmvorlage beendet, Berlin bei Rowohlt 1938.

[650] Jenny Williams, Schriftstellerin, geboren in Nordirland, Professorin für Germanistik, Dublin City University, 1998 »More Lives than One«.

[651] Geburtsname von Hans Fallada – Rudolf Ditzen (21. 07.1893 – 05.02.1947).

am 21. September hatte er die Kurzgeschichte *»Der kleine Jü-Jü und der große Jü-Jü«* und den Roman *»Der Trinker«* abgeschlossen und war auf Seite 131 angelangt. Tags darauf schrieb er *»Ich suche den Vater«* und begann *»Die Geschichte von der kleinen und der großen Mücke«*, bis er Seite 141 erreichte. Am 23. September begann er auf Seite 141 mit der Niederschrift seiner Erinnerungen an die Nazizeit und schrieb bis Seite 184 weiter, wobei er nach wie vor 24 Zeilen pro Seite füllte. Als er am 28. September auf Seite 184 angekommen war, drehte er diese auf den Kopf, gab ihr die Ziffer 185 und schrieb »rückwärts« in die Zwischenräume zwischen den Zeilen. Am 5. Oktober erreichte er Seite 141. Damit wies jede der Seiten 141 bis 184 mindestens 48 Zeilen Text auf. Nunmehr wendete er Seite 141 abermals um und begann, zwischen den bereits bestehenden Doppelzeilen mit Seite 229 seines Manuskripts. Auf diese Weise fuhr er fort, bis er am 7. Oktober wieder auf Seite 153 angelangt war. Mit 72 Zeilen waren die Seiten 141 bis 153 gleich dreifach beschrieben. «[652]

Der Roman wurde in Form eines Tagebuches geschrieben. Der erste Eintrag fand sich am 6.9.1944. Schon im ersten Satz stieg *Fallada* in die Suchtentwicklung seines Helden ein, mit Bagatellisierung und Entschuldigung seiner Alkoholikerkarriere. Er beschrieb einen lobabhängigen, empfindsamen und reizbaren Menschen.

»Ich habe natürlich nicht immer getrunken, es ist sogar nicht sehr lange her, dass ich mit Trinken angefangen habe. Früher ekelte ich mich vor Alkohol; allenfalls trank ich mal ein Glas Bier; Wein schmeckte mir sauer, und der Geruch von Schnaps machte mich krank. Aber dann kam eine Zeit, da es mir schlecht zu gehen anfing. Meine Geschäfte liefen nicht so, wie sie sollten, und mit den Menschen hatte ich auch mancherlei Missgeschick. Ich bin immer ein weicher Mensch gewesen, ich brauchte die Sympathie und Anerkennung meiner Umwelt, wenn ich mir das auch nicht merken ließ und stets sehr selbstbewusst und sicher auftrat. Das Schlimmere war, dass ich das Gefühl bekam, auch meine Frau wende sich von mir ab.«[653]

Die Beweggründe für den Beginn des alkoholischen Krankheitsprozesses waren allenfalls angedeutet knapp umrissen, »Es war nur eine gewisse Stagnation in meinen Geschäften eingetreten«. Zudem

[652] Vgl. WILLIAMS Mehr Leben als eins – Hans Fallada, 312f.
[653] Vgl. FALLADA Der Trinker, 5.

beschrieb der Titelheld, dass er das Gefühl seine Frau Magda habe sich von ihm abgewendet. Bei einem erneuten Zwischenfall mit einem fehlenden Fußabtreter und einem verschmutzten Teppich erinnerte Sommer sich plötzlich an eine Flasche Rotwein im Keller, die er einmal geschenkt bekommen hatte. Zu diesem Zeitpunkt befand er sich in einer eindeutig unangenehmen Situation. Er fühlte sich gekränkt, zurückgesetzt und ungerecht behandelt (»Ich war niedergedrückt von all dem stummen Missfallen, dem ich begegnete«), weshalb er zwei Gläser Rotwein trank, seine Misserfolge in Erfolge ummünzte und seiner Frau 100 Mark schenkte.

Am Morgen darauf überkamen ihn jedoch Gewissensbisse, Sommer fragte sich, ob er völlig betrunken gewesen sei und stellte fest, dass dies der erste Rausch seines Lebens gewesen sein musste.

»Ich hatte zum ersten Mal in unserer Ehe Magda wissentlich betrogen - und warum? Warum in aller Welt? - Für gar nichts. - Ich hätte ja von all diesen Dingen wunderbar schweigen können, wie ich bisher von ihnen geschwiegen hatte. Niemand zwang mich zum Sprechen. Niemand? Doch ja, der Alkohol hatte mich dazu gebracht. Als ich das erst einmal erkannt hatte, als ich in vollem Umfange erfasst hatte, welch Lügner der Alkohol ist und wie er dazu aus ehrlichen Menschen Lügner macht, schwor ich mir zu, nie wieder einen Tropfen Alkohol zu trinken und auch auf das ab und zu bisher genossene Glas Bier zu verzichten.«[654]

Die ehelichen Konflikte nahmen zu und als Geschäft in eine ernsthafte Krise geriet, mied Sommer sein Kontor, verließ es, ohne es wahrzunehmen in Trance die Stadt und plötzlich stand er vor einem Wirtshaus.

»Ich stand gerade vor dem Gasthof, und ich spürte, dass ich Durst hatte, ich trat in die niedrige, weite, aber dunkle Schankstube ein.«[655]

...

»Aber mein Durst und noch mehr das Gefühl sofort wieder meinen Sorgen ausgeliefert zu sein, ließen mich statt dessen an die Theke treten.
„Geben Sie mir was zu trinken, irgendwas, das den Durst löscht“, sagte ich.

[654] AaO., 14.
[655] AaO., 14.

Ohne aufzusehen ließ das Mädchen Bier in ein Glas laufen, ich sah zu, wie der Schaum über den Rand troff.«[656]

...

»Ich hob das Glas zum Munde und trank es bedächtig. Schluck für Schluck, ohne einmal abzusetzen, leer. Es schmeckte frisch, prickelnd und leicht bitter, und indem es meinen Mund passierte, schien es in ihm etwas von einer Helle und Leichtigkeit zu hinterlassen, die vorher nicht in ihm gewesen war.
›Geben Sie mir noch einmal von dem‹, wollte ich sagen, besann mich aber anders. Ich hatte vor dem jungen Mann ein helles, kurzes, gedrungenes Glas stehen sehen, das man bei uns eine ›Stange‹ nennt und in dem gewöhnlich Korn ausgeschenkt wird.
›Ich möchte auch eine solche Stange‹, sagte ich plötzlich. Wie ich, der ich mein Lebtag keinen Schnaps getrunken, der ich immer eine tiefe Abneigung gegen den Geruch von Schnaps gehabt habe, dazu kam, weiß ich nicht zu sagen. In jenen Tagen änderten sich alle Gewohnheiten meines Lebens, geheimnisvollen Einflüssen war ich ausgeliefert, und genommen war mir die Kraft, ihnen zu widerstehen. «[657]

...

»Ich hob das Glas, zögerte - und schüttete den Inhalt in einem plötzlichen Entschluss in die Mundhöhle. Es brannte atemberaubend, dann verschluckte ich mich, zwang die Flüssigkeit aber doch die Kehle hinunter. Ich fühlte sie brennend und beizend hinunterrinnen - und in meinem Magen entstand ein plötzliches Gefühl von Wärme, einer wohltuenden, heiteren Wärme. Dann musste ich mich am ganzen Leibe schütteln. Der Maurer sagte halblaut: „Die sich so schütteln, das sind die Schlimmsten“, und das Mädchen lachte kurz. Ich legte eine Mark auf den Zink und verließ ohne ein weiteres Wort die Gaststätte.«[658]

Sorgenfrei und beschwingt ging er zurück in Richtung seines Hauses. Unterwegs trank er noch in zwei weiteren Wirtshäusern, um sich die wohltuende Wirkung des Alkohols zu erhalten und traf zu Hause mit einem »nicht unangenehmen Benommenheitsgefühl« zum Mittagessen an.

Nach diesem für Sommer außergewöhnlichen Ereignis änderte sich alles. Unsicher saß er am Tisch, da er sich fragte, ob seine Frau

[656] AaO., 14.
[657] AaO., 14f.
[658] AaO., 15.

das Alkoholtrinken registriert hatte. Er befand sich in einer schwierigen Situation und unangenehmen Lage, die ihm Gelegenheit bot, sich durch einen erneuten Alkoholkonsum aus diesen Misslichkeiten zu befreien. Und tatsächlich in diesem Moment als seine Frau kurz in die Küche gegangen war, fiel ihm, wie aus heiterem Himmel, die angefangene Rotweinflasche ein.

»Ich dachte an nichts Besonderes, ich war von einer heiteren Zufriedenheit erfüllt, das Leben gefiel mir. Keine Ahnung hatte ich von dem, was ich nun sofort tun würde. Plötzlich mir selbst überraschend – stand ich auf, schlich eilig auf den Zehenspitzen zur Anrichte, öffnete die untere Tür und richtig – da stand noch die Rotweinflasche, die wir an jenem verhängnisvollen Novemberabend, als unsere Streitereien begannen, angetrunken hatten! Ich hob sie gegen das Licht: sie war, wie ich es nicht anders erwartet hatte, noch halb gefüllt. Ich hatte keine Zeit zu verlieren, jeden Augenblick konnte Magda zurückkommen. Mit den Nägeln zog ich den ziemlich weit in den Hals getriebenen Korken heraus, setzte die Flasche an den Mund und trank, trank aus der Flasche wie ein alter Säufer! (Aber was sollte ich tun? Für die Benutzung eines Glases war keine Zeit, ganz abgesehen davon, dass ein benütztes Glas eine verräterische Spur gewesen wäre.) Ich nahm drei, vier sehr kräftige Schlucke, hielt die Flasche wieder gegen das Licht und sah, dass in ihr nur eine schäbiger Rest war. Ich trank auch ihn aus, verkorkte die Flasche wieder, schloss die Anrichtentür ab und schlich an meinen Platz zurück. In mir wogte es, mein Magen, gereizt durch die plötzlich starke Alkoholzufuhr, machte einige krampfhafte Bewegungen, vor meinen Augen lag feuriger Nebel und Stirn und Hände waren schweißnass. Ich hatte gewaltig zu tun, bis zur Rückkehr Magdas einigermaßen wieder meiner Herr zu werden.«[659]

Als seine Frau Magda in das Zimmer zurückkehrte, fiel ihr sofort das veränderte Äußere ihres Mannes auf und sie fragte nach seinem Befinden.

»>Was ist mit Dir, Erwin? Bist Du krank? Hast Du Fieber - Du siehst so rot aus?<«[660]

[659] AaO., 16f.
[660] AaO., 18.

Herr Sommer griff diese Feststellung seiner Frau dankbar auf und sah darin eine gute Gelegenheit, sich ins Bett zurückzuziehen.

Fallada beschrieb dann, nachdem nur ein Tag seit dem angeblich ersten Rausch vergangen war, das typische Erleichterungstrinken, den heimlichen Alkoholkonsum, die Schuldgefühle und den Kontrollverlust. So schnell wie im Roman der Beginn der Abhängigkeit geschildert wurde, so dramatisch und rasant entwickelte sich auch das weitere Geschehen.

»Damit war ich endlich allein; ich legte den Kopf zurück, und der Alkohol floss nun in ungehemmter freier Welle ganz durch mich hindurch, mit einer samtenen Schwinge bedeckt er all meine Sorgen und Kümmernisse, selbst den kleinen, ganz frischen Ärger, dass ich Magda so unnötig einen »prima Gang der Geschäfte« vorgelogen hatte, schwemmte er fort.«[661]

Von Mittag bis zum Abend hatte Erwin Sommer wie tot geschlafen, beim Erwachen fühlte er sich miserabel.

»Ich stehe mühsam auf. Ich fühle mich am ganzen Körper zerschlagen, mein Kopf ist dumpf und meine Mundhöhle trocken und pelzig. Einen Blick werfe ich in das Speisezimmer nebenan: Kein Abendbrottisch ist gedeckt, und dies ist die Stunde, zu der wir sonst nachmahlen.«[662]

Während Erwin geschlafen hatte, war vom Geschäft aus zu Hause angerufen worden. Um sich bei dem Buchhalter über die betriebliche Situation zu informieren hatte Magda das Haus verlassen. Sommer war darüber, dass seine Frau nicht anwesend war, völlig aus der Fassung geraten und er wurde von Panik erfasst. Gegenüber der Hausgehilfin ließ er sich hemmungslos gehen. Böse Ahnungen beschlichen ihn.

»Immer tiefer hinab. Immer schneller hinein. Nun gibt es doch kein Halten mehr!«[663]

---

[661] AaO., 18.
[662] AaO., 18.
[663] AaO., 20.

In gedrückter Stimmung, nur mit dem Gedanken im Kopf, endlich wieder Alkohol trinken zu können, verließ er sein Haus, um den schrecklichen, qualvollen Zustand zu mildern.

Damit stellte *Fallada* ein weiteres, sehr wichtiges Symptom der sich entwickelnden Alkoholkrankheit, das ›craving‹, das heftige, übermächtige Verlangen nach dem Suchtmittel, das in die klinisch-diagnostischen Leitlinien der ICD-10 eingegangen ist, dar.

»Ich ging immer schneller, ich wollte endlich dorthin kommen, wo es Frieden vor diesen quälenden Fragen gab. Endlich stand ich wieder vor meinem Ziel, vor dem selben Dorfgasthaus, das ich an diesem verhängnisvollen Vormittag aufgesucht hatte;«[664]

In schneller Folge trank er Schnaps auf Schnaps, dem Schankmädchen bezahlte er eine Flasche Sekt und trotz eines unheilvollen Gefühls trank er weiter.

»Ich griff zur Flasche und schenkte mir wieder ein. Schon jetzt war mir klar, dass ich völlig betrunken war und dass ich nicht mehr weitertrinken durfte. Dennoch blieb der Hang weiterzutrinken, stärker. Das farbige Gespinst in meinem Hirn verlockte mich, die nie betretenen dunklen Dickichte in meinem Inneren reizten meinen Fuß.«[665]

Nachdem Sommer dem Schankmädchen 100 Mark gezahlt hatte, durfte er ihr aufs Zimmer folgen. Jedoch entzog er sich im letzten Moment der pikanten Situation durch Flucht unter Zurücklassung seiner Schuhe, mit einer halbvollen Schnapsflasche in der Hand. Mit wunden Füßen erreichte er sein Haus zu nächtlicher Stunde. Die Schnapsflasche hatte er längst ausgetrunken. Zu Hause stellte er fest:

»Ich muss mir gleich morgen einen Weinkeller zulegen und ein paar Flaschen Schnaps müssen auch in ihm sein. Schnaps ist etwas sehr Gutes. - Wie schade, dass ich so viele Jahre versäumt habe, in denen ich hätte Schnaps trinken können - in aller Mäßigkeit natürlich.«[666]

---

[664] AaO., 22.
[665] AaO., 24.
[666] AaO., 29.

Plötzlich, beim Baden seiner wunden Füße war ihm eingefallen, dass seine Frau in der Küche zum Kochen möglicherweise Alkohol haben könnte.

»Und ich laufe mit meinen nackten Füßen in die Speisekammer, ich suche, ich rieche an Flaschen, ich rieche Essig und Öl - und hier, da steht es ja: Fine old Sherry und hier sogar Portwein, dreiviertelvoll die Flasche und Rum, halb voll - oh, wie schön ist das Leben. Rausch, Vergessen, auf dem Strome des Vergessens dahintreiben, in die Dämmerung hinein, tiefer in die Schwärze hinab, dorthin, wo es weder Versagen noch Reue gibt ... Guter Alkohol sei gegrüßt, la reine Elsabe, an deiner nackten Brust habe ich geruht, den Ruch von Haar und Fleisch geatmet! - «[667]

Als seine Ehefrau ihn so vorfand, war sie fassungslos. Sie versorgte seine Wunden und brachte ihn zu Bett. Am nächsten Morgen wurde er von Reue über das maßlose Trinken, von den Erinnerungen an die schamlosen Szenen, von Schuldgefühlen geplagt. Sommer hatte gehofft, alles sei nur ein böser Traum gewesen, aber sein körperlicher Zustand mahnte ihn an die Realität. Er schleppte sich mühsam ins Geschäft, wo die Ehefrau an seinem Platz bereits arbeitete und neue Geschäftsideen entwickelte. Mit großen Bedenken willigte sie in eine Geschäftsreise ihres Mannes nach *Hamburg* ein. Erwin Sommer gelang dort, eher durch Zufall, ein guter Geschäftsabschluss. Danach betrank er sich nicht sofort, denn er hatte jetzt sein Trinksystem verändert, in dem er begann, über den Tag verteilt, Alkohol zu konsumieren. Seine Frau sah die Erhöhung der täglichen Trinkmenge mit großen Bedenken und versuchte, ihren Mann zu bewegen, sich einem Arzt anzuvertrauen. Aber Sommer war misstrauisch, glaubte seine Frau im Bunde mit dem Hausarzt, um ihn in eine Trinkerheilanstalt abzuschieben. Natürlich hatte die Ehefrau Recht, aber die Abwehr von ihm war zu groß. Nach seiner Rückkehr von einer Reise nach *Hamburg* war er seiner Ehefrau gegenüber kurz angebunden, schützte Kopfschmerzen vor und legte sich zum Schlafen gleich ins Bett. Nachts stand er jedoch auf, um in die Speisekammer zu gehen, um die Reste zu trinken. Da wurde ihm bewusst, dass er alkoholabhängig geworden war.

---

[667] AaO., 29.

»Und während ich noch die letzte Flasche am Munde hatte, wurde mir mit schrecklicher Gewissheit klar, dass ich verloren war, dass es keine Rettung mehr für mich gab, dass ich dem Alkohol gehörte mit Leib und Seele. Nun war es gleichgültig geworden, ob ich noch einige Tage oder Wochen irgendwelchen Schein von Anstand und Sitte aufrecht erhielt - es war doch vorbei. Sie sollte nur kommen, die Magda, und mich trinken sehen. Ich würde ihr ins Gesicht sagen, dass ich ein Trinker geworden war, und sie hatte mich dazu gemacht, sie mit ihrer infernalischen Tüchtigkeit!«[668]

Er trank jetzt täglich bei allen Gelegenheiten, allein, heimlich und mit Kunden, meist direkt aus der Flasche. Die Alkoholtoleranz war gestiegen. Die Auseinandersetzungen mit seiner Ehefrau hatten weiter zugenommen. Längst war ihr bewusst:

»Denn du bist krank, Erwin, du bist so krank, wie du noch gar nicht ahnst ...«[669]

Erstmalig drohte ihm Magda sich scheiden zu lassen. Die sozialen Konsequenzen des hohen Alkoholkonsums waren damit nicht nur auf seine Arbeitbegrenzt, auch drohte seine Ehe zu zerbrechen. Obwohl ihm bei dem rasanten Verlauf seiner Abhängigkeitsentwicklung längst klar war, dass er alleine aus dem ihn vernichtenden Strudel nicht mehr heraus kam, ließ er voller Selbstmitleid alle Scham fallen und betrank sich schon mitten am Tag.

»Ich verlor nie ganz ein leises Gefühl der Beschämung darüber, dass ich, Erwin Sommer, mich hinter einer Hecke versteckte, einen Flaschenhals an den Mund setzte und Schnaps in mich hineinlaufen ließ wie der letzte Walzenbruder.«[670]

...

»...ich schlug einen seitab führenden Feldweg ein und warf mich unter einem schattenden Gebüsch ins Gras. Sofort verfiel ich in Schlaf, in jenen tiefschwarzen Schlaf, den der Alkohol bringt, wobei man gewissermaßen

668 AaO., 38.
669 AaO., 43.
670 AaO., 46.

ausgelöscht ist, einen befristeten Tod stirbt. Keine Träume gibt es da mehr, keine Ahnung von Licht und Leben – fort ins Nichts! Das ist es. - «[671]

Am Abend trank er im Gasthaus weiter. Er musste Unmengen von Schnaps konsumieren, um die gleiche Wirkung zu erzielen, denn seine Alkoholverträglichkeit hatte sich weiter gesteigert. Er lud eine Runde junger Burschen zu sich an den Tisch und bestellte für jeden, was er wünschte.

»Schon nach kurzer Zeit bot mein Tisch einen wilden Anblick. Bier- und Schnapsgläser, Wein- und Sektflaschen standen in einem wilden Durcheinander auf ihm, und um ihn gruppierte sich eine Rotte wild durcheinander redender, schreiender, lachender, fuchtelnder Gestalten, und ich war einer der wildesten und betrunkensten von allen. Ich fühlte mich ganz losgelassen, ich war wirklich wie ein Stein, der in den Abgrund stürzt – ich dachte an nichts mehr.«[672]

Trotz der hohen alkoholischen Beeinflussung und des Chaos konnte Sommer die Situation noch überblicken und adäquat reagieren, denn mit großem Schrecken hatte er festgestellt, dass am Nachbartisch der Hausarzt der Familie, Dr. Mansfeld, und der Kreisarzt, Dr. Stiebing, Platz genommen hatten. Obwohl diese ihn scheinbar gar nicht wahrnahmen, bezahlte er vorsichtshalber eilig seine Zeche. Diese war so hoch , dass er dafür seine letzte Mark hergeben musste. Als er sich aus dem Lokal wegstehlen wollte, wurde er von den Ärzten zum Mitfahren aufgefordert und nur durch eine tollkühne Aktion gelang es ihm während der Fahrt, aus dem Auto zu entfliehen.

Sommer mietete sich ein schäbiges Zimmer bei einem Herren Lobedanz, »einem der gemeinsten Schurken und Heuchler, die ich in meinem Leben kennengelernt habe.«[673]

Nun ging es ständig weiter bergab. Da Sommer vertrank sein ganzes Geld, so dass er nun unbedingt in sein Wohnhaus zurückkehren

[671] AaO., 46.
[672] AaO., 48.
[673] AaO., 55.

musste, um sich dort Geld aus einer Kassette zu holen. Aufkommende Entzugssymptome verhinderten zunächst seine Absicht.

»Leider wurde aus meinem schönen Plan nichts. Wieder einmal spielte mir der Alkohol einen bösen Streich. Nicht, dass es mich, wie schon einige Male vorher, in einen betäubten, traumlosen Schlaf niederwarf, der mich die richtige Stund versäumen ließ, nein, diesmal hatte ich ein viel schlimmeres Erlebnis: mein Körper verweigerte mir den Dienst, mein Magen streikte. Ich hatte noch, mit einigem Widerwillen wohl, aber aus Pflichtgefühl, einen Teil des geholten, ganz ordentlichen Abendessens zu mir genommen und hinterher kräftig getrunken. Ich hatte mich aufs Bett gelegt und war bereit, in einem dämmernden Halbschlummer die Stunde meines Fortgehens heranzuwarten; da fing mein Magen an zu würgen, er empörte sich, ich musste hoch, ich musste endlos und unter qualvollen Schmerzen erbrechen. Mein ganzer Körper war mit Schweiß bedeckt, meine Hände und meine Knie zitterten, mein Herz pochte laut und schmerzhaft, zögernd als wollte es jeden Moment aussetzen, In meinen Augen standen Tränen, es flimmerte vor ihnen, durch mein Hirn zogen Schleier, oft war ich bewusstlos.«[674]

Es gelang ihm, durch neuen Alkoholkonsum die Entzugserscheinungen zu mildern und sein Haus zu erreichen. Dort übermannte ihn das Selbstmitleid und nur »der Schnaps erwies sich als der beste Tröster; er trank lange und sehr viel.« In der Dunkelheit der Nacht schlich er durch das Haus, nahm sein Scheckbuch an sich, packte sich Sachen ein und verstaute das Tafelsilber mit viel Lärm in einem Koffer. Davon wurde seine Frau wach, erschrak über das Aussehen ihres Mannes und redete wild auf ihn ein. Er aber war so voller Zorn und Hass, dass er handgreiflich wurde, sie zurückstieß und, allerdings nicht ernst gemeinte, Morddrohungen ausstieß. Sommer floh und suchte noch einmal bei dem unausstehlichen Lobedanz Unterschlupf. Dieser entwendete ihm in einem grausamen Ringkampf auf einer Toilette fast sein ganzes Geld, das er gerade von der Bank abgehoben hatte.

Mit den übrig gebliebenen 1000 Mark flüchtete er in einen kleinen, wenig bekannten Luftkurort, speiste dort vornehm in einem Seehotel, trank Burgunder und kaufte sich feines Toilettenzeug so-

[674] AaO., 55f.

wie seidene Pyjamas. Schließlich kehrte er schließlich vollkommen betrunken in jenen Landgasthof zurück, in dem die Kellnerin Elinor wohnte. Dort war jedoch alles schon längst verschlossen. Durch einen Trick verschaffte er sich Eintritt, trank dort weiter Zwetschgenwasser, verschenkte 800 Mark an die Kellnerin und fand sich schließlich am nächsten Morgen, weil er randaliert hatte, im Dorfgefängnis wieder.

In diesem musste Sommer mit den Folgen der erzwungenen Abstinenz kämpfen. Fachkompetenter konnte man diese Situation kaum beschreiben.

»Ich springe auf und gehe in der Zelle hin und her. Nein, ich will jetzt ehrlich sein, ich will mir nicht wieder etwas vorlügen: ich kann, wenn ich nachher entlassen werde, nicht gleich auf einen Schlag mit dem Trinken aufhören; schon jetzt quält mich der Durst schändlich. Es ist wie ein reißendes Verlangen in meinem Körper, eine Gier, die einen töten zu wollen scheint, wenn sie nicht befriedigt wird. Meine Glieder zittern, ein Schweißausbruch folgt auf den anderen, der Magen ist in Aufruhr.«[675]

Nun begann die lange Leidenszeit von Erwin Sommer, denn statt der erhofften Entlassung aus dem Gefängnis, sah er sich mit einer Mordanklage seiner Ehefrau konfrontiert. Zunächst plante er, sich zu suizidieren, aber dann verlief die Entgiftung in der Haft komplikationsloser, als er erwartet hatte.

»Die ersten Tage waren so qualvoll, dass ich eines Nachts leise aufstand, an den Schrank des Dicken ging und aus seinem Rasierapparat die Klinge nahm: ich wollte mir den Hals durchschneiden. Nur brachte ich nachher doch den Mut dazu nicht auf. Ich hatte probeweise erst einen Schnitt am Handgelenk getan, der nur wenig blutete, mich aber beruhigte.
...
Im ganzen aber ging meine Entwöhnung vom Alkohol leichter als ich erwartet hatte. Ich war eben doch noch kein richtiger Trinker gewesen, hatte erst kurze Zeit mich dem Schnaps ausgeliefert und nie weiße Mäuse laufen sehen.«[676]

---

[675] AaO., 90.
[676] AaO., 101.

Fallada beschrieb ein Phänomen, das bei der Behandlung Abhängigkeitskranker immer wieder auftritt, nämlich dass sich ein Alkoholkranker besser als der andere dünkt und schließlich daraus den Schluss zieht, wieder kontrolliert trinken können.

Aber in der Situation, in der Sommer sich derzeit befand, war nicht ans Trinken zu denken. Er musste sich den schwierigen Umständen der Haft anpassen und erfuhr überraschend, welch positive Wirkung Beschäftigung haben kann. Er wurde ein geduldiger Arbeiter und geschickter Bürstenmacher.

Mit einem lapidaren Satz im letzten Kapitel des Buches wurde das ganze Schicksal des alkoholabhängigen Sommer umschrieben.

»Es hat keinen Termin meinetwegen gegeben . Das Verfahren gegen mich wurde aus § 51 eingestellt und meine dauernde Unterbringung in einer Heil- und Pflegeanstalt verfügt. Einen Scheidungstermin gab es wohl, aber ich brauchte zu ihm nicht zu erscheinen, damals war ich schon entmündigt.«[677]

Grausam durchfuhr es Erwin Sommer, als er vom Gefängnis in die Heilanstalt verlegt wurde und ihm klar wurde:

»Ich sollte eingesperrt werden auf Lebenszeit! Wirklich lebendig gestorben, wie ich eben gefühlt hatte. Wie ein Schleier lag es vor meinen Augen, und die Sonne, durch die wir gingen, die allen schien, mir schien sie nicht mehr. Nie wieder schien sie mir. Oh, diese Angst ...«[678]

Als Sommer die Heilanstalt betrat, besaß er nichts mehr. Sein Geschäft hatte er verloren, seine Frau hatte sich von ihm scheiden lassen und obendrein noch seinen ärgsten geschäftlichen Konkurrenten geheiratet. Er war entmündigt worden und konsequenterweise suchte er sein Ende im Suizid. Diese letzte Konsequenz ist nachvollziehbar, wenn man liest, wie Erwin Sommer den ersten Eindruck von der Heilanstalt beschrieb.

---

677 AaO., 210.
678 AaO., 124.

Ein Eisengitter und noch ein Eisengitter, und nun treten wir auf einen langen, düstern Gang, der voll steht von fahlen Gestalten. Es stinkt hier, stinkt durchdringend nach Abort, nach Kohl, nach schlechtem Tabak.[679]

In der ersten schlaflosen Nacht zog Erwin Sommer ein Resümee seines Lebens:

›Die Hölle‹, denke ich. ›Ich bin in die Hölle geraten. Wie soll ich hier je leben können? Und schlafen? Das sind ja keine Menschen mehr, das sind Tiere! Und hier soll ich sechs Wochen leben, vielleicht länger? Vielleicht lange? In dieser Hölle?‹

...

Ich bin in der Hölle ... Ich habe eine kurze Zeit gesündigt, und ich werde dafür lange Zeit unglaublich hart bestraft! Aber man hätte es wissen müssen, bevor man sündigte, wie hart die Strafe ausfällt. Es hätte einem vorher gesagt werden müssen, dann hätte man nicht gesündigt ...Gott, das bisschen Schnapstrinken, ist das nun wirklich so schlimm? Diese Kabbelei mit Magda - nun gut, juristisch haben sie eine Bedrohung daraus gemacht, aber muss ich darum bei lebendigem Leibe in der Hölle sein?«[680]

Aber trotz der erlittenen Qualen und den furchtbaren Konsequenzen seiner Abhängigkeitserkrankung wollte Erwin Sommer am Ende seiner Tage nur eins, noch einmal einen Rausch erleben. Mit diesem Wunsch verband er sein ganzes Glück.

»Und ich werde zu ihm sprechen: ›Herr Medizinalrat, gehen Sie ins Arztzimmer und mischen Sie mir mit eigener Hand aus Alkohol und Wasser einen Schnaps, nur ein Wasserglas voll. Nicht so einen, dass ich sofort hinunterstürze und nichts von ihm habe, wie damals, sondern einen, der mich wirklich noch einmal glücklich macht.‹

Und er wird mir meinen Wunsch erfüllen und mit dem Glas an mein Lager treten, und ich werde trinken, nach so vielen Jahren der Entbehrung endlich wieder trinken, Schluck für Schluck, in langen Abständen, voll das unendliche Glück auskostend. Und ich werde noch einmal jung werden, und ich werde die Welt blühen sehen mit allen Frühlingen und allen Rosen und den jungen Mädchen von eh und je. Eine aber wird vor mich treten und wird ihr bleiches Gesicht über mich, der vor ihr auf die Knie fällt, neigen, und ihre

[679] AaO., 126f.
[680] AaO., 131.

dunklen Haare werden mich ganz einhüllen. Ihr Duft wird um mich sein, und ihre Lippen auf meinen liegen, und ich werde nicht mehr alt und verunstaltet, sondern jung und schön sein, und meine reine d'alcool wird mich hinauf zu sich ziehen, und wir werden entschweben, in Rausch und Vergessen, aus denen es nie ein Erwachen gibt! Und wenn mir so geschieht in meiner Todesstunde, werde ich mein Leben segnen, und ich werde nicht umsonst gelitten haben! «[681]

So viel hatte erlitten und so wenig gelernt, möchte man sagen. Mit großer Milde breitete *Fallada* den Schleier des Erbarmens in Form einer blühenden Märchenwelt über den Erkrankten aus. Die ganze Gestalt des Trinkers Erwin Sommer zeichnete sich durch eine große Kritikschwäche aus, aber die Entwicklung des Krankheitsprozesses in seiner ganzen Konsequenz und Folgerichtigkeit wurde jedoch meisterhaft dargestellt. Anders als seinem Haupthelden gelang es Fallada selbst, sich des Alkohols zu enthalten, er wurde aus der psychiatrischen Klinik entlassen und konnte kurzzeitig sich mit seiner Frau wieder aussöhnen. Das Niederschreiben der eigenen Suchterlebnisse, die Rechenschaftslegung an sich selbst, hatte auf *Fallada* zeitweise sicherlich eine kathartische Wirkung gehabt.

BERTOLT BRECHT

»Baal«

Mehrfach stellte *Brecht* in seinen Stücken und Gedichten Menschen mit Alkoholproblemen dar.

[681] AaO., 211.

»Bezeichnend ist vielleicht auch, dass *Bertolt Brecht* sich aus Imagegründen als Trunkenbold gerierte, seine alkoholische Kennerschaft auf der Bühne ausstellte (»*Baal*«, »*Herr Puntila und sein Knecht Matti*«) und mit den beiden Gedichten »*Über den Schnapsgenuss*« und »*Vorbildliche Bekehrung eines Brandweinhändlers*« noch vertiefen wollte: in Wirklichkeit rührte der herzlabile *Brecht* kaum einen Tropfen Alkohol an.«[682]

Erstmalig trat solch eine Figur in dem 1919 entstandenen Jugenddrama *»Baal«*, auf. *Brecht* schuf dieses Werk als eine Art Gegenentwurf zu dem expressionistischen Stück *»Der Einsame«* von *Hanns Johst.*[683]

In einem Text aus dem Jahre 1954 *»Bei Durchsicht meiner ersten Stücke«* äußerte sich *Brecht* auch über den »*Baal*«:

»Das Stück »*Baal*« mag denen, die nicht gelernt haben, dialektisch zu denken, allerhand Schwierigkeiten bereiten. Sie werden darin kaum etwas anderes als die Verherrlichung nackter Ichsucht erblicken. Jedoch setzt sich hier ein >Ich< gegen die Zumutungen und Entmutigungen einer Welt, die nicht eine ausnutzbare, sondern nur ausbeutbare Produktivität anerkennt. Es ist nicht zu sagen, wie Baal sich zu einer Verwertung seiner Talente stellen würde: er wehrt sich gegen ihre Verwurstung. Die Lebenskunst *Baals* teilt das Geschick aller anderen Künste im Kapitalismus: sie wird befehdet. Er ist asozial, aber in einer asozialen Gesellschaft.«[684]

Baal ist ein dichtender Bürgerschreck, der sich in seinen alkoholischen und sexuellen Exzessen zu Tode richtet. Wüst und anarchisch geht es in dem Drama zu. Nur der Augenblick gilt, sinnlos mündet alles in Destruktion, Verachtung und Tod. Selbsttäuschung, Selbstironie, Banales und Poetisches verschränken und verschlingen sich.

Das Stück beginnt im Hause des Großkaufmanns Mech, der die dichterischen Begabungen *Baals* fördern wollte. *Baal* lehnte dies jedoch ab und wurde infolgedessen hinausgeworfen. Später sang er mit seiner Geliebten, Frau Emilie Mech, seinem Freund Johannes

---

[682] Vgl. HÖPFNER Der Alkohol, die Dichter und die Literatur, 28.
[683] Hanns Johst (1890-1978), Schriftsteller, 1935 Leiter der Reichsschrifttumskammer, nach dem 2. Weltkrieg interniert und zu drei Jahren Arbeitslager verurteilt, nach 1955 erneute schriftstellerische Tätigkeit.
[684] AaO., 8.

und dessen >unschuldvoller< Freundin in einer Branntweinschenke und machte sich, unter dem Applaus der Fuhrleute, über seine Freunde und deren Leben lustig.

BAAL (*erzählt den Fuhrleuten*) Er hat mich aus seinen weißen Stuben hinausgeschmissen, weil ich seinen Wein wieder ausspie. Aber seine Frau lief mir nach, und am Abend gab es eine Festivität. Jetzt hab ich sie am Hals und satt.

FUHRLEUTE Der gehört der Hintern verschlagen. - Geil sind sie wie die Stuten, aber dümmer. Pflaumen soll sie fressen! - Ich hau die meine immer blau, bevor ich sie befriedigen tu.

JOHANNES (*mit Johanna, tritt ein*) Das ist die Johanna.

BAAL (*zu den Fuhrleuten, die hinter gehen*) Ich komme dann zu euch hinter und singe. Guten Tag Johanna.

JOHANNA Johannes hat mir Lieder von Ihnen vorgelesen!

BAAL So. Wie alt sind Sie denn?

JOHANNES Siebzehn war sie im Juni.

JOHANNA Ich bin eifersüchtig auf Sie. Er schwärmt immer von Ihnen.

BAAL Sind Sie verliebt in Ihren Johannes! Es ist jetzt Frühjahr. Ich warte auf Emilie. - Lieben ist besser als Genießen.

JOHANNES Ich begreife, dass Ihnen Männerherzen zufliegen, aber wie können Sie Glück bei Frauen haben?

EMILIE (*tritt schnell ein.*)

BAAL Da kommt sie. Guten Tag, Emilie. Der Johannes hat seine Braut mitgebracht. Setz dich!

EMILIE Wie kannst du mich hierher bestellen! Lauter Gesindel und eine Branntweinschenke! Das ist so dein Geschmack.

BAAL Luise! Einen Korn für die Dame!

EMILIE willst du mich lächerlich machen?

BAAL Nein, du wirst trinken. Mensch ist Mensch.

EMILIE Aber du bist kein Mensch.

BAAL das weißt du. (*Hält Luise das Glas hin.*) Nicht zu knapp,
Jungfrau. (*Umfasst sie.*) Du bist verflucht weich heute,
wie eine Pflaume.

EMILIE Wie geschmacklos du bist!

BAAL Schrei's noch lauter, Geliebte!

JOHANNES Es ist jedenfalls interessant hier. Das einfache Volk. Wie es trinkt und seine Späße treibt! Und dann die Wolken im Fenster!

EMILIE Sie hat er wohl auch erst hier hereingezogen? Zu den weißen Wolken?

JOHANNA Sollen wir nicht lieber in die Flußauen gehen, Johannes?

BAAL Nichts da! Dageblieben! (*Trinkt.*) Der Himmel ist violett, besonders wenn man besoffen ist. Betten hingegen sind weiß. Vorher. Es ist Liebe da zwischen Himmel und Boden. (*Trinkt.*) Warum seid ihr so feig? Der Himmel ist doch offen, ihr kleinen Schatten! Voll von Leibern! Bleich vor Liebe!

EMILIE Jetzt hast du wieder soviel getrunken, und dann schwatzt du. Und mit diesem verfluchten wundervollen Geschwätz schleift er einen an seinen Trog![685]

Später erwachte er mit Johanna in seiner Kammer und wies diese brüsk von sich, worauf sich das junge naive Mädchen in den Fluss stürzte und ertrank.

BAAL (*umfasst die Schnapsflasche. In den Pausen*) Jetzt schmiere ich den vierten Tag das Papier voll mit rotem Sommer: wild, bleich, gefräßig, und kämpfe mit der Schnapsflasche. Hier passierten Niederlagen, aber die Leiber beginnen an die Wände ins Dunkel, in die ägyptische Finsternis zurückzufliehen. Ich schlage sie an die Holzwände, nur darf ich keinen Schnaps trinken. (*Er schwatzt.*) Der weiße Schnaps ist mein Stecken und Stab. Er spiegelt, seit der Schnee von der Gosse tropft, mein Papier und blieb unberührt. Aber jetzt zittern mir die Hände. Als ob die Leiber noch in ihnen drin wären. (*Er horcht.*) Das Herz schlägt wie ein Pferdefuß. (*Er schwärmt.*) O Johanna, eine Nacht mehr in deinem Aquarium, und ich wäre verfault zwischen den Fischen! Aber jetzt ist der Geruch der milden Mainächte in mir. Ich bin ein Liebhaber ohne Geliebte. Ich unterliege. (*Trinkt, steht auf.*) Ich muss ausziehen. Aber erst hole ich mir eine Frau. Allein ausziehen, das ist traurig. (*Schaut zum Fenster hinaus*) Irgendeine! Mit einem Gesicht wie eine Frau! (*Summend ab*)[686]

Trotz *Baals* Betrunkenheit besticht dieser Monolog durch eine hohe sprachliche und atmosphärische Dichte sowie expressive poetische Ausdruckskraft. Vom Alkohol fühlte er sich gleichermaßen angezogen wie abgestoßen.

Mittags holte er sich zur Abwechslung zwei Schwestern und abends angelte er sich das Mädchen Sophie. Er soff mit Strolchen und raufte sich mit Holzfällern. Er zog mit Ekart durchs Land, stach

[685] AaO., 36.
[686] AaO., 52.

ihn nieder und flüchtete vor den Landjägern in den Wald. In einer Bretterhütte im Wald versteckte er sich und kam zu Tode.

Brecht beschrieb mit *Baal* einen Menschen mit einem hohen Alkoholkonsum, der einen Alkoholmissbrauch betrieb, aber nicht eindeutig als abhängig zu diagnostizieren war.

»Herr Puntila und sein Knecht Matti«

In einem weiteren von *Brecht* im *finnischem* Exil 1941 verfassten Volksstück, *»Herr Puntila und sein Knecht Matti«*[687] schuf er mit dem mächtigen, reichen Gutsbesitzer Puntila einen Mann, der alle Symptome eines Alkoholabhängigen aufwies. Im Prolog stellte *Brecht* ihn vor:

»Hantieren wir ein wenig mit dem Beil.
Wir zeigen nämlich heute Abend hier
Euch ein gewisses vorzeitliches Tier
Estatium possessor, auf deutsch Gutsbesitzer genannt
Welches Tier, sich ungeniert bewegend
In einer würdigen und schönen Gegend.«[688]

Die Trunkenheit gilt bei Puntila als Normalzustand, die Nüchternheit, die er als ›Anfälle‹ bezeichnet als Ausnahme. In typischer *Brecht*scher Manier wird bei Puntila aus stockbesoffen und sternhagelvoll stocknüchtern und sternhagelnüchtern. Im betrunkenen Zustand ist er seinen Untergebenen gegenüber menschlich, versöhnlich, großzügig und aufgeschlossen. Sinkt er in seine ›Quartalsnüchternheit‹ zurück, verhält er sich egoistisch, ist leicht verstimmbar, ein Leuteschinder und befindet sich dann, wie er von sich selbst sagt, im Zustand der Unzurechnungsfähigkeit.

Herr Puntila wird dem Zuschauer nach tagelangen Trinkgelage, das er gemeinsam mit dem Richter, dem Apotheker und dem Doktor im Parkhotel von Tavasthus veranstaltet, bereits am Anfang des Stückes vorgestellt. Alle drei sind schon ein Opfer der ungeheuren Alkoholverträglichkeit von Puntila geworden und konnten nicht

[687] Vgl. HERMAND Brecht Herr Puntila und sein Knecht Matti
[688] Vgl. BRECHT Herr Puntila und sein Knecht Matti, 7.

mehr weiter trinken, da sie bereits durch die lähmende Wirkung des Alkohols narkotisiert.

Der Chauffeur Matti muss während des Besäufnisses zwei Tage vor der Gaststätte warten und ist darüber sehr erbost. Er will nicht länger bleiben und verlangt seinen Lohn. Puntila fordert ihn zum Trinken von Aquavit auf und erklärt ihn zu seinem Freund.

PUNTILA Ich dank dir. Ich wusst es. Matti, sieh mich an! Was siehst du?

MATTI Ich möchte sagen: einen dicken Kloben, stinkbesoffen.

PUNTILA Da sieht man, wie das Aussehen täuschen kann. Ich bin ganz anders. Matti, ich bin eine kranker Mann.

MATTI Ein sehr kranker.

PUNTILA Das freut mich. Das sieht nicht jeder. Wenn du mich so siehst, könntest du's nicht ahnen. Düster, (*Matti scharf anblickend*) Ich hab Anfälle.

MATTI Das sagen Sie nicht.

PUNTILA Du, das ist nicht zum Lachen. Es kommt über mich mindestens einmal im Quartal. Ich wach auf und bin plötzlich sternhagelnüchtern. Was sagst du dazu?

MATTI Bekommen Sie diese Anfälle von Nüchternheit regelmäßig?

PUNTILA Regelmäßig. Es ist so: die ganze andere Zeit bin ich vollkommen normal, so wie du mich jetzt siehst. Ich bin in vollem Besitz meiner Geisteskräfte, ich bin Herr meiner Sinne. Dann kommt der Anfall ...
Ich bin dann direkt zurechnungsfähig. Ein zurechnungsfähiger Mensch ist ein Mensch dem man alles zutrauen kann ...

MATTI Tun Sie denn nichts gegen diese Anfälle?

PUNTILA Bruder, ich tue dagegen, was ich überhaupt nur kann. Was überhaupt nur menschenmöglich ist! (*Er ergreift sein Glas.*) Hier, das ist meine einzige Medizin. Ich schlucke sie hinunter, ohne mit der Wimper zu zucken, und nicht nur kinderlöffelweise, das kannst du mir glauben.[689]

Nach diesem Gelage im städtischen Hotel kehrte Puntila mit einem Koffer voller Schnapsflaschen auf sein Gut zurück. Dort fuhr er mit dem Wagen direkt in die Diele des Hauses. Er möchte sofort weitertrinken, aber seine Tochter versuchte ihn, vom weiteren Alkoholkonsum abzuhalten.

[689] AaO., 14.

EVA (*Zu Matti*) Nehmen Sie den Koffer nach oben.

PUNTILA Halt! Erst eine Flasche herausnehmen oder zwei. Ich muss mit dir noch bei einer Flasche besprechen, ob mir der Attaché passt. Hast du dich wenigstens mit verlobt mit ihm?

EVA Nein, ich hab mich nicht verlobt, wir haben nicht über solche Dinge gesprochen. (*Zu Matti*) Lassen Sie den Koffer zu.

PUNTILA Gib die Flaschen heraus, den Burgunder, oder nein den Likör.

EVA Nein, jetzt trinkst du nicht mehr! (*Zu Matti*) Tragen Sie den Koffer in mein Zimmer, das zweite rechts von der Treppe!

PUNTILA (*alarmiert, da Matti den Koffer aufhebt*) Aber Eva, das ist nicht nett von dir. Deinem eigenen Vater kannst du doch nicht den Durst verwehren. Ich versprech dir, dass ich ganz ruhig mit der Köchin oder dem Stubenmädchen und dem Fredrik, der auch noch Durst hat, eine Flasche leer, sei menschlich.[690]

Die Tochter bleibt hart und Puntila erkennt, dass er an den Schnaps in seinem Koffer nicht mehr herankommt. Wegen des großen >Saufdruckes< verlässt er sein Haus, um sich außerhalb Schnaps zu besorgen. *Brecht* gelingt es mit dieser Schilderung, den typischen Kontrollverlust eines Alkoholabhängigen darzustellen.

DER RICHTER Wohin?

PUNTILA Ich versteh nicht, wie du da fragen kannst. Siehst du nicht, dass ich von meiner eigenen Tochter keinen Schnaps bekomm? Dass ich raus muss in die Nacht und schaun, wer mir eine Flasche oder zwei gibt?

DER RICHTER Nimm Vernunft an, Puntila, du kriegst keinen Schnaps nachts um halb drei Uhr. Der Ausschank oder Verkauf von Alkohol ohne Rezept ist gesetzlich verboten.

PUNTILA Du verlässt mich auch? Ich bekomm keinen gesetzlichen Schnaps? Ich werd dir zeigen, wie ich gesetzlichen Schnaps bekomme, zur Tages- oder Nachtzeit.[691]

Zur Zeit als *Brecht* das Stück schrieb, gab es in *Finnland* prohibitive Maßnahmen, weshalb sich Herr Puntila auf raffiniert-skurrile

---

[690] AaO., 25f.
[691] AaO., 28.

Weise mittels eines Rezeptes vom Viehdoktor in der Apotheke >gesetzlichen Alkohol< besorgen musste.

PUNTILA Gluck, Gluck, Gluckgluck, oh du finnische Musik, du schönste der Welt! Jetzt hab ich den Schnaps und hab kein Mädchen! Und du hast keinen Schnaps und hast keinen Mann! Schöne Apothekerin, ich möchte mich mit dir verloben![692]

Der Suff stimmt Puntila manisch und enthemmt sexuell, so dass er sich in Folge dessen nicht nur mit der Apothekerin, sondern auch mit dem Kuhmädchen und der Telefonistin verlobt. Alle werden von ihm zur Feier auf sein Gut eingeladen. Allerdings, als die Frauen erscheinen, ist er gerade einmal nüchtern und damit in einer schlechten miesen Stimmung.

Er abstiniert und trinkt nur noch Kaffee. Je nüchterner er wird, umso mehr sinkt seine Laune.

PUNTILA Ich fühl mich schlechter.

...

PUNTILA (*der langsam nüchterner) wird* Ich fürcht keine Feinde.

...

FINA War der Kaffee stark genug?

PUNTILA Frag nicht so dumm. Du siehst doch, dass ich ihn getrunken hab. (*Zu Matti*) Kerl sitz nicht herum, faulenz nicht, putz Stiefel, wasch den Wagen, der wird wieder ausschaun wie eine Mistfuhr. Widersprich nicht, und wenn ich dich beim Ausstreun von Klatsch und übler Nachred erwisch, schreib ich dir's ins Zeugnis, das merk dir.[693]

Auf dem Fest der Honoratioren kommt es jedoch, nach einer Zeit der Nüchternheit, zu einem erneuten Trinkrückfall. Nach reichlichem Alkoholgenuss befindet sich Puntila in einer zweiten Phase des Rausches. An diesem Abend will er seine Tochter mit dem Attaché verloben. Plötzlich schlägt jedoch Puntilas Stimmung um, das Gesicht des Gesicht des Attachés gefällt ihm nicht mehr.

---

[692] AaO., 37.
[693] AaO., 62f.

PUNTILA Gnädige Frau, sie brauchen sich nicht zu beunruhigen, dass ich meine Fassung verlieren könnt. Der Punsch ist normal, und was mir zu stark ist, ist nur die Visage von diesem Herrn, gegen die ich einen Widerwillen hab ... (*Plötzlich brüllend*) Geh sofort hinaus hier und lass dich nicht mehr blicken auf Puntila, ich verlob meine Tochter nicht mit einer befrackten Heuschrecke!

DER ATTACHÉ (*sich zu ihm undrehend*) Puntila, jetzt wirst du beleidigend. Da überschreitest du die feine Grenze, wo's ein Skandal wird, wenn du mich aus deinem Haus hinauswirfst.

PUNTILA Das ist zuviel. Meine Geduld reißt. Ich habe mir vorgenommen, ich lass dich unter uns verstehen, dass deine Visage mir auf die Nerven fällt und besser, du verschwindest, aber du zwingst mich, dass ich deutlich werd und >Scheißkerl, hinaus!< sag.

Zum Ende des Stückes spitzt sich die Situation immer mehr zu und es kommt zu einem dramatischen Höhepunkt. Puntila beschließt nun endgültig, nie wieder Alkohol zu trinken. Dazu soll aller Schnaps, der sich im Hause befindet, weggebracht werden. Dieser wird dann sogleich durch Puntila selbst vernichtet, indem er die Flaschen austrinkt.

PUNTILA Aber jetzt mach ich Ernst, Laina. Das seht ihr schon daran, dass ich mich nicht mehr mit einem Versprechen begnüg, sondern den ganzen Alkohol tatsächlich vernichte. Ich bin leider nie soweit gegangen bei früheren Gelegenheiten, und darum habe ich immer Alkohol in Reichweite gehabt, wenn ich schwach geworden bin. Das war der Hauptgrund allen Übels. Ich hab einmal gelesen, der erste Schritt zur Enthaltsamkeit ist: keinen Alkohol kaufen. Das ist viel zu wenig bekannt. Aber wenn er da ist muss er wenigstens vernichtet werden. (*Zu Matti.*) Ich hab meine Absicht damit, dass ich grad dich zusehn lass, das erschreckt dich mehr als alles andere.

MATTI Jawohl, Herr Puntila. Soll ich die Flaschen auf'm Hof zerschmeißen für Sie?

PUNTILA Nein, das mach ich selber, du Gauner, das könnt dir Passen, den schönen Schnaps - er hebt eine Flasche prüfend hoch - zu vernichten, indem du ihn säufst.

LAINA Schauens die Flasch nicht lang an, werfens sie zum Fenster hinaus, Herr Puntila!

PUNTILA Sehr richtig. (*Kalt zu Matti*) Du wirst mich nicht mehr zum Schnapstrinken bringen, Saukerl. ...

Laß nur, keine Sorg, ich probier ihn nur, ob der Kaufmann mich nicht beschissen hat und weil ich meinen unabänderlichen Beschluss feier ...
Ich schauder, wenn ich an dieses Leben zurückdenk, die drei Tage im Parkhotel ...

LAINA Herr Puntila, Sie trinken ja schon wieder!

PUNTILA Ich trink? Nennst du das trinken? Eine Flasch oder zwei? *(Er greift nach der zweiten Flasche.)* Vernicht die - er gibt ihr die leere - , zerschmeiß sie, ich will sie nicht mehr sehn und schau mich nicht an, wie unser Herr den Petrus, ich vertrag kein kleinliches Auf-einem-Wort-Herumreiten.[694]

Puntila wird allmählich immer betrunkener, gerät ins Schwärmen und in seinem Rausch entwickelt sich eine objektiv hinreißende Schilderung der finnischen Landschaft, die Matti aus Möbeltrümmern für ihn aufbauen muss.

PUNTILA Ach, du gesegnetes Tavastland! Noch ein Zug aus der Flasche, damit wir deine ganze Schönheit sehn!
MATTI Einen Augenblick, dass ich den Berg wieder hinunterstürz, den Rotwein holen!
...

PUNTILA Siehst du den kleinen, den Schlepper mit der Brust wie ein Bulldogg und die Stämm im Morgenlicht? Wie sie im lauen Wasser hinschwimmen, schön gebündelt und geschält, ein kleines Vermögen. Ich riech frisches Holz über zehn Kilometer, du auch? Überhaupt die Gerüche, die wir haben in Tavastland, das ist ein eigenes Kapitel, die Beeren zum Beispiel! Nach ,m regen! Und die Birkenblätter, wenn du vom Dampfbad kommst und dich hast peitschen lassen mit einem dicken Busch ...[695]

[694] AaO.,151ff.
[695] AaO., 161.

Ortregister

Personenregister

Sachregister

Literatur

ABDERHALDEN, E. (HRSG. 1904). *Bibliographie der gesamten wissenschaftlichen Literatur über den Alkohol und den Alkoholismus.* Mit Unterstützung der Königlichen Akademie der Wissenschaften in Berlin. Berlin: Urban und Schwarzenberg.

AENGENHEYSTER, F. (1931). Über die Dipsomanie. Dissertation. Bonn: Universität.

ALBRECHT, P. (1907). *Fritz Reuters Krankheit.* Halle: Marhold.

ALLGEMEINES DEUTSCHES KOMMERSBUCH (1914). Ursprünglich herausgegeben unter musikalischer Redaktion von Silcher F. & Erk, F. Lahr in Baden: Moritz Schauenburg, 281.

AMERICAN PSYCHIATRIC ASSOCIATION (APA). (1994). *Diagnostic and Statistical Manual of Mental Disorders.* 4th ed. Washington D. C. : APA.

ALFORD, D. W. (2001). *Die Trinkerfürsorgeanstalt Köppern (1901) und die Alkoholikerfrage um 1900.* In: Vanja C. & Siefert, H. (Hrsg.) *In waldig-ländlicher Umgebung ... Das Waldkrankenhaus Köppern: Von der agrikolen Kolonie der Stadt Frankfurt zum Zentrum für Soziale Psychiatrie Hochtaunus.* Kassel: Euregio. 88-101.

AMORY, R. (1868). *Experiments and observations on absinthe and absenthisme.* Boston med. and surg. Journ. LXXVIII. 71, 83.

ANSELMIER, C. (1862). *De L'empoisonnement par l'absinthe.* Paris.

ARENZ-GREIVING, I. (1994). *Suchtkranke Mütter und ihre Kinder.* In: Arenz-Greiving, I. & Dilger, H. (Hrsg.) *Elternsüchte – Kindernöte. Berichte aus der Praxis.* Freiburg: Lambertus.

AßFALG, R. (HRSG. 2003). *Von der Bekämpfung des Lasters zur Behandlung des Kranken. 100 Jahre Arbeit mit Suchtkranken.* Landsberg: ecomed Verlagsgesellschaft.

AUFENANGER, J. (2001). *Das Lachen der Verzweiflung Grabbe. Ein Leben.* Frankfurt am Main: Fischer.

BAER, A. (1878). *Der Alkoholismus seine Verbreitung und seine Wirkung auf den individuellen und sozialen Organismus.* Berlin: Hirschwald.

BARDELEBEN, U. V. (2000). *Diagnostische Richtlinien und Verfahren.* In: Uchtenhagen, A. & Zieglgänsberger, W. (Hrsg.) *Suchtmedizin.* München: Urban & Fischer, 259-261.

BASDEKIS-JOZSA, R. & KRAUSZ, M. (2002). *Komorbidität Abhängigkeitserkrankungen.* Sucht aktuell 9, Nr. 1, 63-67.

BATT, K. (1967). *Fritz Reuter. Leben und Werk.* In: Batt. K. (Hrsg.)

Fritz Reuter Gesammelte Werke und Briefe. Rostock: Hinstorff.

Beci, V. (2002). *Émile Zola*. Düsseldorf: Artemis und Winkler.

Bergmann, A. (1954). *Christian Dietrich Grabbe Chronik seines Lebens.* Im Auftrag der Grabbe-Gesellschaft. Detmold.

- : (Hrsg. 1968). *Grabbe in Berichten seiner Zeitgenossen.* Stuttgart: Metzler.

- : (1977). *Grabbestudien.* Herausgegeben von der Grabbegesellschaft. Detmold.

Berteaux, P. (1978). *Friedrich Hölderlin.* Frankfurt am Main: Suhrkamp.

Bernard, C. (1865). *Introduction à l'étude de la médecine expérimentale.* Paris: Baillière.

Beutin, W. (1998). >*Die Wunde brennt mir zu heftig, als dass sie ein öfteres Aufdecken ertragen könnte*<. *Zum Alkoholismus-Problem in der Biographie Fritz Reuters.* In: Bunners, C. & Bichel, U. (Hrsg.) *Fritz Reuter in Eisenach.* Beiträge der Fritz Reuter Gesellschaft 8, 127-137.

Bichel, U. (1992). *Fritz Reuter und die Politik.* In: Bichel, U. & Griephan, H. - J. (Hrsg.) *Fritz Reuters Freiheitsidee. Dichter für Liberalismus und Demokratie.* Beiträge der Fritz Reuter Gesellschaft 2, 5-7.

Biese, A. (1911). *Deutsche Literaturgeschichte.* München: Beck, 3. Band, 32-33.

Binder, G. (1959). *Von Adonis bis Zeus.* Wien: Wancura.

Binswanger, O, & Siemerling, E. (Hrsg.1907). *Lehrbuch der Psychiatrie.* Jena: Fischer.

Birnbaum, K. (1920). *Selbstbekenntnisse und Fremdzeugnisse aus dem seelischen Grenzlande.* Berlin: Springer, 179-182.

Bleibtreu, C. (1973). *Revolution der Literatur.* Tübingen: Niemeyer.

Bleuler, E. (1979). *Lehrbuch der Psychiatrie.* 14. Auflage, Berlin: Springer, S. 279.

Boden, P. (1997). *Lesen aus Leidenschaft: Joachim Müller.* In: Boden, P. & Dainat H. (Hrsg.) *Atta Troll tanzt noch.* Berlin: Akademie-Verlag, 193-217.

Borchert, J. (1982). *Je dunkler der Ort ... Ein Ludwig-Reinhard-Roman.* Wismar: Hinstorff.

- : (1982). *Reuter in Eisenach.* Wismar: Hinstorff.

Bouchardat, A. & Junod, H. (1863). *L'eau-de-vie.* Paris: Ses dangers. 112f.

Brandes, E. (1901). *Aus Fritz Reuters Leben.* In: Wissenschaftliche

Beiträge zu den Schulnachrichten des Gymnasiums Strasburg/Wpr. Strasburg Wpr.: Fuhrich, 12.

BRANDES, G. (1972). *Die Hauptströmungen der deutschen Literatur des 19. Jahrhunderts*. Berlin: Duncker.

BRECHT, B. (1960). *Herr Puntila und sein Knecht Matti*. Brecht Stücke Band IX. Berlin: Aufbau.

- : (1960). *Baal*. Brecht Stücke Band I. Berlin: Aufbau.

BRÜGGEMANN, D. (1977). *Grabbe Scherz, Satire, Ironie und tiefere Bedeutung*. In: Hinck, W. (Hrsg.) *Die Deutsche Komödie*. Düsseldorf: Bagel, 127-144.

BUMKE, O. (1936). *Lehrbuch der Geisteskrankheiten*. 4. Auflage. München: Bergmann. S. 507.

BUNDESVERBAND FÜR STATIONÄRE SUCHTKRANKENHILFE (2003). Festschrift zur 100-Jahr-Feier des Bundesverbandes für stationäre Suchtkrankenhilfe e. V. Landsberg: ecomed Verlagsgesellschaft.

BUNGE, G. (1895). *Die Alkoholfrage*. Schriftstelle des Internationalen Vereins zur Bekämpfung des Alkoholgenusses Basel. Basel: Reinhardt.

BUNNERS, C. & BICHEL, U. (HRSG. 1997). *Fritz Reuter und die Literatur des 20. Jahrhunderts*. Beiträge der Fritz Reuter Gesellschaft, Band 7, Hamburg: Bockel.

BURGER, M., BRÖNSTRUP, A. & PIETRZIK, K. (2000). *Alkoholkonsum und Krankheiten*. Baden-Baden: Nomos, 36-42.

BURIAN, W. (1984). *Die Psychotherapie des Alkoholismus*. Göttingen: Vandenhoeck & Ruprecht.

CASPAR, G. (1988). *Falladastudien*. Berlin: Aufbau.

- : (1997). *Marginalien zu Falladas Nachlass*. In: Fallada, H. *Drei Jahre kein Mensch. Erlebtes, Erfahrenes, Erfundenes*. Berlin: Aufbau, 137-190.

CADEAC, P. & MEUNIER, A. (1889). *Contribution à l'étude de d'absinthe*. Lyon méd. 47.

COMTE, A.(1923). *Soziologie*. 3 Bände. Jena: Fischer.

COLETTI, F. (1894). *Sul liquor di assenzio*. 1 Vol. Padova.

CONOLLY, J. (1830). *An inquiry concerning the indications of insanity, with suggestions for the better protection and care of the insane*. London: Taylor.

CONRAD-MARTIUS, H. (1955). *Utopien der Menschenzüchtung. Der Sozialdarwinismus und seine Folgen*. München: Kösel, 47.

COWEN, ROY, C. (1981). *Hauptmann – Kommentar zum*

nichtdramatischen Werk. München: Winkler.

- : (1988). Das deutsche Drama im 19. Jahrhundert. Stuttgart: Metzlersche Verlagsbuchhandlung, 195-211.

- : (1998). *Christian Dietrich Grabbe – Dramatiker ungelöster Widersprüche.* Bielefeld: Aisthesis.

CREPON, T. (1995). *Literarisches Schaffen in äußerster Isolation.* In: Müller-Waldeck, G. & Ulrich, R. (Hrsg.) *Hans Fallada Beiträge zu Leben und Werk.* Rostock: Hinstorff, 117-130.

DARWIN, CH. (1859). *On the Origin of Species by Means of Natural Selection.* London: o. V.

DAVIS, L. M. (1995). *Fritz Reuters Familie. Das Einzelkind mit zwei Halbschwestern.* In: Bichel, U. & Griephan, H. - J. (Hrsg.) *Frauen im Leben und Werk Fritz Reuters* Beiträge der Fritz-Reuter-Gesellschaft, Heft 3, S. 23-33. Neubrandenburg.

DELVAU, A. (1883). *Dictionnaire de la Langue Verte.* Nouvelle édition conforme a la derniere revue. Paris: Marpon et Flammarion.

DEMME, R. (1891). *Über den Einfluss des Alkohols auf den Organismus des Kindes.* Stuttgart: Enke, 77f.

DEUTSCHER VEREIN GEGEN DEN MISSBRAUCH GEISTIGER GETRÄNKE (1913). *Zeitungskorrespondenz vom 3. Juli 1913.* Bundesarchiv, R 86, Band 8, 1691.

DIAGNOSTISCHES UND STATISTISCHES MANUAL PSYCHISCHER STÖRUNGEN – TEXTREVISION (DSM–IV-TR), (1998). Saß, H., Wittchen, H. U. & Zaudig M. (Hrsg.). Göttingen: Hogrefe.

DILLING, H., MOMBOUR, W. & SCHMIDT, M. H. (HRSG., 1993). *Internationale Klassifikation psychischer Störungen.* 2. Auflage. Bern: Huber. S. 94.

DULLER, E. (1838). *Grabbes Leben.* Einleitung zu: *Die Hermannsschlacht.* Drama von Grabbe. Düsseldorf: Schreiner.

-: (1836), *Nekrolog auf Grabbe.* Phönix, 2, Nr. 232, 925f.

EHRLICH, L. (1995). *Nachwort zu den Briefen Christian Dietrich Grabbe.* In: EHRLICH, L. (Hrsg.) unter Mitwirkung von Viktor Liebrenz. Bielefeld: Aisthesis, 459-482.

ENGEL, F. (1898). *Briefe von Fritz Reuter an seinen Vater.* Braunschweig: Westermann.

ENGELS, F. (1952). *Konspekt über »Das Kapital«.* Berlin: Dietz.

FABER, E. & WURM, C. (1991). (Hrsg.) *Allein mit*

Lebensmittelkarten ist es nicht auszuhalten. Autoren- und Verlegerbriefe 1945-1949. Berlin: Aufbau.

FABER, G. (1936). *Carl Bleibtreu als Literaturkritiker.* Berlin. Nachdruck: Nendeln/Liechtenstein 1967.

FALLADA, H. (1938). *Der eiserne Gustav.* Berlin: Rowohlt.

- : (1958). *Damals bei uns daheim.* Berlin: Rowohlt.
- : (1981). *Der Trinker.* Hamburg: Rowohlt.
- : (1993). *Der junge Goedeschal.* Berlin: Aufbau.
- : (1993). *Anton und Gerda.* Berlin: Aufbau.
- : (1994). *Dies Herz, das dir gehört (Zuflucht).* Berlin: Aufbau.
- : (1997). *Sachlicher Bericht über das Glück ein Morphinist zu sein.* In: FALLADA, H. *Drei Jahre kein Mensch. Erlebtes, Erfahrenes, Erfundenes.* Berlin: Aufbau, 5-53.
- : (1997). *Unterprima Totleben.* In: FALLADA, H. *Drei Jahre kein Mensch. Erlebtes, Erfahrenes, Erfundenes.* Berlin: Aufbau, 54-78.
- : (2003). *Wir hatten mal ein Kind.* Berlin: Aufbau.

FENICHEL, O. (1997) *Psychoanalytische Neurosenlehre.* Band III, Gießen: Psychosozial-Verlag.

FEUERLEIN, W. (1999). *Individuelle, soziale und epidemiologische Aspekte des Alkoholismus.* In: Singer, M. V. & Teyssen, S. (Hrsg.). *Alkohol und Alkoholfolgekrankheiten.* Berlin: Springer, 40-51.

FIGGE, G. (1942). *Fritz Reuter. Eine aktenmäßige Darstellung seines Prozesses und seiner Auslieferung.* Dissertation, Berlin, S. 97f.

FINGER-HAIN, W. (1960). *Irrtümer der Reuterforschung.* Quickborn, 50, Nr. 3/4, 55-62.

FINZEN, C. (1977). *Der Alkoholismus als Problem der Degeneration um die Jahrhundertwende.* Kiel: Christian-Albrechts-Universität, Dissertation.

FLEMMING, C. F. (1859). *Pathologie und Therapie der Psychosen.* Berlin: Hirschwald.

FOREL, A. (1935). *Rückblick auf mein Leben.* Zürich: Europa, 126f.

FRIEDEMANN, T. (1911). *Das literarische Echo.* Halbmonatsschrift für Literaturfreunde, Stuttgart: Metzler.

GAEDERTZ, K. T. (1887-1901). *Aus Fritz Reuters jungen und alten Tagen.* 1. Teil Wismar 1897, 2. Folge Wismar 1897, 3. Band Wismar 1901.

- : (1905). *Im Reiche Reuters.* Leipzig: Wigand.
- : (1907). *Fritz Reuter-Kalender aus dem Jahre 1908.* Leipzig: Weicher.

GAUPP, R. (1901). *Die Dipsomanie.* Jena: Fischer.

GEHEIMES STAATSARCHIV PREUßISCHER KULTURBESITZ. *Die polizeilichen Vernehmungen des stud. jur. H. L. Chr. Fr. Reuter aus Stavenhagen.* Berlin-Dahlem, Rep. 97, VII, S. 47-49.

GESSLER, A. (1976). *Hans Fallada, Leben und Werk.* Berlin: Volk und Wissen.

GLAGAU, O. (1866). *Fritz Reuter und seine Dichtungen.* Berlin: Lemke.

- : (1875). *Fritz Reuter und seine Dichtungen.* Berlin: Grotesche Verlagsbuchhandlung.

GONCOURT, E. & J. DE. (1980). *Germinie Lacerteux.* Berlin: Aufbau.

GOTTSCHALL R. (1870). *Christian Dietrich Grabbes sämtliche Werke. Einleitung* Leipzig: Reclam, I-XLIV.

GRABBE, C. D. (1870). *Sämtliche Werke, erste Gesamtausgabe.* Herausgegeben von Gottschall, R. Leipzig: Reclam.

- : (1920). *Scherz, Satire, Ironie und tiefere Bedeutung!* München: Kurt Wolff Verlag.

GRAF, I. (1980). *Geschichte der Bezirksnervenklinik Schwerin.* In: Giercke, K. (Hrsg.) *Bezirksnervenklinik Schwerin 1830-1980.* Schwerin: Nervenklinik, S. 7-12.

GRIESE, F. (1938). *Fritz Reuter.* Stuttgart: Cotta.

GROTJAHN, A. (1898). *Der Alkoholismus - Nach Wesen, Wirkung und Verbreitung.* Leipzig: Wigand. 308-316.

- : (1932). *Erlebtes und Erstrebtes – Erinnerungen eines sozialistischen Arztes.* Berlin: Thieme, 88-89.

GUARDIA, W. (1863). *L'absinthe.* Gaz. méd. de Paris.

GUBITZ, W. F. (1922). *Bilder aus Romantik und Biedermeier. Erlebnisse.* Herausgegeben durch Friedrich, M. Berlin: Pantheon

HAECKEL, E. (1868). *Die natürliche Schöpfungsgeschichte.* London: o. V.

HAGGARD, H. W. & JELLINEK, E. M. (1942). *Alcohol explored.* New York: Doubleday, Doran & Company.

HARDING, T. (2000). *Der Suchtkranke im Gefängnis.* In: Uchtenhagen A. & Zieglgänsberger, W. (Hrsg.) *Suchtmedizin.* München: Urban & Fischer, 445-448.

HARNACK, F. (1938). *Die Dramen Carl Bleibtreus. Eine dramaturgische Untersuchung.* Berlin: Nachdruck Nendeln 1967.

HART, H. & HART, J. (1882). *Für und gegen Zola,* S. 47.

In: *Kritische Waffengänge*, Heft 2, Leipzig: Wigand, 44-55.
HARTEN, R. & BURMESTER, J. (HRSG. 1991). *Hinter Gläsern Alkohol in der Literatur.* Geesthacht: Neuland
HAUPTMANN, G. (1912). *Vor Sonnenaufgang.* Gesammelte Werke, 1. Band, 9-109, Berlin: Fischer.
- : (1912). *Das Friedensfest.* Gesammelte Werke, 1. Band,109-183, Berlin: Fischer.
- : (1912). *Die Weber.* Gesammelte Werke, 1. Band, 293-385, Berlin: Fischer.
- : (1912). *Kollege Crampton.* Gesammelte Werke, 1. Band, 385-451, Berlin: Fischer.
- : (1912). *Hanneles Himmelfahrt.* Gesammelte Werke, 2. Band, 9-55, Berlin: Fischer.
HEINE, H (1972). Werke und Briefe. Berlin: Aufbau, 7. Band, 135.
HERBERT, A. & FRENZEL, E. (1997). *Daten deutscher Dichtung.* München: Deutscher Taschenbuch, Band 2, 457-483.
HERMAND, J. (1977). *Brecht, Herr Puntila und sein Knecht Matti.* In: Hinck, W. (Hrsg.) *Die Deutsche Komödie.* Düsseldorf: Bagel, 287-304.
HILSCHER, E. (1974). *Gerhart Hauptmann.* Berlin: Verlag der Nation.
HIRDT, W. (1991). *Alkohol im französischen Naturalismus.* Bonn: Bouvier, 52.
HOEFERT, S. (1968). *Das Drama des Naturalismus.* Stuttgart: Metzler.
HÖLZER, C. (1988). *Die Antialkoholbewegung in den deutschsprachigen Ländern (1860-1930).* Frankfurt am Main: Lang, 46-58.
HÖPFNER, N. (2003). *Der Alkohol, die Dichter und die Literatur.* www.angelfire.com/poetry/alkohol.
HOLZ, A. & SCHLAF, J. (1892). Neue Gleise. *Die Familie Selicke.* Berlin: Fontane, 219-309.
- : (1962). *Die Kunst. Ihr Wesen und ihre Gesetze.* In: *Literarische Manifeste des Naturalismus.* Ruprecht, E. (Hrsg.). Stuttgart: Metzler.
- : (1966). *Papa Hamlet.* Stuttgart: Reclam.
HÜCKSTÄDT, A. (1978). *Über die Beziehungen Theodor Fontanes zu Fritz Reuter und über die Pflege von Reuters Erbe in seiner Vaterstadt Stavenhagen.* Fontaneblätter 4, 282-299.
- : & SIEGMUND, W. (1982). *Fritz Reuter Wissenschaftliche Bibliographie zu Leben, Werk und Wirkung.* Stavenhagen: Fritz-Reuter-Museum.
- : *Fritz Reuter im Urteil der Literaturkritik seiner Zeit.* Rostock:

Hinstorff.
- : (HRSG., 1988). *Fritz Reuter Sein Leben in Bildern und Texten.* Rostock: Hinstorff.
- : (1998). *»Ich würde doch nach Jena gehen.« - Fritz Reuter als Student und Burschenschaftler in Jena 1832/1833.* In: Bunners, C. & Bichel, U. (Hrsg.) *Fritz Reuter in Eisenach.* Beiträge der Fritz-Reuter-Gesellschaft, Band 8, Hamburg: Bockel.
- : (1999). *Georg Johann Reuter.* Rostock: Hinstorff.

HUSS, M. (1849). *Alkoholismus chronicus. Chronisk alkojolisjukdom.* Ett bidrag till dyskrasiarnas känndom. Stockholm: Bonnier.

IBSEN, H. (1982). *Gespenster.* Ottobrun bei München: Franklin.

JELLINEK, E. M. (1960). *Alcoholism, a genus and some of its species.* Can. Med. Ass. J., 83, 1341-1345.
- : (1972). The disease concept of alcoholism. Fifth printing, New Haven: College and university press.

JÜRß, D. (1995). *In der Wüste des Daseins: Hans Falladas verführbare Helden. Anmerkungen zur Suchtentstehung in seinem Werk.* In: Müller-Waldeck, G. & Ulrich, R. (Hrsg.) . *Hans Fallada. Beiträge zu Leben und Werk.* Materialien der 1. Internationalen Hans-Fallada-Konferenz in Greifswald vom 10. 06. bis 13. 06. 1993 Rostock: Hinstorff, 141-155.

KAMANN, M. (1994). *Epigonalität als ästhetisches Vermögen.* Untersuchungen zu Texten Grabbes und Immermanns, Platens und Raabes, zur Literaturkritik des 19. Jahrhunderts und zum Werk Adalbert Stifter. Stuttgart: Verlag für Wissenschaft und Forschung, 20-45.

KATSARAS, M. (1898). *Über das Irresein infolge von Absinthgenuss.* In: KATSARAS, M. (Hrsg.) *Handbuch der Pathologie der Nerven und der Psychiatrie.* Athen: Pappageorgim. 665-666.

KAUTSKY, K. (1891). *Der Alkoholismus und seine Bekämpfung.* In: Kautsky, K. (Hrsg.) *Die Neue Zeit*, 9, 2. Band, 1-8.

KOCH, J. L. A. (1891-1893). *Die psychopathischen Minderwertigkeiten.* Ravensburg: Maier.

KÖPKE, R. (1855). *Ludwig Tieck. Erinnerungen aus dem Leben des Dichters nach dessen mündlichen und schriftlichen Mitteilungen.* Leipzig: Brockhaus.

KOPP, D. (1996 HRSG.) *Christian Dietrich Grabbe – Ein Dramatiker der Moderne.* Bielefeld: Aisthesis

KLEMPERER, V. (1951). *Nachwort zu Germinie Lacerteux* der Brüder Goncourt, Leipzig: Dietrische Verlagsbuchhandlung.

KRAEPELIN, E. (1905). *Einführung in die psychiatrische Klinik.* Leipzig: Barth.

V. KEYSERLINGK, H. (1981). *Zum Problem des Alkoholismus im Bezirk Schwerin.* Habilitationsschrift, Berlin: Akademie für Ärztliche Fortbildung.

- : (1988). *Zur Psychodynamik der Sucht.* In: v. Keyserlingk, H. & Rogge, J. (Hrsg.) *Behandlungsstrategien bei Alkoholmißbrauch und Alkoholabhängigkeit.* Berlin: Volk und Wissen.

- : (1995). *Fritz und Luise Reuter - Analyse einer Ehe.* In: Bichel, U. & Griephan, H. - J. (Hrsg.) *Frauen im Leben und Werk Fritz Reuters.* Beiträge der Fritz Reuter Gesellschaft 3, 33-39.

- : & SANDER, W. (2002). *Katamnese Evaluation der Behandlung alkohol- und medikamentenabhängiger Patienten der Klinik Schweriner See.* Wissenschaftsreihe, Heft 1, Lübstorf: Klinik Schweriner See.

- : (2002).*Zur Psychopathologie der Lüge.* In: Leonhardt, R. & Rösel, M. (Hrsg.) Dürfen wir lügen? Neukirchen-Vluyn: Neukirchener, 181-200.

KÖRKEL, J. & SCHINDLER, C. (2003). *Rückfallprävention mit Alkoholabhängigen.* Berlin: Springer.

KRÜGER, A. (1989). *Zur Volksbewegung und Volksaufklärung gegen den Alkoholismus im Deutschen Reich 1883 bis 1933.* Philipps-Universität Marburg: Dissertation, 18.

KUIPER, P. C. (1968). *Die seelischen Krankheiten des Menschen.* Stuttgart: Huber/Klett.

KUNZKE, D., STRAUß, B. & BURTSCHEIDT, W. (2002). Zur Wirksamkeit der psychoanalytisch orientierten des Alkoholismus. Gruppenpsychotherapie und Gruppendynamik, 38, 53-71.

KURELLA, H. (1893). *Naturgeschichte des Verbrechers.* Stuttgart: Enke. 175.

LANCZIK, M. H. (1995). *Die Psychose Friedrich Hölderlins aus Sicht Karl Leonhards.* Fortschr. Neurol. Psychiat. 63, 206-208.

LANDAU, R (1866): *Neuer deutscher Hausschatz für Freunde der Künste und Wissenschaften.* Prag: o. V.

LANG, A (1984). *Christian Dietrich Grabbe Herzog Theodor von Gothland.* Deutsches Theater Berlin, Staatstheater der DDR, Spielzeit 1984/1985.

Lemke, R. & Rennert, H. (1965, 1970). *Neurologie und Psychiatrie.* 5. Auflage. Leipzig: Barth, 258, 376.

Leppmann, W. (1996). *Gerhart Hauptmann.* Frankfurt am Main: Ullstein.

Leroy, M. (1954). *Histoire des idées sociales en France.* Paris: Gallimaard.

Liersch, W. (1981). *Hans Fallada. Sein großes kleines Leben.* Berlin: Neues Leben.

Löb, L. (1996). *Christian Dietrich Grabbe.* Stuttgart: Metzler.

Lombroso, C. (1894). *Entartung und Genie.* Leipzig: Wigand.

Lucas, P. (1847). *Traite philosophique et physiologique de l'hérédité naturelle dans les etats de sauté et maladie du système nerveux avec l'application ...* Paris: Baillière

Marx, K. & Engels, F. (1848) (Faksimile-Reprint der Erstausgabe) Berlin: Dietz.

Magnan, V. (1873). *De l'action comparative de l'absinthe chez l'homme et chez les animaux.* Congr. méd. de France. IV. 613-621.

- : (1893). *Über Manie. Über Alkoholismus. Über Simulation und Verkennung des Irrsinns.* Psychiatrische Vorlesungen. Leipzig: Thieme, 27.

Mann, K. & Rommelspacher, H. (1999). *Alkohol.* In: Gastpar, M., Mann K. & Rommelspacher, H. (Hrsg.) *Lehrbuch der Suchterkrankungen.* Stuttgart: Thieme, 183-201.

Mann, T. (1955). *Der Weg zum Friedhof.* Gesammelte Werke, 9. Band, Berlin: Aufbau, 117-128.

- : (1955). *Der Zauberberg.* Gesammelte Werke, 2. Band, Berlin: Aufbau.

- : (1983). *Über den Alkohol.* Aufsätze Reden Essays, Band 1, Berlin: Aufbau, 81-83.

Maier, W., Franke, O. & Linz, M. (1999). *Mehrfachdiagnosen (Komorbidität).* In: Gastpar, M., Mann K. & Rommelspacher, H. (Hrsg.) *Lehrbuch der Suchterkrankungen.* Stuttgart: Thieme, 83-93.

Mayefield, D., McLeod, D. & Hall, P. (1974). *The CAGE questionnaire: Validation of a new alcoholism screening instrument.* Am. J. Psychiatry 131, 1121-1123.

Mayr, E. (2003). *Das ist Evolution.* München: Bertelsmann.

Meyer, Th. (Hrsg., 1973). *Theorie des Naturalismus. Einleitung.* Stuttgart: Reclam, 3ff.

Meyer-Bothling, H-P. (1985). *Fritz Reuters >Lowising<. Zur*

Biographie Luise Reuters. In: Bichel, U., Minssen, F. & de Voss, H. (Hrsg.) *Vom Reichtum des Erzählens*. München: Langen & Müller, 210-225.

Moore, R., Bone, L. R., Geller, G., Mamon, J. A., Stokes, E. J. & Levine, D. M. (1989). *Prevalence, detection and treatment of alcoholism in hospitalized patients.* Jama 261, 403-407.

Morel, B. A. (1857). *Traité des dégénérescenes physiques, intellectuelles et morales de l'espèce humaine et des causes qui produisent ces variétés maladives.* Paris: Baillière. 3f.

Müller, J. (1968). *Die Figur des Trinkers in der deutschen Literatur seit dem Naturalismus.* Wissenschaftliche Zeitschrift der Friedrich-Schiller-Universität Jena, Gesellschafts- und Sprachwissenschaftliche Reihe 17, 255-267.

- : (1968/1972/1974). *Gesammelte Studien. Band I: Neue Goethe-Studien. Band II: Von Schiller bis Heine. Band III. Epik. Dramatik. Lyrik. Analysen und Essays zur deutsprachigen Literatur.* Halle: Niemeyer.

Müller, P. (1981). *Emile Zola – der Autor im Spannungsfeld seiner Epoche.* Stuttgart: Metzler, 47-56, 99.

Müller-Waldeck, G. (1995). *Fragen um Hans Fallada.* In: Müller-Waldeck, G. & Ulrich, R. (Hrsg.) *Hans Fallada Beiträge zu Leben und Werk.* Rostock: Hinstorff, 9-26.

- : & Ulrich, R. (Hrsg.1997). *Hans Fallada, Sein Leben in Bildern und Briefen.* Berlin: Aufbau.

Nenz, C. (1998). *Auf immer und ewig Dein Fritz Reuter.* Rostock: Hinstorff. S. 17.

- : >... ich bin das geworden, was ich immer sehnlichst gewünscht habe ...< Fritz Reuter Leben Werk Wirkung. Rostock: Hinstorff.

NDR 1 Radio MV (2000). *Kampfauftrag Niederdeutsch.* www.ndr.de/efdz/nieder_2.html.

Neumayr, A. (1997). *Literatur und Medizin.* Wien: Pichler.

Nicolai, P. (1897). *Von der Natur und dem physischen Ursprunge der Besoffenheit.* Monographie, Berlin: Nicolai.

Niemann, R (1968). *Dipsomanie und andere Formen phasisch-episodischen Trinkens«* Dissertation Tübingen: Universität.

Nieschmidt, H-W. (1978). *Grabbes letztes Geschichtsdrama und die erste Gesamtdarstellung seines Lebens.* In: Christian Dietrich Grabbe: *Die Hermannschlacht,* Faksimile-Druck Detmold, 39f.

- : (1978) *Brecht und Grabbe. Rezeption eines literarischen Erbes.* Detmold.

PETERS, U. H. (1996). *Ernst Rüdin – ein Schweizer Psychiater als >Führer< der Nazipsychiatrie – die >Endlösung< als Ziel.* Fortschr. Neurol. Psychiat. 64, 327-343.

- : (1999). *Lexikon Psychiatrie Psychotherapie Medizinische Psychologie.* 5. Auflage. München: Urban.

PIETSCH, L. (1906/07). *Meine Erinnerungen an Fritz Reuter.* In: Velhagen & Klasings Monatshefte, 1906/07, S. 330f.

PIPER, C. A. (1976). *Beiträge zum Studium Grabbes.* Hildesheim: Gerstenberg. Reprographischer Nachdruck der Ausgabe München 1898. In: Muncker, F. (Hrsg.) *Forschungen zur neueren Literaturgeschichte,* C. Haushalter, Verlagsbuchhandlung.

PLATTE, H. (1999). *Das Haus Lippe in Vergangenheit und Gegenwart.* Werl: Börde-Verlag.

PLOCH, (A). (1904) *Grabbe als Mensch und Dichter.* Dissertation an Der vereinigten Friedrichs-Universität Halle-Wittenberg.

PLOETZ, A. (1904). *Der Alkohol im Lebensprozess der Rasse.* In: Bericht über den IX. Internationalen Kongress gegen den Alkoholismus. Abgehalten vom 14. – 19. April 1903. Jena: Fischer, 82f.

POHLMEIER, H. (1995). *Pathographie und Biographie – Hintergründe der Fälle Schreber und Klug.* Fortschr. Neurol. Psychiat. 63, 297-302.

POPIG, J. (1996). *„Dieses Theater ist eine Zumutung!“ Rezensionen und Zuschriften zum Stuttgarter Herzog Theodor von Gothland.* In: KOPP . D (Hrsg.) *Christian Dietrich Grabbe – Ein Dramatiker der Moderne.* Bielefeld: Aisthesis, 165-175.

POPPE, R. (1998). *Gerhart Hauptmann – Leben und Werk.* Husum: Husum Druck- und Verlagsgesellschaft.

PORRMANN, M. (1982). *Grabbe – Dichter für das Vaterland.* Lippische Studien Band 19. Lemgo: Wagner.

REGER, K-H. & DILLING, H. (1984). *Geschichte der Psychiatrie in Lübeck.* Lübeck: Schmidt-Römhild.

RENNERT, M. (1990). *Co-Abhängigkeit. Was Sucht für die Familie bedeutet.* Freiburg: Lambertus:

- : (1993). *Rollenverteilung in belasteten Familien und die Entdeckung von Co-Abhängigkeit in Familien von Suchtkranken.* In: Deutsche Hauptstelle gegen die Suchtgefahren (Hrsg.) *Sucht und Familie:* Freiburg: Lambertus:

REUTER, F. (1897). *Nachgelassene Schriften.* Wilbrandt, A. (Hrsg.)

Wismar: Hinstorff.

-: (1967). *Läuschen und Rimels.* In: Batt. K. (Hrsg.) *Fritz Reuter Gesammelte Werke und Briefe*, Band II. Neumünster: Wachholtz.

-: (1967). *Meine Vaterstadt Stavenhagen.* In: Batt. K. (Hrsg.) *Fritz Reuter Gesammelte Werke und Briefe*, Band I. Neumünster: Wachholtz, 341-473.

-: (1967). *Hanne Nüte un de lütte Pudel, 'ne Vagel- un Minschengeschicht.* In: Batt. K. (Hrsg.) *Fritz Reuter Gesammelte Werke und Briefe,* Band III. Neumünster: Wachholtz, 329-531.

-: (1967). *Ut de Franzosentid.* In: Batt. K. (Hrsg.) *Fritz Reuter Gesammelte Werke und Briefe*, Band IV. Neumünster: Wachholtz, 33-207.

-: (1967). *Ut mine Festungstid.* In: Batt. K. (Hrsg.) *Fritz Reuter Gesammelte Werke und Briefe*, Band IV. Neumünster: Wachholtz, 309-543.

-: (1967). *Ut mine Stromtid.* In: Batt. K. (Hrsg.) *Fritz Reuter Gesammelte Werke und Briefe*, Band V. Neumünster: Wachholtz, 12-715.

-: (1967).*Briefe.* In. Batt. K. (Hrsg.) *Fritz Reuter Gesammelte Werke und Briefe*, Band V. Neumünster: Wachholtz, 12-715.

RICHTER, G., IVANEC, N. N. & MOROZOW, G. V. (1989). *Einteilung des Alkoholismus.* In: Nickel, B. & Morozow. G. V. (Hrsg.) *Alkoholbedingte Krankheiten.* Berlin: Volk und Gesundheit. S. 42.

ROELCKE, V., HOHENDORF, C. & ROTZOLL, M. (1998). *Erbpsychologische Forschung im Kontext der >Euthanasie<: Neue Dokumente und Aspekte zu Carl Schneider, Julius Deussen und Ernst Rüdin.* Fortschr. Neurol. Psychiat. 66, 331-336.

RÖMER, A. (1896). *Fritz Reuter in seinem Leben und Schaffen.* Berlin: Mayer & Müller.

RÖSCH, K. (2001). *Deutsche Komödien: Von der Gottschedin bis Sternheim.* Leipzig: Herderinstitut, Paper zu Vorlesung 09 Wintersemester 2000/2001.

ROTH, C. (1947). *Über die cyclothyme Verstimmung bei Fritz Reuter.* Dissertation, Medizinische Akademie Düsseldorf.

RÜDIN, E. (1904). *Vererbung und Auslese im Lebenslauf der Völker.* Archiv für Rassen- und Gesellschafts-Biologie, 1, 922-935.

RUMPF, H.-J., HAPKE, U., HILL, A. & JOHN, U. (1997). *Development of a Screening Questionnaire for the General Hospital and General Practices.* Alcoholism: Clinical and Experimental Research, 5, 894-898.

RZANY, B. & JUNG, E. G. (1999). *Alkohol und Haut.* In:

Singer, M. V. & Teyssen, S. (Hrsg.). *Alkohol und Alkoholfolgekrankheiten.* Berlin: Springer, 423-431.

SANDER, W. (2002). *Komorbide psychische Symptomatik alkoholabhängiger Patienten der Klinik Schweriner See.* In: Schläfke, D., Häßler, F. & Zettl, U. K. (Hrsg.) *Folgeerkrankungen und Störungen des Alkohol- und Drogenmissbrauchs.* Wiesbaden: Universitäts-Verlag, 142-143.

SCHAEF; A: W (1998). Co Abhängigkeit. Die Sucht hinter der Sucht. München: Heyne.

SCHMAUS, W. (1860). *Der Absinth-Alkoholismus.* Ärztl. Intell. Blatt VII, 48, 243.

SCHOBER, R. (1970), Anhang. In EMILE ZOLA *Der Totschläger,* Berlin: Rütten und Loening, 563-589.

SCHUMANN, G. (2002). *Genetik von Suchterkrankungen – neue Methoden, neue Kandidatengene.* Vortrag Tagung DG- Sucht am 11.4.2002 in Berlin.

SCHWOON, D. (1987). *Die Kinder von Abhängigen.* In: Hamburgische Landesstelle gegen die Suchtgefahren.

SILCHER, F. & ERK, F. (1929). *Allgemeines Deutsches Kommersbuch.* Lahr in Baden: Moritz Schauenburg. S. 281.

SIMON, F. B. (1891). *Herrn Kautsky zur Entgegnung.* In: Kautsky, K. (Hrsg.) Die Neue Zeit, 9, 2. Band, 309-315.

SOYKA, M. (1995). *Die Alkoholkrankheit – Diagnose und Therapie* Weinheim: Chapmann.

SPODE, H. (1993). *Die Macht der Trunkenheit. Kultur- und Sozialgeschichte des Alkohols in Deutschland.* Opladen: Leske und Budrich.

STADELMANN, H. (1908). *Die Stellung der Psychopathologie zur Kunst.* München: Piper.

STEKEL, W. (1922). *Impulshandlungen – Wandertrieb, Dipsomanie, Kleptomanie, Pyromanie und verwandte Zustände.* Berlin: Urban und Schwarzenberg

STUDNITZ, VON C. (1997). *Es war wie ein Rausch - Fallada und sein Leben.* Düsseldorf: Droste.

SOERGEL, A. (1916). *Dichtung und Dichter der Zeit.* Leipzig: Voigtländers Verlag.

STEINITZ, W. (1962). *Deutsche Volkslieder demokratischen Charakters aus 6 Jh.* Berlin: Dt. Akademie der Wissenschaften. S. 45.

SUCHTGEFAHREN E. V., (1999). *Schriftenreihe zu Suchtfragen.*

Heft 1, Hamburg.

SUTER, P. M. (1999). *Alkohol und Stoffwechsel.* In: Singer, M. V. & Teyssen, S. (Hrsg.). *Alkohol und Alkoholfolgekrankheiten.* Berlin: Springer, 283-294.

TARNOW, R. (1920). *Burrkäwers.* Wismar: Hinstorff.

- : (1921). *Köster Klickermann.* Wismar: Hinstorff.

- : (1927). *Ringelranken.* Wismar: Hinstorff.

TEMPEL, B. (2003). *Vom Naturalismus zum Nationalsozialismus? Gerhart Hauptmanns Auseinandersetzung mit Eugenik und NS-Euthanasie,* Vortrag vom 17. Juni 2003 in der Niedersächsischen Landesbibliothek, www.nlb-hannover.de

TRETTER, F., LEHMANN, A., AURIN, O., MERFERT-DIETE, C. & SCHNEIDER, K. (1989). *Sucht und Literatur.* Freiburg im Breisgau: Lambertus.

VALENTIN, TH. (1981). *Grabbes letzter Sommer.* Berlin/Weimar: Aufbau.

VANJA C. & SIEFERT, H. (HRSG.) (2001). *In waldig-ländlicher Umgebung ... Das Waldkrankenhaus Köppern: Von der agrikolen Kolonie der Stadt Frankfurt zum Zentrum für Soziale Psychiatrie Hochtaunus.* Kassel: Euregio.

VERBAND DER FACHKRANKENHÄUSER FÜR SUCHTKRANKE (HRSG. 1984). *Wege zum Suchtkranken.* Beiträge aus Anlass des 80jährigen Bestehens des Verbandes der Fachkrankenhäuser für Suchtkranke, Sonderdruck, S. 17.

VORDERSTEMANN, J. (1991) *August Becker 1826-1891. Begleitbuch zur Ausstellung der Pfälzischen Landesbibliothek Speyer vom 7.11. bis 31.12.1991.* Landau: Verlag Pfälzer Kunst Dr. Hans Blinn.

WASSENBERG, K. (2003). *Die historischen Wurzeln moderner Suchtmedizin.* Wiener Zeitschrift für Suchtforschung, 26, 41-54.

WEERTH, G. (1963). *Humoristische Skizzen aus dem Deutschen Handelsleben. Der Buchhalter.* Weimar: Volksverlag, 22-30.

WETTERLING, T. & VELTRUP, P. (1997). *Diagnostik und Therapie von Alkoholproblemen.* Berlin: Springer.

WETTLEY, A. (1953). *August Forel. Ein Arztleben im Zwiespalt seiner Zeit.* Salzburg: Müller, 89.

WINAU, R. (2002). *Die Rolle der Ärzteschaft und der Kassenärztlichen Vereinigung in der NS-Zeit,* Vortrag vom 26.06.2002 vor der KV Berlin.

WEYGANDT, W. (1906). *Der Alkohol und das Kind.* Der

Alkoholismus. Seine Wirkungen und seine Bekämpfung 1, 1-28.
V. WILDENBRUCH, E. (1911-1924). *Der Mennonit.* In: Litzmann,B. (Hrsg.)*Gesammelte Werke.* Berlin: Grote.
- : (1913). *Die Quitzows.* Berlin: Grotesche Verlagsbuchhandlung.
WILBRANDT, A. (1897). *Nachgelassene Schriften von Fritz Reuter. Erster Teil mit einer Biographie des Dichters,* 1-97, Wismar: Hinstorff.
WINDISCHMANN, H. (1983). *Die Alkoholismustypologie nach Jellinek und ihre Bedeutung für unsere tägliche Arbeit.* In: Wenzel, H. J. & Windischmann, H. (redaktionelle Bearbeitung) Materialien des 3. Erfahrungsaustausch abstinent lebender Alkohol- und Drogenkranker in der DDR. Brandenburg: Bezirksnervenklinik, 107-134.
WILLIAMS, J. (2002). *Mehr Leben als eins - Hans Fallada.* Berlin: Aufbau.
V. WILPERT, G. (HRSG.), (1997). *Lexikon der Weltliteratur. Biographisch-bibliographisches Handwörterbuch nach Autoren und anonymen Werken.* Autoren A - K. 554. Stuttgart: Kröner.
WITH, C. (1869). *Ueber Dipsomanie.* Dissertation Berlin: Lange.
WITTE, H. (1911). *Kulturbilder aus Alt-Mecklenburg. Band 1,* Leipzig: Wigand, S. 243.
WOLFF, R. (1983, HRSG.) *Hans Fallada. Werk und Wirkung. Bonn: Bouvier.*
WORLD HEALTH ORGANIZATION (WHO). *(1992). International Statistical Classification of Diseases and Related Health Problems. Tenth Revision.* Geneve: WHO.

ZACHOW,
ZIEGLER, K. (1855). *Grabbes Leben und Charakter.* Hamburg: Hoffmann und Campe.
ZOLA, E. (1970). *Der Totschläger.* Berlin: Rütten & Loening.
- : (1880). *Le Roman expérimental.* Paris: Zimmermann.

Klinik Schweriner See

Chefarzt
Dr. med. habil. Hugo von Keyserlingk

Verwaltungsdirektor
Jochen Heumos

Klinik Schweriner See Am See 4 19069 Lübstorf	Indikationen: - Alkohol- und Medikamentenabhängigkeit - Affektive, neurotische und Belastungsstörungen
Tel: 03867 900-0 Fax: 03867 900-100	Besonderheiten:
schwerin@ahg.de www.ahg.de/schwerin	- Behandlung von Alleinerziehenden mit Kindern - Behandlung russischsprachiger Patienten
144 Therapieplätze	
Landreiter 9 Spieltordamm 9 19055 Schwerin	Landreiter 9 - Psychosoziales Beratungs- und Behandlungszentrum
Tel: 03857 4403-0 Fax: 03857 4403-22	- Tagesrehabilitation
Landreiter9@ahg.de www.ahg.de/landreiter	

Kliniken Daun

Chefarzt
Walter Roeb-Rienas

Verwaltungsdirektor
Hugo Hennes

Klinken Daun Am Rosenberg Schulstr. 6 54550 Daun 90 Therapieplätze **Klinken Daun** Thommener Höhe 54552 Darscheid 160 Therapieplätze Tel: 06292 201-0 Fax: 06292 201-231 rosenberg@ahg.de thommenerhoehe@ahg.de www.ahg.de/kliniken_daun **Fachambulanz für Suchtkranke der Klinken Daun** Gartenstr. 13a 54550 Daun ischaefer@ahg.de www.ahg.de/ambulanz_daun	Indikationen: - Alkohol- und Medikamentenabhängigkeit - Psychische und somatische Begleit- und Folgeerkrankungen Besonderheiten: - Verhaltensmedizinisches Therapiekonzept - Indikative Therapie - Program zur beruflichen Reintegration Indikationen Ambulanz: - Alkohol- und Medikamentenabhängigkeit - Ambulante und poststationäre Rehabilitation für Abhängigkeitskranke

Fachklinik Bad Tönisstein

Chefarzt
Dr. med. Hubert C. Buschmann

Verwaltungsdirektor
Klaus Terharn

Fachklinik Bad Tönisstein	Indikationen:
56626 Andernach	- Alkohol- und Medikamentenabhängigkeit bei relativ gut erhaltener sozialer Integration
Tel: 02636 57-0 Fax: 02636 57-110	- Spezielles Behandlungsprogramm für Patienten mit schädlichem Gebrauch von Alkohol und Medikamenten
toenisstein@ahg.de www.ahg.de/Toenisstein	Besonderheiten: - Kurzzeit-Intensivtherapie
128 Therapieplätze	- Wiederholungsbehandlung - Stabilisierungsbehandlung - Individualtherapie durch hohes Indikativangebot

Fachklinik Wilhelmsheim

Chefarzt
Dr. med. Werner Kolb

Verwaltungsdirektor
Matthias Lesser

Fachklinik Wilhelmsheim

71570 Oppenweiler-
Wilhelmsheim

Tel: 07193 52-0
Fax: 02636 52-262

wilhelmsheim@ahg.de
www.ahg.de/Wilhelmsheim

212 Therapieplätze

Tagesklinik in Stuttgart
Rötestr. 16a
70197 Stuttgart

Tel: 0711 505368-0
Fax: 02636 505368-29

Volker.jorda@ahg.de
www.ahg.de/stuttgart

20 Therapieplätze

Indikationen:

- Alkohol- und Medikamentenabhängigkeit und die damit in Zusammenhang stehenden psychischen Probleme wie z.B. depressive Syndrome, Phobien, Twänge, funktionelle Beschwerdebilder, sexuelle Störungen, Essstörungen, süchtiges Spielverhalten, chronische Schmerzsyndrome

Besonderheiten:

- Kurzzeitprogramm
- Behandlungsprogramm für Therapiewieder-holer
- Integriertes RaucherentwöhnungsprogrammStabilisierungsbehandlung
- Fachambulanz
- Spielerbehandlung

Psychosomatische Fachklinik Münchwies

Chefärztin
Dr. med. Monika Vogelgesang

Verwaltungsdirektor
Alexander Reuther

Psychosomatische Fachklinik Münchwies Turmstr. 50-58 66540 Neunkirchen Tel: 06858 691-0 Fax: 06858 691-321 muenchwies@ahg.de www.ahg.de/muenchwies 232 Therapieplätze	Indikationen: - Alkohol- und Medikamentenabhängigkeit - Pathologisches Glücksspiel („Spielsucht") - Neurotische Störungen - Persönlichkeitsstörungen - Postraumatische Belastungsstörungen - Störungen des Essverhaltens - Funktionelle Störungen sämtlicher Organsysteme - Chronisches Schmerzsyndrom Besonderheiten: - Seit 1994 Klinikambulanz - Abteilungsübergreifende Spezialprogramme für Essgestörte, Spielsüchtige, Schmerzpatienten und Patienten mit posttraumatischen Belastungsstörungen